歯科審美学

一般社団法人 日本歯科審美学会　編

Esthetic
Dentistry

永末書店

執筆者一覧

一般社団法人 日本歯科審美学会 編

【監修委員】

藤 澤 政 紀	明海大学歯学部機能保存回復学講座歯科補綴学分野 教授
奈 良 陽一郎	日本歯科大学生命歯学部接着歯学講座 教授
新 海 航 一	日本歯科大学新潟生命歯学部歯科保存学第2講座 教授
大 槻 昌 幸	東京医科歯科大学大学院医歯学総合研究科摂食機能保存学講座う蝕制御学分野 准教授

【執筆者（五十音順）】

石 川 功 和	I・A・C 代表
遠 藤 敏 哉	日本歯科大学新潟生命歯学部歯科矯正学講座 教授
大 森 かをる	鶴見大学歯学部保存修復学講座 学内講師
小 川 匠	鶴見大学歯学部クラウンブリッジ補綴学講座 教授
越 智 守 生	北海道医療大学歯学部クラウンブリッジ・インプラント補綴学分野 教授
鍛治田 忠 彦	昭和大学歯科病院歯科技工室
金 子 潤	千葉県立保健医療大学健康科学部歯科衛生学科 准教授
北 原 信 也	TEAM 東京ノブレストラティブデンタルオフィス 院長、昭和大学歯学部歯科保存学講座美容歯科学部門 客員教授
木 原 琢 也	鶴見大学歯学部クラウンブリッジ補綴学講座 学部助手
木 暮 ミ カ	明倫短期大学 理事、附属歯科診療所 所長、歯科衛生士学科 教授
小 峰 太	日本大学歯学部歯科補綴学第Ⅲ講座 准教授
齋 藤 功	新潟大学大学院医歯学総合研究科歯科矯正学分野 教授
酒 井 麻 里	昭和大学歯科病院歯科衛生室
佐 藤 祥 子	昭和大学歯科病院歯科衛生室
佐 藤 祥 子	米国ワシントン州 歯周病専門医
佐 藤 亨	東京歯科大学クラウンブリッジ補綴学講座 教授
佐 藤 洋 平	鶴見大学歯学部有床義歯補綴学講座 講師
隅 田 好 美	大阪府立大学大学院人間社会システム科学研究科 教授
武 部 純	愛知学院大学歯学部有床義歯学講座 教授

田 上 直 美	長崎大学病院特殊歯科総合治療部 准教授
椿 　 知 之	ティースアート銀座本店 院長
永 井 茂 之	永井歯科診療室 院長
永 瀬 佳 奈	松尾歯科医院 主任歯科衛生士
仲 西 康 裕	北海道医療大学歯学部クラウンブリッジ・インプラント補綴学分野 講師
中 納 治 久	昭和大学歯学部歯科矯正学講座 准教授
野 本 俊太郎	東京歯科大学クラウンブリッジ補綴学講座 講師
橋 場 千 織	はしば矯正歯科 院長
林 　 美加子	大阪大学大学院歯学研究科口腔分子感染制御学講座（歯科保存学教室）教授
日 野 年 澄	日野歯科医院 院長
廣 瀬 由紀人	北海道医療大学歯学部クラウンブリッジ・インプラント補綴学分野 准教授
福 島 正 義	昭和村国民健康保険診療所（福島県）歯科長
冨士谷 盛 興	愛知学院大学歯学部保存修復学講座 特殊診療科教授
槇 　 宏太郎	昭和大学歯学部歯科矯正学講座 教授
真 鍋 厚 史	昭和大学歯学部歯科保存学講座美容歯科学部門 教授
三 浦 賞 子	明海大学歯学部機能保存回復学講座歯科補綴学分野 講師
宮 崎 真 至	日本大学歯学部歯科保存学第Ⅰ講座 教授
森 　 和 美	愛知学院大学歯学部附属病院歯科衛生部
山 口 麻 衣	昭和大学歯学部歯科保存学講座美容歯科学部門 講師
山 羽 京 子	愛知学院大学歯学部附属病院歯科衛生部
山 本 一 世	大阪歯科大学歯科保存学講座 教授
吉 山 昌 宏	岡山大学大学院医歯薬学総合研究科生体機能再生・再建学講座歯科保存修復学分野 教授
脇 　 智 典	麻布東京デンタルクリニック 理事長、大阪大学大学院歯学研究科顎口腔機能再建学講座 臨床教授
渡 部 平 馬	大通り歯科 院長

『歯科審美学』刊行にあたり

　一般社団法人 日本歯科審美学会は"歯科審美学"という学際的内容の学問について、学問的・臨床的領域に関わる事項を「教授要綱」（2001年4月23日）として明文化し、適切な知識と成すべき役割について周知を図って参りました。この「教授要綱」に基づいた『歯科審美学 基礎編』（永末書店）が、平沼謙二先生・丸山剛郎先生・岩久正明先生の監修のもと2002年に刊行され、審美歯科医療の実践に先立つバイブルとして愛読されてきました。

　令和の時代を迎えても"歯科審美学"の原則に何ら変わることはないものの、学会設立から30年を経た今、世界に類を見ない超高齢社会における歯科疾病・疾患構造は変化し、歯科器材・手技の開発は目覚ましいものがあり、その普及に伴う新たな歯科臨床の展開する流れに抗うことができない時代を迎えております。歯科治療を最小の侵襲で行う Minimal Intervention の概念が浸透し、硬質レジン前装冠ならびに CAD/CAM 冠が保険治療の適応となり、格段の進歩を遂げた画像とコンピュータを組合せたインプラント治療が普及し、矯正装置のラインナップも当時とは比べようのないほど拡大しております。IoT や AI が歯科臨床に今後一層かかわりを深めることは想像に難くありません。

　このような背景に連動して審美歯科治療に対する国民の関心は一層高まり、変容するニーズに対し、歯科医療従事者にも時勢に呼応した知識・技能の整理と更新が求められることとなります。そのような折、良質な審美歯科医療を提供し実践するために、臨床・診療で求められる基本的な態度・技能・知識の修得を見据えた「歯科審美学学習カリキュラム」を策定（2017年6月14日学会ホームページ公開）いたしました。このような流れを受け、日本歯科審美学会会員諸氏から貴重なご意見をいただき、「歯科審美学学習カリキュラム」を基盤とする成書を編纂する機運が高まり、このたび上梓の運びとなりました。

　時勢を反映させたこれからの"歯科審美学"に関わる基礎的スタンダードの周知を願い、次世代の歯科医療を担う歯科医師・歯科衛生士・歯科技工士・コデンタルスタッフに本書を捧げたいと思います。多くの歯科審美学に関心を抱く方々が本書を紐解き、活用していただけますことを監修者一同願っております。そして、日本歯科審美学会による認定医・認定士・ホワイトニングコーディネーターの資格取得を志す人材に向けた学習テキストとしての役割を担うことを期待いたします。

　歯科審美学の礎を構築し、ご指導くださった諸先輩方が培われた功績の元に完成が叶いましたことに思いを馳せ、ここに深甚なる感謝の意を表します。また、編集にご尽力をいただきました永末書店関係者各位に対し、心から感謝申し上げます。

2019年7月

藤　澤　政　紀
奈　良　陽一郎
新　海　航　一
大　槻　昌　幸

目次

歯科審美学と日本歯科審美学会　2

1 歯科審美学の定義と目的　2

2 日本歯科審美学会の歴史　2

（1）黎明：日本歯科審美研究会の発足　2　（2）揺籃：日本歯科審美学会の設立　2
（3）発展そして円熟：一般社団法人へ　2

3 国際交流　3

（1）国際歯科審美学会（International Federation of Esthetic Dentistry；IFED）の誕
生　3　（2）アジア歯科審美学会（Asian Academy of Aesthetic Dentistry；AAAD）
の設立　3　（3）各国の審美学会との交流　3

4 認定制度と出張講義　4

A 歯科審美の基礎　5

1 形態と色調　6

1 歯　6

1）歯の形態　6
2）エマージェンスプロファイル　7
3）歯の色　8
4）イリュージョン（錯覚）効果　8

2 歯肉・小帯　10

1）歯肉　10
（1）正常な色調と形態　10　（2）異常な歯肉形態や色調　10
2）小帯　11
（1）上唇小帯　11　（2）頬小帯　11　（3）舌小帯　11

3 歯列　12

1）正常な歯列弓形態　12
2）異常な歯列弓形態　12
3）歯列不正　13

4 上下顎　13

1）上下顎の歯列弓関係の不正　13
（1）近遠心（前後的）関係の異常（A-P）　13　（2）垂直関係の異常（vertical）　13
（3）水平関係の異常（transverse）　13

2）唇顎口蓋裂 14

5 口唇 — 15

1）形態 15
2）色調 15
3）口唇とスマイルライン 15

6 顔貌 — 16

1）形態について 16
2）色について 18

2 機能と心理 — 19

1 機能 — 19

1）咬合 19
（1）咬頭嵌合位　19　（2）偏心運動時の咬合接触　19
（3）アンテリアガイダンスとポステリアガイダンス　20

2）咀嚼 21
3）嚥下 21
4）構音 21

2 心理 — 22

1）社会関係と顔 22
（1）情緒と表情の発達　22　（2）表情によるコミュニケーション　22

2）変色歯をもつ人の心理抑圧プロセス 23
（1）他者との相互作用による自尊心の低下　23　（2）成長期に与える影響　23

3）人生における審美歯科治療の位置づけ 23

3 加齢・老化 — 25

1 加齢（aging）と老化（senescence）の違い — 26

2 生理的老化（physiological aging）と病的老化（pathological aging） — 26

3 フレイルとオーラルフレイル — 26

4 口腔機能低下症 — 27

5 口腔領域の諸器官の加齢変化 — 28

1）歯および歯髄 28
（1）tooth wear　28　（2）歯の微小亀裂　29　（3）歯の変色　29　（4）歯髄変化　30

2）歯周組織 30

vii

3）口腔粘膜（頰粘膜、口唇、舌） 31
4）顔面（皮膚） 31

B 歯科審美の臨床 33

1 診察・検査・診断 34

1 医療面接 34

1）医療面接を行う意味 34
2）医療情報の収集 34
（1）主訴 34 （2）現病歴 34 （3）既往歴 34 （4）社会歴 34 （5）家族歴 35
（6）解釈モデル 35

2 診察 35

1）頭頸部の診察 35
2）口腔内の診察 35
（1）歯の状態 35 （2）歯の色調 35 （3）歯列の状態 35 （4）口腔清掃状態 35
（5）歯周疾患の有無とその程度 35

3 検査 36

1）一般的な口腔内の検査 36
2）エックス線検査 36
3）模型検査 36
4）色調検査 36
5）顎口腔機能検査 36
6）写真撮影 37
7）その他の検査 38

4 診断と治療計画 38

1）診断 38
2）治療計画 38

5 インフォームド・コンセント 38

2 治療と管理 40

1 口臭 40

1）口臭の定義 40
2）口臭の原因物質 40

3）唾液の影響 ··· 40

4）口臭症の分類 ··· 40

5）口臭の検査法 ··· 41
（1）官能検査法：判定者の嗅覚による主観的検査法　41
（2）機器分析法：口臭測定器による客観的検査法　41

6）口臭の治療 ·· 42
（1）真性口臭症　42　（2）仮性口臭症　42　（3）口臭恐怖症　42

2 PTC　43

1）PTC および PMTC の定義 ·································· 43

2）歯の着色および変色の原因 ································· 43

3）着色除去の目的と方法 ··· 43

4）PMTC の術式 ··· 44
（1）手順　44

5）歯面清掃用装置（エアフローマスター）を使用した施術例 ····· 44
（1）手順　44

3 歯のホワイトニング　46

1）歯の着色・変色の原因 ··· 46
（1）外因性の着色・変色　46　（2）内因性の変色　46

2）歯のホワイトニングとは ······································ 47

3）ホワイトニングの適応症と非適応症 ················· 48
（1）ホワイトニングの適応症　48　（2）ホワイトニングの非適応症　48

4）ホワイトニングの臨床的分類 ···························· 48
（1）生活歯のホワイトニング　48　（2）失活歯のホワイトニング　49

5）ホワイトニング剤と歯の漂白のメカニズム ······· 49
（1）過酸化水素の作用　49　（2）歯の漂白のメカニズム　50　（3）歯の色彩の変化　50

6）ホワイトニングの副作用 ······································ 50
（1）疼痛・知覚過敏　50　（2）歯質反応性の増大　50　（3）レジン接着性の低下　51

7）歯の色調の検査 ·· 51
（1）シェードテイキング　51　（2）口腔内写真撮影　51

8）ホワイトニングの前処置 ······································ 52

9）ホワイトニング ·· 52
（1）ウォーキングブリーチ　52　（2）オフィスホワイトニング　53
（3）ホームホワイトニングの方法　54
（4）デュアルホワイトニング（コンビネーションホワイトニング）　55

10）タッチアップホワイトニング（再ホワイトニング）············· 55

11）ホワイトニングにおける歯科衛生士の役割 ····· 55

12）カウンセリング ·· 56
（1）カウンセリングの準備　57　（2）術前カウンセリング　57
（3）術中カウンセリング　58　（4）術後カウンセリング　58
（5）メインテナンス時のカウンセリング　58

4 歯周治療（ピンクエステティック） 59

1）歯冠長延長術 59
（1）審美的歯冠長延長術と機能的歯冠長延長術 60
（2）歯冠長延長術の適応と禁忌・相対禁忌 60 （3）受動的萌出不全 60
（4）歯肉弁根尖側移動術（apical repositioned flap surgery） 61
（5）歯冠長延長術の術後 61

2） 根面被覆術 62
（1）歯肉退縮防止のために必要な角化歯肉の量について 62 （2）結合組織移植術 63

3）まとめ 64

5 筋機能療法（MFT） 66

1）筋機能療法とは 66
2）口腔習癖の種類と影響 66
3）筋機能療法の実際 68

6 矯正歯科治療 70

1）スタンダードエッジワイズ法：上下顎前突の矯正歯科治療 70
（1）診察 70 （2）検査 70 （3）診断 70 （4）治療方針 72 （5）治療経過 72
（6）治療結果 73

2）外科的矯正治療：顎変形症の矯正歯科治療 73
（1）診察 73 （2）検査 73 （3）診断 74 （4）治療方針 76 （5）治療経過 76
（6）治療結果 77

3）舌側（リンガル）矯正 78
（1）インコグニート（Incognito） 78 （2）Incognito の製造工程 78
（3）Incognito による治療 79

4）マウスピース矯正 81
（1）インビザライン（Invisalign） 81 （2）Invisalign の製造工程 82
（3）Invisalign による治療 82 （4）マウスピース矯正で起こるトラブル 84

7 保存修復 86

1）臼歯の修復 86
（1）適応症 86 （2）直接法コンポジットレジン修復の術式 86
（3）コンポジットレジンインレー修復の術式 90 （4）セラミックインレー修復の術式 92

2）前歯の修復 92
（1）前準備諸法 92 （2）歯頸部修復における留意事項 94
（3）隣接面を含む窩洞の修復 95

3）接着 96
（1）エナメル質への接着 96 （2）トータルエッチングシステム 97
（3）デンティンボンディングシステム（3ステップ） 97
（4）セルフエッチングシステム 98 （5）ウェットボンディングシステム 98
（6）セルフエッチングアドヒーシブシステム（1ステップ） 99

4）CAD/CAM 99
（1）適応症 99 （2）修復術式 99

8 歯冠修復 103

1）オールセラミッククラウン（レイヤリング法）を用いた審美修復 103
（1）概要と適応症 103 （2）利点、欠点 103 （3）臨床術式 103

2）モノリシックオールセラミッククラウン 107
（1）概説 107 （2）支台歯形成 109 （3）製作法 109
（4）接着面処理と装着操作 110

3）CAD/CAM クラウン 111

4）歯科用 CAD/CAM システムを用いたコンポジットレジンクラウン 111
（1）症例選択 111 （2）支台歯形成 112 （3）スキャニング（模型） 112
（4）試適・調整・研磨 112 （5）接着面処理と装着 113

5）審美的な歯冠修復物の製作 113
（1）オールセラミックスの症例 113 （2）その他 115 （3）まとめ 116

9 欠損補綴 117

1）前歯部審美補綴としてのブリッジ 117
（1）適応症 117 （2）修復術式 117

2）前歯部シングルインプラント治療におけるインプラント埋入ポジションについて 121
（1）近遠心位置 122 （2）唇口蓋側位置 122 （3）歯冠歯根側位置（埋入深さ） 123
（4）インプラントの埋入角度 123

3）インプラント：複数歯欠損 124
（1）臨床的意義 124 （2）治療術式 124 （3）メインテナンス 128
（4）術後対応 128

4）審美性に配慮した有床義歯による補綴歯科臨床 128
（1）適応症（欠損歯列症例、顎欠損症例） 128 （2）臨床例 129

5）有床義歯製作において心がける審美とは 134

10 予防管理・メインテナンスと SPT 137

1）予防管理と SPT 137
（1）う蝕の予防管理 137 （2）歯周病の予防管理 138 （3）SPT 140

2）メインテナンス 141
（1）メインテナンスとは 141 （2）メインテナンスの流れ 141
（3）定期的なメインテナンスの重要性 142

3 機器 143

1 歯科医療機器 143

1）レーザー治療（硬組織） 143
（1）歯科用レーザー 143 （2）Er：YAG レーザーを用いた歯の硬組織治療 144

2）レーザー治療（軟組織） 146
（1）軟組織の審美修復に用いられるレーザー 146
（2）レーザーを用いた歯肉整形術 148
（3）レーザーを用いたメラニン色素沈着除去術 149

３）歯の色彩の記録 150
　（１）シェードガイドを用いた視感比色法　150　（２）歯科用測色計による物理測色法　152

４）CAD/CAM 法に用いる機器の特徴 155
　（１）スキャニング（三次元形状計測）　155　（２）デザイニング（設計／ CAD）　156
　（３）切削加工（CAM）　157

C 歯科審美の関連事項 159

1 医療連携 160

1 チーム歯科医療 160

１）チーム歯科医療とは 160
２）審美歯科におけるチーム歯科医療の理念 160
３）チームが共有すべき目標と情報 160
　（１）一般的項目の検査　160　（２）審美的項目の検査　161
　（３）理想的治療・メインテナンス計画と現実的治療・メインテナンス計画　161
　（４）治療術式と使用器材　161　（５）メインテナンス　161
４）チームワーク 162

2 多職種の連携 162

１）歯冠修復治療 162
２）矯正歯科治療 162
３）口腔インプラント治療 163
４）訪問歯科診療 164
５）ホワイトニング 165
６）歯周治療 165

2 医療倫理と個人情報 166

1 医療倫理 166

１）伝統的な医の倫理から現代の医療倫理へ 166
２）診療行為の３要件とインフォームド・コンセント 166
３）患者の権利 167
４）人を対象とする医学研究の倫理 167
　（１）国際規範としてのヘルシンキ宣言　167　（２）わが国の指針　168　（３）法律　168

2 個人情報の保護 169

1）個人情報保護法の改正 ……………………………………………………… 169
（1）個人情報の定義の明確化　169　（2）要配慮個人情報　170
（3）トレーサビリティの確保　170

2）研究における個人情報の保護 ……………………………………………… 170

3 関連法規 ……………………………………………………………………… 171

1）クーリング・オフ …………………………………………………………… 171

2）医療広告 ……………………………………………………………………… 172

3）医療機器等の承認 …………………………………………………………… 173

3 感染予防対策 …………………………………………………… 175

1 医療安全 ………………………………………………………………………… 175

2 感染予防対策　診療室での対応 …………………………………………… 177

1）手指衛生 ……………………………………………………………………… 177

2）身だしなみと個人防護用具（医療従事者への感染防止）………………… 177

3）グローブとラテックスアレルギー反応 …………………………………… 178

4）診療前の準備 ………………………………………………………………… 178

5）使用器具の消毒・滅菌 ……………………………………………………… 178

6）技工物 ………………………………………………………………………… 178

7）医療廃棄物 …………………………………………………………………… 179

8）体液曝露事故に対する院内感染予防対策 ………………………………… 179

4 EBM と生涯学習 …………………………………………… 180

1 EBM …………………………………………………………………………… 180

1）EBM と歯科審美 …………………………………………………………… 180

2）EBM の実践 ………………………………………………………………… 180

3）エビデンスのヒエラルキー ………………………………………………… 181

4）一次情報と二次情報 ………………………………………………………… 181

5）診療ガイドラインの現在 …………………………………………………… 182

6）患者中心の医療のための EBM …………………………………………… 182

2 学会 ……………………………………………………………………………… 183

索引 ……………………………………………………………………………………… 186

歯科審美学

歯科審美学と日本歯科審美学会

A 歯科審美の基礎

B 歯科審美の臨床

C 歯科審美の関連事項

歯科審美学 と 日本歯科審美学会

1 歯科審美学の定義と目的

「歯科審美学とは、顎口腔系における形態美・色彩美・機能美の調和を図り、人々の幸福に貢献する歯科医療のための教育および学習に関する学問体系である」（日本歯科審美学会教授要綱より）。一般社団法人日本歯科審美学会は、この歯科審美に関する学問と技術を研究し、歯科審美学の進歩発展を図るとともに、会員が顎口腔の形態美・色彩美・機能美の調和が図られた歯科医療を実践することにより、国民の健康増進および福祉の向上、活力ある円滑な社会生活の実現ならびに人々の幸福感の向上に貢献することを目的とし、活動を行っている。

2 日本歯科審美学会の歴史

（1）黎明：日本歯科審美研究会の発足

1980年代半ばには、歯科審美が国際的にも国内的にも、臨床的にも基礎的にも認知されつつあった。古くから歯科審美に関する研究、臨床に携わってきた東京歯科大学 羽賀通夫と大阪大学 丸山剛郎が1986年4月10日に歯科審美の会の設立に向け行動を起こすことから始まった。両氏が会合を重ね、本研究会に賛同する112名の発起人が集まった。1987年2月6日に第1回の発起人世話人会が、羽賀通夫、丸山剛郎、平沼謙二（愛知学院大学）、和久本貞雄（昭和大学）、西浦 恂（大阪歯科大学）、藤井弁次（大阪歯科大学）、橋口綽徳（松本歯科大学）、寺川國秀（アルプス歯科）、松尾 通（松尾歯科医院）、添島義和（添島歯科医院）、河原英雄（歯科河原英雄医院）らによって開催された。

（2）揺籃：日本歯科審美学会の設立

1988年4月17日、第1回日本歯科審美研究会設立総会・学会が笹川記念ホールにおいて開催された。ここで、ヨーロッパ歯科審美学会 Philippe G. Gallon 会長を招いて、ヨーロッパにおける歯科審美の動向をも含めた特別講演が行われた。翌年1989年に第2回日本歯科審美学会研究会を開催した。本研究会の発展を目指し、加藤喜郎、桑田正博、久光 くら、広範な分野・地域から13名の新理事が就任した。そして、1990年には日本歯科審美学会に名称を変更した。これが、本学会の礎となった。

（3）発展そして円熟：一般社団法人へ

日本歯科審美学会には、設立当初から開業医が多く参加してきた。また、歯科技工士、歯科衛生士の会員が多いのも本学会の特徴の一つである。設立以降会員は増加の一途をたどり、2019年4月30日時点で、5,900名を超える会員を擁するに至った。2015年4月1日には法人化され、一般社団法人日本歯科審美学会となった。歴代会長・理事長は、羽賀通夫、丸山剛郎、平沼謙二、岩久正明、石橋寛二、田上順次、久光 久、佐藤 亨、千田 彰、宮内修平、奈良陽一郎が務めた。現在は、藤澤政紀が理事長を務めている。

3 国際交流

（1）国際歯科審美学会（International Federation of Esthetic Dentistry；IFED）の誕生

　日本歯科審美研究会が発足した 1986 年 9 月に、その理事らが米国マサチューセッツ州で第 13 回アメリカ歯科審美学会（American Academy of Esthetic Dentistry；AAED）に参加した。その際に、Lloyd L. Miller 会長、Ronald E. Golodstein 元会長、Leonard Abrams 次期会長、ヨーロッパ歯科審美学会（European Academy of Esthetic Dentistry）の Philippe G. Gallon 会長、そして日本歯科審美研究会の羽賀通夫会長、丸山剛郎副会長の 6 名で会議が開催され、3 つの学会が連携し、国際歯科審美学会を結成することになった。その後、打ち合わせを重ね、3 学会が創始学会として 1994 年にイタリアのフィレンツェで、国際歯科審美学会（IFED）第 1 回大会が開催された。初代会長には丸山剛郎が就任した。また、2015 ～ 2016 年には千田 彰が会長を務めている。1997 年に、第 2 回の学術大会が丸山剛郎大会長のもと京都で開催され、大成功を収めた。その後、ワシントン、ソウル、ベニス、ラスベガス、リオデジャネイロ、ミュンヘン、ケープタウンで開催された。2017 年には、富山で第 10 回大会が千田 彰大会長のもとで開催された。

（2）アジア歯科審美学会（Asian Academy of Aesthetic Dentistry；AAAD）の設立

　日本歯科審美研究会（当時）、韓国歯科審美学会（Korean Academy of Esthetic Dentistry；KAED）、シンガポール歯科審美学会（Aesthetic Dentistry Society Singapore）が設立メンバーとなり、アジア歯科審美学会（Asian Academy of Aesthetic Dentistry；AAAD）が設立され、初代会長に羽賀通夫が就任し、1990 年に第 1 回アジア歯科審美学会が開催された。2002 年に松尾 通が、2010 年に久光 久が会長に就任している。第 3 回大会（鹿児島、豊田静夫大会長）、第 8 回大会（名古屋、千田 彰大会長）、第 12 回大会（札幌、佐野英彦大会長）が日本で開催された。

（3）各国の審美学会との交流

　一方で、各国の審美学会との提携も行われてきた。会員数約 8,000 名の世界最大規模のアメリカ歯科美容学会（American Academy of Cosmetic Dentistry；AAAD）とは、2010 年 4 月 30 日米国ダラスの学会場において、Michael Sesemann 会長、Hugh Flax 次期会長、John Sullivan 次次期会長と、会長の佐藤 亨、千田 彰副会長、中村隆志国際渉外委員長との間で、約 400 人の聴衆の前で、姉妹学会の調印式が行われた。この年から両学会は相互に年次大会に役員が訪問し、また、演者を派遣し合う交流が続いている。また、機関誌への相互の投稿や共通の認定医についての検討も行われている。AACD からは、1995 年に桑田正博が最高栄誉賞を、2011 年に千田 彰が学会功労賞を受賞している。

　韓国歯科審美学会（KAED）とは、2007 年 11 月 18 日に、福岡での学術大会時に姉妹学会の調印が行われた。その後、KAED とは隔年に講演者を派遣し、交流を深めている。

4 認定制度と出張講義

　日本歯科審美学会では、歯科医師を対象とした認定医、歯科技工士・歯科衛生士を対象とした歯科技工認定士・歯科衛生認定士、歯科衛生士を対象としたホワイトニングコーディネーターの3つの認定制度を制定している。2019年4月30日現在で、会員数5,955名、認定医158名、認定士60名、ホワイトニングコーディネーター2,624名である。これらの認定制度は、歯科審美学の専門的知識および臨床技能・経験を有する歯科医師、歯科技工士、歯科衛生士により歯科審美医療の高度な水準の維持と向上を図り、国民の健康福祉に貢献することを目的としている。

　1996年10月11日から施行された認定医制度は、歯科審美学領域における診断と治療のための高い医療技能を習得するとともに他診療科歯科医師または医師からの要請に応じて適切な指示を与えることができる能力を有する歯科医師であることを基本的条件としている。また、2003年11月1日から施行された認定士制度は、歯科審美学領域における修復物製作のための高い歯科技工技能の習得、または教育、関連機材・材料の研究・開発を行う歯科技工士であること、審美歯科領域全般を含める口腔衛生技能に対する高度の専門知識、技能の習得、研究、教育を行い、歯科医師または歯科技工士および歯科衛生士からの要請に応じて適切な対応および指示を与えることのできる能力を有する歯科衛生士であることが、歯科技工認定士および歯科衛生認定士の基本条件となっている。

　2006年10月14日から施行されたホワイトニングコーディネーター制度は、歯科審美学、特に歯のホワイトニング治療の専門的知識、臨床技能・対応および経験を有するとともに、歯科医師の要請に応じて、患者に対して適切な対応および指示を与えることのできる能力を有することを認定している。このホワイトニングコーディネーターには、2,500名を超える歯科衛生士が認定されている。

　また、本学会の社会貢献の一つとして、2010年から全国の歯科医療従事者養成機関（歯科衛生士学校、歯科技工士学校など）への無料出張講義が開始された。毎年、全国の養成機関に学会から講師を派遣し講義を行っている。2018年度は歯科衛生士学校36校、歯科技工士学校6校への出張講義を行った。

（佐藤 亨）

A 歯科審美の基礎

1. 形態と色調
2. 機能と心理
3. 加齢・老化

1 形態と色調

1 歯

　審美歯科領域における歯の形態と色は、修復治療においては最終仕上げとなる大変重要な要素である。歯の形、色ともに人それぞれ1つとして同じものはないが、基本的な歯の形態は1914年、Williams JLにより、**方形（square）**、**尖形（tapering）**、**卵円形（ovoid）**に分類され（図1）、顔の形を上下逆転した形態と中切歯の外形が相似関係として、全部床義歯の前歯人工歯選択の基準としても用いられてきた[1]。ただし顔の形だけでなく、性格、性別、年齢等の多くの要因において歯冠形態も異なるために、審美歯科治療においては1つの参考としての分類であることを理解したい。さらには、歯の形態は審美的な側面だけでなく、機能面としてはアンテリアガイダンス、発音機能においても重要である。

　一方で、歯の色は特に機能面としての要素はないものの、ホワイトニングなどによる"白い歯"はカリフォルニアスマイル、ハリウッドスマイルといわれるほどに歯の審美的代名詞にもなっている。また、歯冠色をコントロールすることで、先の歯冠形態とともに大きくも小さくも見せたりするイリュージョン（錯覚）効果も引き出すことができる[2,3]。したがって、歯における形態と色の関係は切っても切れない関係といえるだろう。

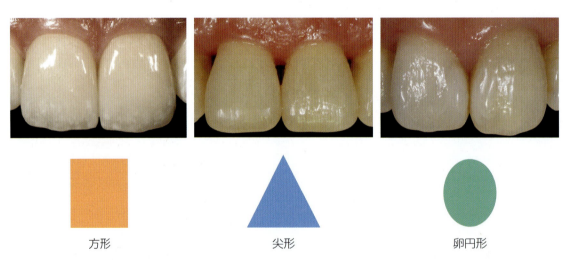

図1　歯の形態と顔貌の関係

1）歯の形態

　歯の形態は、特にアーティスティックなイメージが強いが、決められた空間において、決められたセオリーで造られるものであるため、アートというよりはより科学で縛られた形態といえる。図2は前歯の形態を示したものであるが、歯の基本形態は3つの面によって構成される。これを**スリープレーンコンセプト**[4]と呼び、天然歯の各側面を観察した結果に基づくものである。現在でも支台歯形成の際には、歯冠形態の相似形に形成する3面形態が提唱されている[5]が、その理論はどの歯冠修復材料を選択し

ようと基本は変わらない。さらにはこの3つの面において、それぞれの面が交差するところに2つのピーク（基準点）がある。この3つの面と2つのピークが、機能的かつ審美的な歯の形態を構成することとなる。

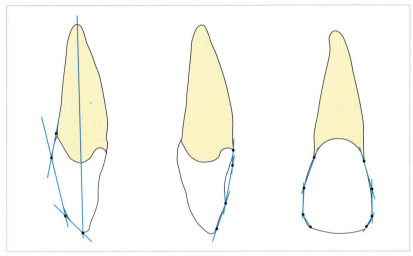

図2　スリープレーンコンセプト
各側面は3つの面によって構成されている。3つの面が交差するところには2つのピーク（基準点）がある。

2） エマージェンスプロファイル

特に機能美を考えるうえでもう一つ大事な点は、歯冠形態と歯肉の移行部における調和、**エマージェンスプロファイル**である[6]。これはクラウンマージン部が歯肉から立ち上がる部分の形態であり、この立ち上がりが厚く膨らんだものをオーバーカントゥアといい、歯頸部歯肉の炎症性の赤味の原因ともなる（図3）。

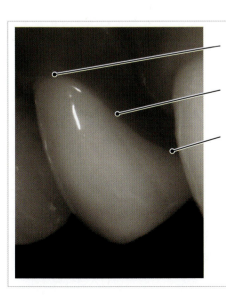

① 隣接面のコンタクト下方のコンケイブエリア（凹面）

② トランジショナルラインアングル部のストレートエリア（フラット面）

③ 頰舌側面のコンベックスエリア（凸面）

歯冠周囲に外接する軟組織（辺縁歯肉）から飛び出す形態は、上記エリアによって異なる。

図3　エマージェンスプロファイル
エマージェンスプロファイルとは、軟組織から硬組織への飛び出し口付近の歯および修復物の形のことである。エマージェンスプロファイルの構成要素として重要なのが、上記の①〜③である。

3) 歯の色

　同じ歯の色は"白色"といっても白さの度合いにより、また1本の歯の中でも複雑な色を呈しているため、世界中のすべての人間で比べても同じ歯の色を持っている人はいないといえる。それだけ個性的な要素が強いため、再現することも大変難しく、補綴・修復治療を行う際には、色調をコントロールするテクニックを要する。

　その一つとして歯の解剖から考える**アナトミカルシェーディングテクニック**[7]があるが（図4）、これは我々が見ている歯の色というのは、透過度が小さくその分発色が強いといわれる象牙質、そしてその上には透過度の高いエナメル質がある。大きくはこの2つの層の混合色を見ているので、この解剖学的な色の層を天然歯を模倣するようにしたテクニックである（図5、6）。さらにはエナメル質の厚みの大小により、歯頸部は不透過性が高い象牙質優位なため、歯冠中央部より象牙色（一般的には黄色味）を呈しているが、歯冠切縁部になると今度は象牙質の全くない、エナメル質のみとなり、より透過性の高いものとなる。エナメル質の透過度が増すとより白く美しくなるイメージがあるが、透過度が高すぎると今度は色の反射がなく透過するため、より暗く見えてしまうので、よりコントロールが必要といえる。

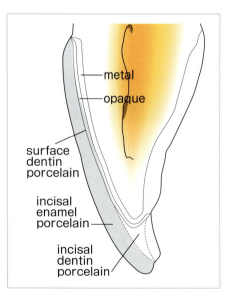

図4　アナトミカルシェーディングテクニック

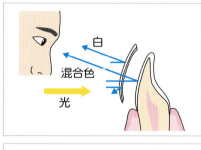

図5　私たちは歯に当たる光の反射としてエナメル質と象牙質の混合色を見ている

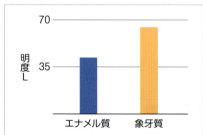

図6　黒い背景色の場合、明度はエナメル質より、象牙質のほうが高い
（文献8を参考にして作成）

4) イリュージョン（錯覚）効果

　歯の形態、色ともに**イリュージョン（錯覚）効果**[2,7]というものがある。形態的には、同じ長さの線を少し変えるだけで長く見えたり、短く見える等の錯覚を利用するものである。どのようなときに使うのか、実際の臨床において機能的にはある歯の長さと幅が必要であったが、短くかつ細く見せたいということからイリュージョンテクニックを使う。これは形態的には前述したスリープレーンコンセプトにおいて生じる2点のピークをずらすことでできる。また、平面の面積を大きくしたり、よりカーブの強い円柱形にすることで前者は大きく見せることができ、後者ではより細く見せることができる（図7、8）。さらには色のイリュージョンを使えば、より明るくすることで膨張して大きく見えたり、

1 形態と色調

より暗く影を模倣すれば締まり、小さくも見せることができるものである（図9、10）。

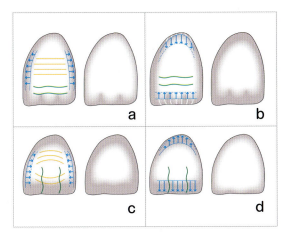

図7　形態のイリュージョン①
a：歯冠幅径を増加させるイリュージョン
b：歯冠長を減少させるイリュージョン
c：歯冠幅径を減少させるイリュージョン
d：歯冠長を増加させるイリュージョン

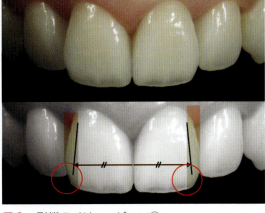

図8　形態のイリュージョン②
左右の幅径が違うため、遠心のラインアングル（黒ライン）の位置を合わせ舌側に切り込み、さらに隅角（赤丸）を調整することでシンメトリーに見せるイリュージョンテクニック。

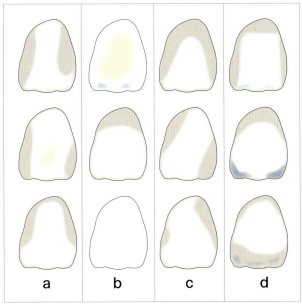

図9　色調のイリュージョン①
色のつけ方による歯の見え方の違い。
a（1列目）：歯を長く（細く）見せる。
b（2列目）：上から順に、幅を広く見せる、短く見せる、大きく見せる。
c（3列目）：上から順に、歯を小さく見せる、歯軸を近心に傾ける、歯軸を遠心に傾ける。
d（4列目）：上から順に、歯を角ばって見せる、歯を丸く見せる、切端を内側に入っているように見せる。

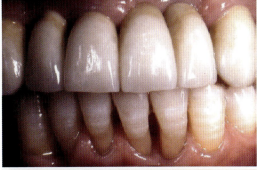
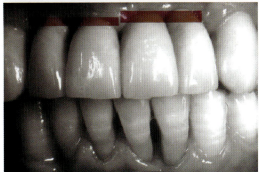

図10　色調のイリュージョン②
歯頸部の色を歯肉色に近づけることで、歯の長さを短く見せるイリュージョンテクニック。

（北原信也）

参考文献

1) 林 都志夫編：全部床義歯補綴学，第3版，医歯薬出版，東京，120-123，1993．
2) Fradeani M：Esthetic rehabilitation in fixed prosthodontics, volume 1, Quintessence Publishing, 144-151, 2004.
3) Goldstein RE：Esthetics in dentistry, volume 1, 2nd edition, B.C Decker, London, 124-130, 1998.
4) 桑田正博：セラモメタルテクノロジーⅠ，医歯薬出版，東京，45-58，1977．
5) Kuwata M：Theory and practice for ceramo metal restorations, Quintessence Publishing, Chicago, 160-161, 1980.
6) Croll BM：Emergence profiles in natural tooth contour, partⅡ：clinical considerations, J Prosthet Den, 63, 374-379, 1990.
7) 桑田正博：The harmonized ceramic graffiti－審美と機能の回復のためのセラミックレストレーション，132-143，医歯薬出版，東京，1995．
8) 日本歯科色彩学会編著：歯の色の話，クインテッセンス出版，東京，31，1999．

2 歯肉・小帯

1) 歯肉

（1）正常な色調と形態

歯肉は口腔粘膜の一部であり、解剖学的には辺縁歯肉、付着歯肉、および歯間部歯肉に分けられる。辺縁歯肉（遊離歯肉）は**遊離歯肉溝（free gingival groove）**により隣接する付着歯肉と区別される。付着歯肉は固く弾力性があり、その下に存在する歯槽骨の骨膜に強固に結合している。付着歯肉は軟らかく可動性のある歯槽粘膜に移行して

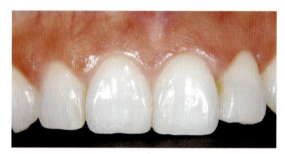

図1　正常な歯肉（38歳女性）

おり、**歯肉歯槽粘膜境（mucogingival junction）**により区分されている。健康で正常な歯肉の色調は個体差が大きいが、一般的にはピンク色ないし淡赤色を呈し、健康な付着歯肉の表面には**スティップリング（stippling）**と称される小窩を認める（図1）。形態的には上顎中切歯の**ジンジバルスキャロップ（gingival scallop）**は約5.5mmの高低差が望ましく、歯間乳頭が移行的に歯間空隙を満たしている状態が理想である[1,2]。審美歯科領域においては、**生物学的幅径（biological width）**[3]と歯周組織の厚さを分類したメイナードの分類[4]が臨床上役立つ。

（2）異常な歯肉形態や色調

歯周疾患（歯肉炎、歯周炎）に罹患すると、歯肉の色調は赤色または赤紫色となり、易出血性を認める。進行すると歯槽骨まで破壊され、歯の喪失の原因となる（図2）。審美的に問題となる歯肉退縮は、歯肉辺縁の位置がセメントエナメルジャンクションより根尖側に移動し、歯根が露出した状況で、外傷性咬合、歯周疾患や過度のブラッシングなどが主な原因とされている。中等度から重度の歯肉退縮には歯周外科処置が必要となる（図3）。補綴処置が原因のメタルタトゥー（補綴装置の金属が溶出して歯肉に沈着し、歯肉が黒く変色してしまうもの）や**ブラックマージン**（歯肉縁に修復物のマージンが露出することで黒いラインとしてみえること）なども審美的な障害となる（図4）。歯肉の色調が茶褐色となるメラニン色素沈着も審美的に問題となるが、外因性の沈着は**ガムピーリング（ガムホワイトニング**

で除去可能である（図5）。

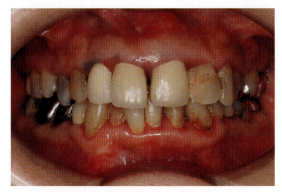

図2　歯周疾患に罹患した歯肉

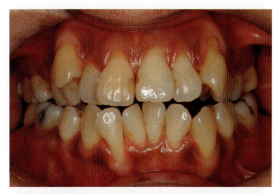

図3　歯肉退縮

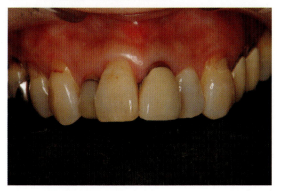

図4　ブラックマージン

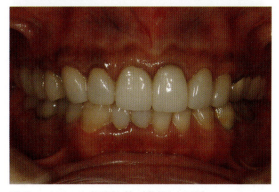

図5　メラニン色素沈着（喫煙による）

2）小帯

　小帯には、上唇小帯・下唇小帯、頬小帯、舌小帯が存在する。小帯の付着位置や厚みにより、さまざまな問題が生じることがある。

（1）上唇小帯
　上唇小帯が肥大し口唇への移行部で扇形に広がると、口唇の運動を抑制し、歯ブラシがしにくくなるなど日常的な障害をきたす。上唇小帯が口蓋側にある切歯乳頭に移行するような付着は、正中離開や歯の位置異常を起こすため、外科処置の適応となることが多い（図6a）。

（2）頬小帯
　頬小帯により辺縁歯肉が牽引されている場合は、小臼歯や犬歯の歯肉退縮を生じることがある（図6b）。

（3）舌小帯
　舌小帯付着異常（舌小帯強直症）では、舌が口蓋まで挙上せず、嚥下、発音に悪影響を及ぼす。また、舌前突癖などの舌癖により、開咬や上顎前突症などの歯列不正を生ずることがある（図6c）。

A 歯科審美の基礎

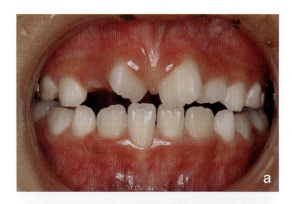
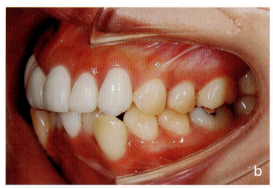
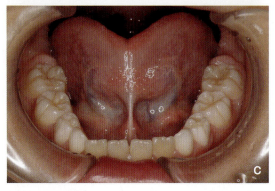

図6　小帯の異常
a：上唇小帯付着異常
b：頰小帯付着異常
c：舌小帯付着異常（強直症）

3 歯列

1) 正常な歯列弓形態

　上顎歯列弓はU字型または半楕円形が正常とされる。上顎歯列弓の理想的な条件は犬歯間幅径が切歯乳頭から2分されるような形態である（図7）。

2) 異常な歯列弓形態

　異常な歯列弓には、狭窄した歯列弓、**V字型歯列弓**、**鞍状型歯列弓**などがあり、いずれも不正咬合を伴う（図8）。

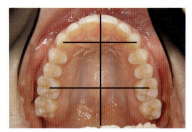
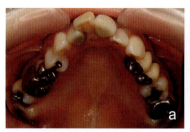
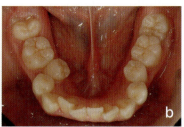

図7　理想的な歯列弓

図8　異常な歯列弓
a：V字型歯列弓　b：鞍状型歯列弓

3) 歯列不正

審美歯科領域で問題となる歯列不正には、叢生、空隙歯列（正中離開を含む）、歯の先天性欠如などがある（図9）。矯正歯科治療単独または審美歯科治療との併用が必要となる。

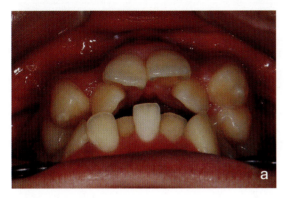
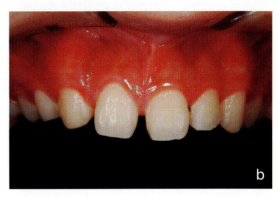

図9 歯列不正
a：叢生　**b**：歯数の異常による空隙歯列

4 上下顎

1) 上下顎の歯列弓関係の不正

上下顎の歯列弓の位置関係により、近遠心、垂直、水平の不正に分類される[5]。

（1）近遠心（前後的）関係の異常（A-P）

上顎歯列弓に対して下顎が後方位（遠心位）に位置する場合は、**上顎前突症**となる（図10a）。上顎歯列弓に対して下顎が前方（近心位）に位置する場合は**下顎前突症**となる（図10b）。

（2）垂直関係の異常（vertical）

上下歯列の垂直方向の異常で、咬み合わせても前歯部が全く咬み合わない状態を**開咬（open bite）**と称し（図11a）、咬み合わせたとき、上顎前歯が下顎の前歯をほぼ覆ってしまう深い咬み合わせを**過蓋咬合（deep bite）**と称する（図11b）。咬頭嵌合位において上下顎前歯の切端同士が咬合している状態を**切端咬合（edge to edge bite）**という。

（3）水平関係の異常（transverse）

咬頭嵌合位において、上下顎の歯列弓が相互に交叉して、咬合している状態で、正中線は一致しない。臼歯部の**交叉咬合（cross bite）**の状態により、両側性と片側性がある[5]（図12）。

A 歯科審美の基礎

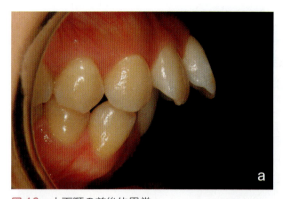

図10　上下顎の前後的異常
a：上顎前突症　b：下顎前突症

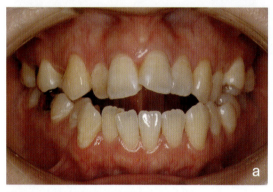
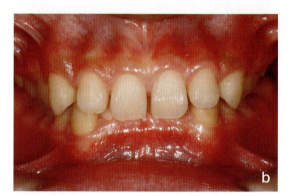

図11　上下顎の垂直的異常
a：開咬（open bite）　b：過蓋咬合（deep bite）

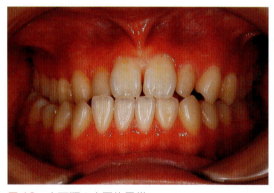
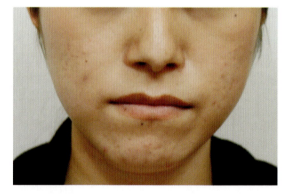

図12　上下顎の水平的異常

2) 唇顎口蓋裂

　外表奇形の先天性の形態異常としては、日本では唇裂・口蓋裂が最も多い。割れている部分により**口唇裂**、**口蓋裂**と**唇顎口蓋裂**などに分類されているが、裂の部位や程度により病態は多様である。片側性と両側性に分かれる。形成外科、口腔外科、矯正歯科、一般歯科などでの総合治療が必要となる[5]（図13）

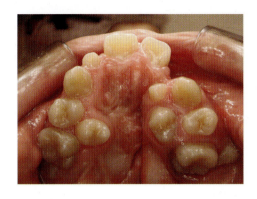

図13 左側唇顎口蓋裂
（鮎瀬節子先生より提供）

5 口唇

1）形態

　口唇は上唇と下唇からなり、口腔前庭の前壁を形成する。上唇は上方で**人中**と接し、外側は鼻翼の外側下端から斜めに口角の外側を走る**鼻唇溝**が頬との境となっている。下唇はオトガイ唇溝がオトガイとの境になっている。上唇と下唇は口角で結合する。口裂は口腔に開く。口唇は皮膚部、**赤唇縁**、粘膜部に分けられる。赤唇縁は口裂を閉じた状態で肉眼的に赤く見える部分である。口唇高径、口裂幅、赤唇縁、口唇の厚みなどは個体差が大きい[6]。

2）色調

　口唇の色調も個体差が大きいが、毛細血管の血液の色が透けて赤く見えるので、赤色から赤褐色が標準的な色調となる。異常な色調としては青みを帯びた唇（**チアノーゼ**）などがある。

3）口唇とスマイルライン

　審美歯科において美しいスマイルを提供するには、口唇と歯の露出の関係は重要である。口唇はスマイル時の上顎前歯の切端と下口唇の関係、**スマイルライン**、上唇の挙上と歯肉の露出（**ガミースマイル**）などに関与するので、口唇の形態、厚み、動きの分析が必要である[7,8]（図14）。

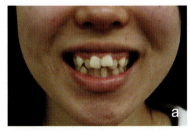

図14 口唇とスマイルライン
a：矯正歯科治療前のスマイル　b：矯正歯科治療後のスマイル

（橋場千織）

A 歯科審美の基礎

2～5 参考文献

1) Newman, Takei, Carranza：申 基喆，河津 寛，嶋田 敦，他監訳：クリニカルペリオドントロジー，上巻，第9版，クインテッセンス出版，東京，17-18，2005.
2) Lindhe, Lang, Karring：Clinical periodontology and implant dentistry, 5th ed, Blackwell, 5-8, 2008.
3) 内藤正裕，田中朝見，瀬戸延泰，他：Esthetic of dental technology－歯周組織との調和による長期予後の獲得，クインテッセンス出版，東京，8-25，1999.
4) 小濱忠一：前歯部審美修復 天然歯編，クインテッセンス出版，東京，135-139，2007.
5) 相馬邦道，飯田順一郎，山本照子，他編著：歯科矯正学，第5版，医歯薬出版，東京，78-83，2012.
6) 北村誠一郎編著：臨床家のための口腔顎顔面解剖アトラス，第1版，医歯薬出版，東京，10-11，2009.
7) 末瀬一彦，土屋和子，南 昌宏，他編著：審美歯科，医歯薬出版，東京，27-37，2013.
8) 橋場千織：矯正歯科治療におけるスマイルデザインと審美処置，東京臨床出版，大阪，22-34，2007.

6 顔貌

1) 形態について

審美修復治療における治療の目標・目的は、以下の4つである[1]。

① 機能（**Function**）：咬合を考慮し機能的であること

② 構造（**Structure**）：構造学的に1本ずつの歯が壊れないこと

③ 生物学的恒常性（**Biology**）：修復物と歯周組織の調和があること

④ 審美（**Esthetic**）：先の3つの目標・目的が充たされたうえで審美を考慮すること

口腔内において以上の目標に向かって審美修復治療を行っていくことが重要であるが、ここでもう一つ、いかに口腔内の治療が完成され、歯1本、歯列に調和するものであったとしても、もし顔貌と調和のないものであったならば、完成された治療とはいいがたい。そこで、通常の審美修復治療においては、大きな枠組みから小さな枠組みにステップを進めることが必要であり、特に審美修復治療の最初のステップがfacial esthetic検査である。この検査は顔貌と歯の関係、facial to toothのフレームワーク（枠組み、額縁）から始まる。

これは顔を一つの額縁とした場合、その中で歯、歯列がどのように描かれていればよいのか、それはフリーな絵を描くのではなく、科学的エビデンスに則った原理原則のうえ、設計図のように描かれる。さらには rip to tooth フレームワークという唇を額縁として歯、歯列の関係を検査していくが、この考え方が最も重要であるのは、審美修復治療において、まずは顔貌と歯の関係を決定する必要がある。つまり、顔貌において見える前歯の位置づけ、その位置決定がすべての治療における最初の基準点となる。

・dentofacial esthetics 検査

facial to tooth フレームワーク

① 正中

② インサイザルエッジポジション

③ スマイルライン

④ 切端平面

⑤ 歯肉ライン

上記5項目が検査項目となるが、いずれも顔貌と上顎前歯の関係を検査する[2,3]。

① 顔貌の正中と上顎歯列の正中（上顎両側中切歯の接触点）が一致しているとよい。通常、正中が左右2mmまでのズレにおいては正常範囲とする。4mm以上で改善するかどうかのボーダーラインとなる（図1）。
② 安静位にし、唇から見える上顎左右中切歯の切縁の位置が、下唇のドライウェットラインの2mm内側に位置する。これは歯の出方、前突感を検査するものである（図2）。
③ スマイル時に上顎6前歯の切縁を結んだ線と下口唇の上縁のラインが相似形であること、6前歯がストレートであったり、逆カーブしていれば、審美的にも違和感を覚える（図3）。
④ 目の瞳孔線を結んだ線と上顎中切歯の切縁ラインを平行にして、その延長上が上顎の咬合平面とする（図4）。
⑤ 歯、歯肉との境界線の最頂上部、中切歯が一番高い（歯肉側）、側切歯は1mm低い（歯冠側）、犬歯は側切歯より0.5mmほどまた高くなる、この関係をハイ、ロー、ハイという。以上により、顔貌に対する上顎中切歯の位置が決まれば、上顎歯列のあるべき位置が決まる（図5）。

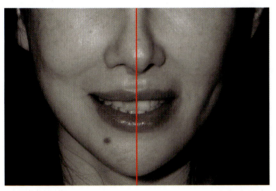

図1　正中
顔面正中と上顎歯列の正中の関係を検査する。図1は正中が一致している（正常）。

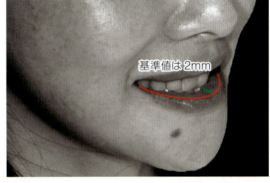

図2　インサイザルエッジポジション
赤線のドライウェットラインから上顎中切歯切縁までの距離は2mmが基準。図2は7mmほどある（異常）。

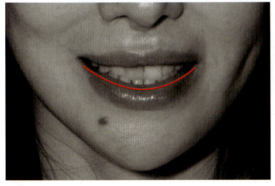

図3　スマイルライン
赤線の下唇上縁と上顎前歯切縁ラインの検査。図3はほぼ相似形（正常）。

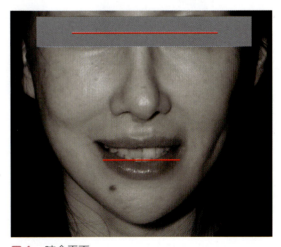

図4　咬合平面
上顎の咬合平面は瞳孔線と並行が望ましい。図4はほぼ平行（正常）。

A　歯科審美の基礎

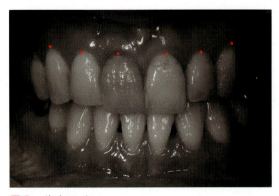

図5　歯肉ライン
赤点は歯・歯肉境界線の最頂部であるが、図5はハイ、ロー、ハイの関係となっている（正常）。

2）色について

　顔貌において、顔色と歯の色との関係は歯のホワイトニングの効果、評価項目にも影響がある。通常歯の色は**コントラスト**の大小により見え方が異なり、バックグランドが暗いほど、歯の色が白く見える。顔色を大きく3つに分類し、黒色系（黒人や、日に焼けた場合等）、赤色系（暖色系、一般的な顔色）、白色系（寒色系、寒い地方に多い、色白等）とする。顔色が濃い黒色系の場合そのコントラストは大きく、歯の色がより白く見えやすい。一方で白色系の場合、色のコントラストが小さくなるため、歯の色が白く見えにくくなる。歯のホワイトニングにおいてもより効果を実感しやすいのが、コントラストの大きな黒色系の顔色といえる[4]（図6）。

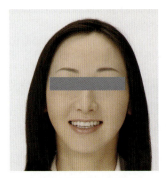
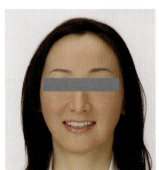
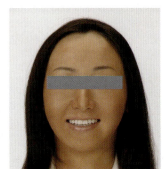

　　　白色系　　　　　　　　赤色系　　　　　　　　黒色系

図6　顔色と歯の色との関係
歯の色は変えず、顔色のみ染料で変えて撮影したもの。

（北原信也）

参考文献

1) Spear FM, Kokich VG, Mathews DP：Interdisciplinary management of anterior dental esthetics, J Am Dent Assoc, 137, 160-169, 2006.
2) Kokich VO, Kokich VG, Kiyak HA, et al：Perceptions of dental professionals and laypersons to altered dental esthetics：asymmetric and symmetric situations, Am J Orthod Dentofacial Orthop, 130, 141-151, 2006.
3) 北原信也監著：天然歯審美修復のセオリー図解Q＆A―疑問を即解決！日常臨床ワンランクアップ！, クインテッセンス出版, 東京, 10-14, 2017.
4) 北原信也：クリニカル トゥース ホワイトニング, 医歯薬出版, 東京, 100-107, 2006.

2 機能と心理

1 機能

1) 咬合

　歯科審美は単なる形態・色調の問題だけを取り扱うだけではない。機能と調和した歯列、口腔を保つことによりその目的が達成できることとなる。口腔の機能のなかで、咬合は最も重視される基本的な事項である。咬合といえば、一般的に上下歯列の咬合接触を示すが、下顎位により機能的な意味合いも異なり、さらには顎関節と歯列の調和で機能をとらえることも重要である。

（1）咬頭嵌合位

　咬頭嵌合位は上下顎歯列が最も多くの部位で接触し、安定した状態にある下顎位[1]であり、咬合を調べるうえで、基本となる下顎位である。顎口腔機能に異常がない場合、歯列が咬頭嵌合位をとれば、下顎頭が関節窩の中央に位置し、顆頭安定位と一致することが知られている。

（2）偏心運動時の咬合接触

　偏心位は上下の歯列の一部が接触しながら咬頭嵌合位から離れた下顎位であり、通常は側方滑走運動時の側方咬合位、前方滑走運動時の前方偏心位を指すことが多い。顎機能に問題のない健常者では、側方滑走運動時には① 犬歯誘導、② グループファンクションド・オクルージョン、③ 両側性平衡咬合による咬合接触を生じる。グループファンクションド・オクルージョンには犬歯から第二大臼歯までが接触するものばかりでなく、複数の作業側での接触が認めれる場合もグループファンクションド・オクルージョンとみなされる。また、天然歯列における両側性平衡咬合では、側方運動時の非作業側（平衡側）または前方滑走運動時の最後臼歯で咬合接触が認められる場合をさす。また、犬歯誘導の場合であっても、経年的な咬耗などによりグループファンクションド・オクルージョン、さらには両側性平衡咬合へと変化することもある。

　ここで述べた3種類の咬合接触に共通しているのは、作業側で犬歯の接触があるということである。作業側で犬歯の咬合接触がない場合は、側方運動時の咬合負担が過剰となり、外傷性咬合により歯周組織の破壊に至る場合もある（図1）。さらに、犬歯の関与しない作業側のガイドでは側方滑走運動時にガイドが緩傾斜となり、顎関節症のリスク因子となりうることがコホート調査結果[2]でも報告されている。

A 歯科審美の基礎

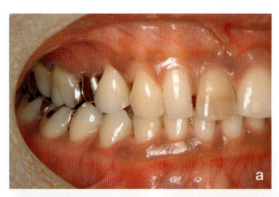
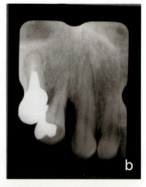
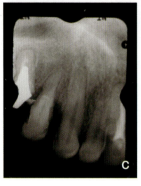
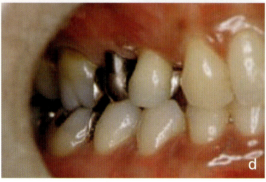

図1　咬合接触
a：初診時の口腔内写真。側方運動時のガイドは 4| のみであった。
b：デンタルエックス線写真。4| の歯槽骨吸収が認められる。
c：初診から7カ月後のデンタルエックス線写真。咬合調整しプロビジョナルで側方滑走時 543| のガイドとした。歯槽骨吸収が改善されている。
d：11年経過時の口腔内写真。

（3）アンテリアガイダンスとポステリアガイダンス

　上顎前歯部は審美的関心が最も高い部位であり、唇側の形態、色調が審美性に大きく関与する。一方、舌側は偏心運動、特に前方滑走運動時のガイドに大きく関与する。上顎前歯の舌面はリンガルコーンキャビティといわれる陥凹した曲面を呈する。この部は下顎前歯切縁と接触し、**アンテリアガイダンス**として前方運動、側方運動のガイドを担う。アンテリアガイダンスは顎関節部が担う**ポステリアガイダンス**と調和していることが必要であり、ポステリアガイダンスがアンテリアガイダンスより急角度をとる場合、滑走運動時に下顎が非生理的な回転を行うことも考えられる[3]。実際、関節円板前方転位の有無とアンテリアガイダンス／ポステリアガイダンスの関係を分析した報告[4]では、転位の認められる場合、ポステリアガイダンスのほうがアンテリアガイダンスより有意に急角度であった。このことから両者の関係が、関節円板前方転位の寄与因子の一つである可能性がうかがわれる（図2）。

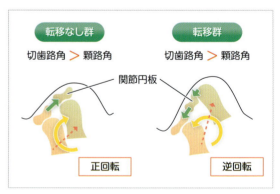

図2　下顎の回転方向が円板転位に及ぼす影響
切端位から咬頭嵌合位に下顎が移動した場合の下顎頭の回転の違いの模式図。

2）咀嚼

　スムーズな咀嚼運動を営むためには、歯列、顎関節、咀嚼筋、神経筋機構の調和が必要である。歯列の乱れは審美性にも支障をきたし、歯列の改善により、審美性、咀嚼機能が改善する（図3）。第一大臼歯が咀嚼に果たす役割は大きい。このことは単に咬合力を最大に発揮する歯種というだけではなく、食片が口腔内に入って最初に咬みこむ主機能部位[5]であることからも、その重要性が理解できる。咀嚼の機能評価としてはガム、ワックス、グミゼリーを用いた咀嚼能力検査法があり[6]、グミゼリーによる咀嚼能力評価は保険診療に収載されている。

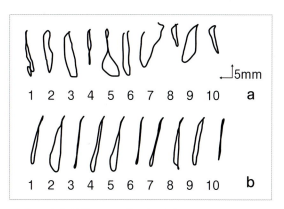

図3　治療前後の咀嚼経路（ピーナッツ右側咀嚼、切歯点の前頭面投影軌跡）
a：咬合平面が乱れ、うまく咀嚼できない患者の咀嚼経路。
b：補綴治療により、咀嚼機能が改善された咀嚼経路。

3）嚥下

　咀嚼された食塊は嚥下により胃へと運ばれる。嚥下は、食塊が口腔内から咽頭に運ばれる口腔期、食道を通過する咽頭期、食道から胃の入口まで移送される食道期に分けられる。咽頭は気道の一部となっていることから、この部の食塊通過がうまくいかないと誤嚥のリスクを生じる。嚥下機能の検査法には、嚥下内視鏡や嚥下造影検査のほかにスクリーニング検査法として反復唾液嚥下テスト、改訂水飲みテストなどがある。

4）構音

　声帯を呼気で振動させることにより声が出る。その際、共鳴腔として口腔、咽頭、鼻腔、喉頭前庭などが関与する。我々は、呼吸、発声、共鳴、構音というステップを経て発話している。口腔は共鳴と構音の重要な器官であり、前歯の欠損、著しい歯肉退縮により空隙が生じると、いわゆる息もれが起こり、構音に支障をきたす。また、前歯切縁の位置や咬合高径の変化によっても両唇音、唇歯音、歯音、歯茎音などに影響を生じる。

　構音障害の検査法には会話の明瞭度を聞き取りで調べる会話明瞭度検査、**ブローイング**による鼻咽腔閉鎖機能検査、「パ、タ、カ」の発音による交互運動能力検査による**オーラルディアドコキネシス**測定などがある。

（藤澤政紀）

参考文献
1) 日本補綴歯科学会編：歯科補綴学専門用語集，第4版，医歯薬出版，東京，2015．
2) Kawano M, Fujisawa M：Occlusal factors associated with temporomandibular disorder based on a prospective cohort study in young adults. Prosthodont Res Pract, 5, 72-79, 2006.
3) 長尾亜希子：関節円板前方転位症例におけるカロ核と切歯路角の関係．補綴誌，45，710-719，2001．
4) 河野正司，塩沢育己，中野雅徳：前方滑走運動の歯牙指導要素としての切歯路の研究．補綴誌，19，426-433，

1975.
5) 加藤 均：咀嚼の機能部位/日本顎口腔機能学会編：新よくわかる顎口腔機能 咬合・摂食嚥下・発音を理解する，医歯薬出版，東京，60-61，2017.
6) 志賀 博，中島邦久：客観的咀嚼機能検査法/日本顎口腔機能学会編：新よくわかる顎口腔機能 咬合・摂食嚥下・発音を理解する，医歯薬出版，東京，154-156，2017.

2 心理

　顔と表情は心を最も表現するとともに人格を表す部分であり、その人間自身を代表するといわれている[1]。そのため、容貌に悩みをもつ人は、身体的な悩み以外に、心理社会的な悩みを抱えている。審美観は主観的であり多様であるため、審美歯科治療を望む人の心理状態を知ることは重要である。しかし、審美歯科領域の心理社会的研究は少ない。ここでは容貌に悩みをもつ人の心理社会的状態について、心理学や社会学の立場から行われている研究を参考に概説する。

　心理社会的な問題点を考察するうえで大切な概念がある。人は事実ではなく事実に対する考え、すなわち「意味づけ」によって影響を受ける[2]。その「意味づけ」は、他者との関わりのなかから生じる。

1) 社会関係と顔

（1）情緒と表情の発達

　情緒や表情は、成長とともに豊かになる。新生児の情緒は興奮のみであるが生後3カ月で快、興奮、不快に分化し、5歳までには大人がもつ情緒に分化する。表情も新生児は乏しく、口の動きが中心である。しかし、視覚の発達に伴い、口の動きとともに眼の動きも明確になる[3]。

　表情の一つである「笑い」は、自発的微笑と呼ばれる両方の口角が上昇する微笑みに似た表情が、生後数時間から数日にみられる。自発的微笑は他者に向けられたものではなくREM睡眠中にあり、胎児でも確認されている[4]。生後1～2カ月では、母親を見つめているときや、母親が乳児に対して微笑みかけるときに、社会的微笑が見られるようになる。社会的微笑は口を開けたり、眼輪筋の動きによって頬が上昇したりする。口角の上昇に過ぎなかった自発的微笑が、メッセージを備えた表情へと発達するためには、乳児が母親など他者の表情をみることや、他者と視線を合わせたりする視覚的なコミュニケーションが重要となる[3]。このように表情は、発達段階から他者との相互作用が関係している。

（2）表情によるコミュニケーション

　表情は身体状態の変化や心理状態を他者に知らせる最大の情報源となる[3]。また、対人関係では、他者の表情からその人の気持ちを読み取るという認知能力が必要となる。2歳頃から他者の感情状態を理解することができるようになり、5歳になると喜び、悲しみ、怒り、恐れの表情を分別できるようになる[5]。表情の認知能力は、文化や社会の中でゆっくりと学んでいくことになる[3]。

　コミュニケーションには、言語によるコミュニケーションと非言語コミュニケーションがある。表情や視線は非言語コミュニケーションの一つであり、言葉以上の情報を提供する[6]。容貌に悩みをもつ人の心理社会的苦痛は、対面の場での非言語コミュニケーションが関連している[6,7]。会話をするときの視線がいく部位は目89％、口元41％といわれている[8]。西倉[9]によると顔は言語的・非言語的コミュニケーションにおいて大きな役割を担っており、人と人が共存する場ではいつでも、関心の焦点になる。

2) 変色歯をもつ人の心理抑圧プロセス

（1）他者との相互作用による自尊心の低下

　容貌に悩みをもつ人に関する研究では、対人関係の悩みなど他者との相互作用に関する指摘が多く [6-11]、その影響として自己認識や自尊心の低下が報告されている [6,9-11]。変色歯による心理的抑圧プロセスも、他者との相互作用が関係している [12]。歯の色が黒いという事実だけでは、劣等感にならない。変色歯に対する不潔だとか暗いという他者からのネガティブなイメージが本人に伝わり、劣等感をいだくようになる [12]。また、他者が歯の色が黒いことに関心を示し、指摘されることが心理的苦痛となる [12,13]。言葉で指摘されない場合も、「相手の目が口元を見ている」と、視線への抵抗感がある。Ray ら [7] は言語的な相互作用は抑制が可能であるが、非言語的コミュニケーションは抑制が困難で、無意識のうちに非言語的行動によって自分の感情を伝えている可能性があると指摘している。また、社会的相互作用の問題として、見知らぬ人との初対面の問題を指摘している [7]。変色歯による劣等感がある人は、進学や就職など新しい環境での人間関係が始まることに不安を感じている。

　河合 [14] によると自我がコンプレックスの影響を受けている場合には、コンプレックスが強くなるに従い、自我の安定を得るために**自我の防衛機制**（defense mechanism）を図る。他者から変色歯を指摘されるなど嫌な経験を繰り返すことで、対面の場では口を閉じて笑ったり、手で口をカバーしたり、写真を撮るときに口を閉じるなどの防御的な態度をとるようになる [12,13,15]。

（2）成長期に与える影響

　変色歯に対する他者の反応が患者の行動や心理、性格などに影響する [13]。テトラサイクリン変色歯患者（以下「TC 変色患者」）のほとんどは、性格形成に大きな影響を与える児童期と思春期に変色歯が気になり始め、他者からの指摘を受けている [16]。また、半数以上の TC 変色患者が、変色歯による嫌な経験をしている [16]。変色歯のことで特に辛かった経験は、児童期や思春期における他者からの指摘であり、からかわれることや身近な他者に指摘されたことで傷ついている。今の時代であれば引きこもりか、間違えば自殺していたかもしれないと述べる人もいる [12]。

　TC 変色患者は当時を振り返り、歯が黒いということが劣等感となり性格に影響したと考えている [12]。また、変色歯により何か足止めされたと感じていたり、消極的な行動をとっていた人もいる。思春期や青年期では、他者からの指摘により自尊心が傷つき自己認識が低下し、対人関係が消極的になっていた。松本 [10] は口唇口蓋裂などの**可視的な容貌の差異**（visible difference）が先天的もしくは発達のごく早期に発症する場合、心理社会的問題と発達上の問題が中心的な課題となると述べている。

3) 人生における審美歯科治療の位置づけ

　ホワイトニング治療により 77％の患者が笑顔や口元に自信がもてるようになり、18％の患者が明るくなり、73％が性格にプラスなったと報告されている [17]。審美歯科治療後の大きな変化は、容貌の悩みによる負担・抑制からの解放である [12]。他者の視線に劣等感をもっていた人は、審美歯科治療により自分の歯を弱点として意識しなくなり、人と話すことの不安や恐怖心から解放されたと感じている。歯のことを意識せずに笑えることを、「違う自分みたい」と表現する人もいる。

　また、対人関係の不安から解放されたことで、社会的相互作用が改善する。Davis ら [15] は、自分か

ら挨拶をするなど社会的相互作用の自発的な変化をもたらし、自信をもつことで人生が大きく変化したと報告している。治療後6カ月のフォローアップの調査では、患者の自己認識の変化や態度がポジティブに変化するとともに自尊心が増し、他者との関係も改善していたと報告している[15]。

審美歯科治療が患者のその後の人生に与えた影響は、自己認識や自尊心の改善である[12]。人生に変化をたらした要因は、手に入らないものが手に入ったことと、負担・抑制からの解放である[12]。手に入らないものとは、普通の白い歯である。白い歯を手に入れたことで新しい人生が始まり、違う自分・違う人生になったと感じている。

また、TC変色患者にとって、普通に話すことや普通に笑うことが「憧れ」である。憧れていたものを手に入れたことでマイナスの部分から解放され、自信につながったと感じている。松本[10]は普通でいることを否定されることがvisible differenceの人であると述べている。Davisら[15]も患者は普通であることを強く望み、治療後には「普通」や「自然」と感じていたと報告している。

審美歯科治療により自信がない部分を取り除かれたことで、人目を気にすることなく普通に会話できるようになる。それを「人生が一回転した」と表現する人もいる[12]。ようやく普通の人と同じ生活ができるようになったと感じたり、もともとあった自分をそのまま出せると感じている人もいる。河合[14]はコンプレックスを解消する仕事は、来談者の自己実現の過程に参与することになると述べている。審美歯科治療は単に歯を白くするだけではなく、顔に悩みをもつ人の心理的抑圧を解放することで自尊心を改善し、人生の質の改善に大きく寄与する。

(隅田好美)

参考文献

1) 香原志勢：顔と表情の人間学，平凡社，東京，1995.
2) Adler A：岸見一郎訳：生きる意味を求めて—アドラー・セレクション，アルテ，東京，2007.
3) 吉川佐紀子，益谷 真，中村 真：顔と心—顔の心理学入門—，初版，サイエンス社，東京，1993.
4) 松阪崇久：新生児・乳児の笑いの発達と進化，笑い学研究，20，17-31，2013.
5) 升田 恵：幼児期における感情の理解と表情表現の発達，発達心理学研究，25，151-161，2014.
6) Macgregor FC：Facial disfigurement, problems and management of social interaction and implications for mental health, Aesthetic Plast Surg, 14, 249-257, 1990.
7) Ray B, Nichola R：仁平義明監訳：人間にとって顔とは何か—心理学から見た容貌の影響—，講談社，東京，230-269，1995.
8) 森智恵子，澁谷智明：某大手企業勤務者の笑顔と歯の印象に関する意識調査，歯科審美，19，96-101，2007.
9) 西倉実季：顔にあざのある女性たち—「問題経験の語り」の社会学，生活書院，東京，2009.
10) 松本 学：第5章 顔に違いがあるということ—先天的な変形を中心にして/田垣正晋：障害・病いと「ふつう」のはざまで—軽度障害者どっちつかずのジレンマを語る—，明石書籍，東京，129-156，2006.
11) Pope AW, Ward J：Self-perceived facial appearance and psychosocial adjustment in preadolescents with craniofacial anomalies, Cleft Palate Craniofac J, 34, 396-401, 1997.
12) 隅田好美，福島正義：テトラサイクリン変色歯の審美歯科治療が患者の人生に与える影響，歯科審美，30，18-26，2018.
13) 隅田好美，福島正義：歯の変色が患者の心理に与える影響—第2報 変色歯外来問診票における自由記述の質的分析，歯科審美，27，14-20，2014.
14) 河合隼雄：コンプレックス，岩波書店，東京，1971.
15) Davis LG1, Ashworth PD, Spriggs LS：Psychological effects of aesthetic dental treatment, J Dent, 26, 547-554, 1998.
16) 大橋乃梨子，福島正義：歯の変色が患者の心理に与える影響—第1報 変色歯外来初診時アンケートの集計，歯科審美，23，92-98，2011.
17) 西村耕三，椿絵理子，菅野多真，他：ホワイトニング後の患者の満足度について—第2報 ホームホワイトニング1年後の調査，歯科審美，18，248-252，2006.

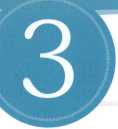
3 加齢・老化

　先進国では医療の発達により寿命が延伸して人口の高齢化が進んでいる。アメリカでは戦後のベビーブーマーが上水道フッ素調整と予防歯科プログラムの恩恵を受け、ほぼ健全な天然歯列を保持して高齢期を迎える最初の世代といわれている。この世代は新しいヘルスケア消費者であり、自分の健康に対して積極的で、要求が高く、自己主導的であると特徴づけられている。彼らの口腔の健康のゴールは「自分の歯を失うことなく、健康を維持し、歯を魅力的に保つ」ことである。今後、高齢者の審美歯科治療（geresthetics）が増えることが予測されている[1]。

　一方、わが国では現在の高齢者は種々の医学的データから10〜20年前と比較して5〜10歳若返っており、国民の意識を加味して、75歳以上を高齢者とする新しい定義が提言された[2]。歯科領域では8020達成者は半数を超え、高齢者の保有歯数は徐々に増えている（図1）[3]。老後の心豊かな生活は「おいしく食べ、楽しく語る」という口腔機能が支えるため、審美歯科領域でもその目標に向けた対応が必要である。

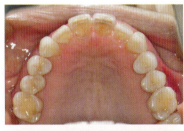
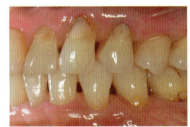
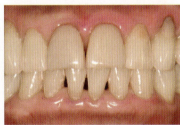
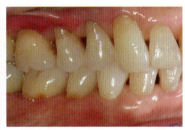
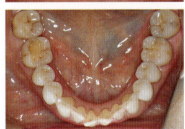

図1　高齢有歯顎者、75歳女性

1 加齢 (aging) と老化 (senescence) の違い

　生物における加齢とは**暦年齢**（chronological age）を重ねることである。誕生、成長、成熟、老化、死の過程で起こる形態的、生理機能的変化を加齢現象という（図2）。一方、老化とは成熟期（図2）以降、年をとるとともに各臓器の機能が低下して、死に至る過程で、この過程に起こる現象を**老化現象**という。老化度の指標を**生物学的年齢**（biological age）あるいは**体内年齢**でいわれることがある。このように加齢と老化は異なる概念であることを理解しておく必要がある[4]。

　ファッション、美容や医療業界で使われる**アンチエイジング**（anti-aging）は「抗加齢」と表現されることが多いが、暦年齢を重ねることを止めることはできない。一方、老化は個人差があり、遅らせることが可能である。そういう意味ではアンチエイジングは「抗老化」と称するのが妥当であろう。最近、某米国女性誌がアンチエイジングという言葉を使わないことを宣言し、年齢を重ねることに否定的で、若く見せることに価値をおくファッション界や美容業界に一石を投じている。しかし、いつまでも若くいたいという人々の願いはこれからも変わらないであろう。

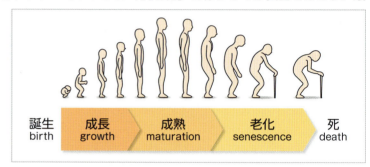

図2　加齢（aging）のプロセス

2 生理的老化（physiological aging）と病的老化（pathological aging）

　老化の過程は概念的に**生理的老化**と**病的老化**に大別される。前者は加齢に伴う生理的機能の低下を示し、後者は老化の過程が著しく加速され、病的状態を引き起こすものである。生理的老化はすべてのヒトに例外なく起こるものであり、病的老化は治療によりある程度は食い止めることができる[4]。しかし、口腔領域では古来より歯を失うことが老化現象の一つであると社会認識があるように、両者を区別することが難しいことも事実である。

3 フレイルとオーラルフレイル

　高齢期になると増齢とともに生理的な予備能力は低下して、さまざまな外的ストレスに対して脆弱になる状態を**フレイル**（frailty）と呼び、要介護状態の前段階とされている[5]（図3）。その兆候は身体的、社会的および精神・心理的側面から現れる（図4）。例えば「体重の減少」「疲労感の増大」「気力の衰え」「歩行速度の低下」「外出がおっくう」などである。フレイルは適切な介入・支援によって可逆的に生活機能の維持向上が可能とされている。口腔領域においても身体的、社会的および精神・心理的フレイルに伴い、「お口の健康への関心の低下」「虫歯や歯周病の放置」「滑舌の衰え」「わずかなむせ」「食べこぼし」「噛めない食品の増加」などの軽微な「口の衰え」が認められるようになる。これを**オーラルフレイル**の状態といわれている（図5）[7]。わが国の高齢化率は27.7%、3,514万人（2017年）に達し、

そのうち2割はすでに不可逆的な要介護・要支援者であるが、8割は元気な自立高齢者である。自立高齢者に対する歯科審美的アプローチはフレイルおよびオーラルフレイル予防に有望と考えられる。

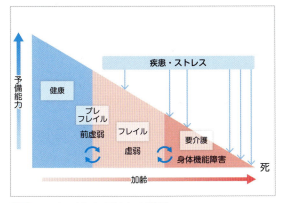

図3　フレイルと加齢との関係
（文献5を参考に作成）

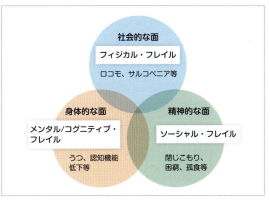

図4　フレイルの多面性
（文献6を参考に作成）

4 口腔機能低下症

オーラルフレイルが進行すると口腔不潔、咬合力の低下、咀嚼機能の低下、口腔乾燥、舌口唇運動機能低下、低舌圧、嚥下機能低下などを含むいわゆる口腔機能低下症[8]になる（図5）。さらに口腔機能障害が進行すると摂食嚥下障害や咀嚼障害になり、専門的な対応が必要になる。口腔機能低下症の7項目の検査（表1）のうち3項目以上が該当すると口腔機能低下症という疾患と診断される。

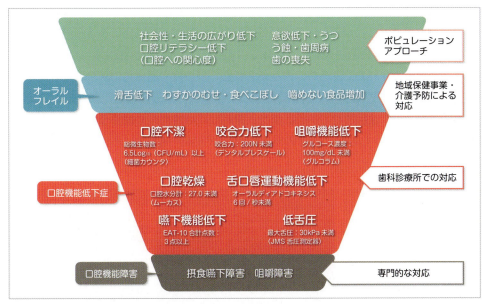

図5　老化による口腔機能低下の進行過程とその対応
（文献8より引用改変）

平成28年歯科疾患実態調査[3]によると75歳以上の後期高齢者のう蝕と歯周病が増加している。これは高齢期になって唾液分泌量の減少による口腔内の自浄作用や酸の緩衝能の低下、認知・運動能力の低下によるセルフケアの巧緻度の低下などにより、**口腔衛生管理**が不十分になるためと考えられる。特に在宅や老人施設での要介護者や認知症患者はう蝕と歯周病により短期間で歯を失うことによる咀嚼機能低下が低栄養を招き、全身機能が衰える負のスパイラルに陥る原因の一つになっているため**口腔機能管理**が必要になっている。このように口腔衛生管理と口腔機能管理と合わせた**口腔健康管理**が重要になってくる。

表1　口腔機能低下症の検査

症状	検査法
口腔不潔	舌表面の微生物数（細菌カウンタ）、舌苔付着程度（TCI）
口腔乾燥	舌粘膜湿潤度（口腔水分計）、刺激時唾液量（サクソンテスト）
咬合力低下	咬合力測定（感圧シート）、残存歯数
舌口唇運動機能低下	オーラルディアドコキネシス
低舌圧	舌圧検査（舌圧測定器）、舌トレーニング用具による判定
咀嚼機能低下	咀嚼機能検査（グミゼリーのグルコース濃度測定）、グミゼリー粉砕度評価
嚥下機能低下	嚥下スクリーニング質問用紙（EAT-10）、自記式質問票

5　口腔領域の諸器官の加齢変化

1）歯および歯髄

(1) tooth wear

超高齢社会を迎え、tooth wearはう蝕と歯周病に次ぐ第三の歯科疾患として注目されている[9]。tooth wearは**酸蝕症（侵蝕症）**(erosion)、**咬耗症**(attrition)、**摩耗症**(abrasion)に分類される（図6）が、ときにそれらが組み合わさって生じているため、原因を特定することがしばしば困難である。そのため、原因が明確な場合は酸蝕症、咬耗症、摩耗症と呼んで区別するが、そうでない場合はそれらを含めtooth wearと総称することが多い。日本語では、tooth wearを適切に表す訳語がない（例：消耗、損耗、すり減り）。酸蝕症は細菌由来ではない酸による化学的溶解、咬耗症は対合歯によるもの、摩耗症は対合歯以外の物理的なものによるものと定義される。拒食症や過食症の摂食障害で繰り返される嘔吐や、胃食道逆流疾患（無意識でげっぷや胸焼けが主な症状）でみられる胃酸が原因で起こる酸蝕症は、重篤な歯の欠損で近年注目されている。また、摩耗症には歯磨剤や歯ブラシ摩耗によるものの他に**abfraction**が挙げられる。しかし、咬合のみの要因で歯頸部欠損が生じる現象はまだ議論の余地のある説と考えられている。

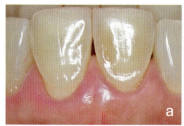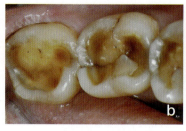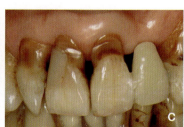

図6　tooth wearの種々相
a：酸蝕症　b：咬耗　c：摩耗

Faresら[10]は18〜30歳（平均年齢21.9歳）の大学生1,010名（男性707名、女性303名）のwearを観察し、エナメル質のwearはすべての被験者でみられ、少なくとも1歯面に象牙質露出を認めた被験者は76.9％であったと報告している。また、女性に比べて有意に男性の象牙質露出が多かったことを報告している。一方、歯質の経時的垂直的減少量に関する報告はきわめて少ない。1989年にLambrechts[11]は年間wearが大臼歯で29μm、小臼歯で15μmを算出している。寿命の延伸と歯の長寿化が進むなかで、有歯顎高齢者にみられる広範囲な露出象牙質面の陥凹と周囲の遊離エナメル質を伴った高度な咬耗は、歯質の破折を引き起こす場合もある。生理的wearと病的wearをどこで判断するかは、若年時からの変化を捉えて観察することが必要である。

（2）歯の微小亀裂

　加齢に伴う歯面に生じるエナメル質の微小亀裂（以下：亀裂）は、全歯種の全歯面に生じる[12]。このような亀裂の多くは、歯頸側より発生し、歯軸にほぼ平行的に走行しながら、歯頂側に延びるように拡張していく（図7）。一方で歯軸に垂直な水平性の亀裂は打撲や外傷の既往を疑う。エナメル質亀裂の発生時期は永久歯萌出まもない時期にすでに生じることが報告されている。この時期の亀裂は、ごく微細で、着色も生じていないため、肉眼でほとんど確認できない。しかし、加齢に伴い、長年にわた

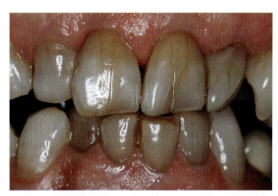

図7　歯の微小亀裂

る咀嚼ストレス、飲食物の摂取に伴う口腔内温度変化、唾液分泌量の減少による口腔乾燥などが亀裂の数、その幅や深さの増加に影響を与えると考えられる。さらに、飲食物に由来する外来色素、口腔内有機物や無機物などの亀裂内部への浸透により、亀裂が次第に肉眼でも見えるようになってくる。初期の亀裂の発生原因としては、咬合咀嚼の衝撃力に加え、エナメル質の構造的要因も考えられている。すなわち、エナメル質の脆弱性に加え、咬合力による歪み、う蝕処置による回転切削器具の衝撃力や修復用コンポジットレジンの重合収縮など、生理的および物理的要因が関係していると考えられている。亀裂はエナメル質層にとどまらず、象牙質にも及び、象牙細管を通じて歯髄腔付近まで及ぶことが確認されており、亀裂は歯髄への伝達経路となることが想定される。亀裂の存在は色素の浸透による歯の審美障害だけではなく、象牙質知覚過敏や修復物の周囲に生じる二次う蝕などと関係している可能性がある。

（3）歯の変色

　歯の色は基本的には象牙質色が反映している。歯の色の生理的加齢変化は明度が低下し、黄色味が増す傾向がある[13]。その原因として加齢に伴う第二・第三象牙質の添加による歯髄腔の狭窄による象牙質層の肥厚、咬耗や摩耗により露出した象牙細管腔が着色を伴って結晶により封鎖されて暗色の透明象牙質が生じる[13]こと、エナメル質の微小亀裂や同部への着色などが考えられている（図8）。

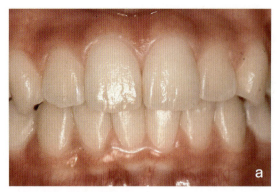
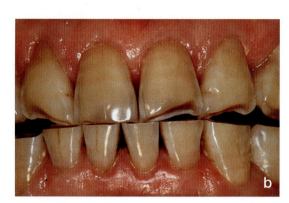

図8 歯の色の加齢変化
a：9歳女児　b：71歳男性

（4）歯髄変化

　加齢とともに歯髄腔は第二象牙質の添加により細くなる。歯髄組織は細胞成分が少なくなり石灰変性や網様変性が進み、根尖孔が細くなることにより、血液循環が不十分になり歯髄の生活力は低下する。そのため、第二象牙質や修復象牙質の添加が追い付かないほど磨耗あるいは咬耗が急速に進んだり、歯冠の高さあるいは唇・頰舌幅の半分以上が失われ、第二象牙質まで損耗が及ぶ場合には歯髄が傷害を受けることがある。このように、加齢に伴う生理的な歯髄変化に咬耗あるいは磨耗の刺激が加わると歯髄腔の形態は大きく変形し、さらに、根面う蝕や歯周疾患による歯肉退縮が加わると、その変化はより複雑なものとなる（図9）。

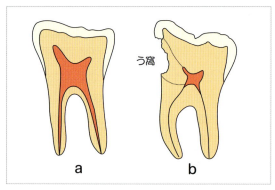

図9　加齢と硬組織疾患による歯髄腔の形態変化
a：若年者の健全歯
b：高齢者のう蝕歯

2） 歯周組織

　歯周組織の加齢変化として人々に認識されるのが歯肉退縮であろう。歯肉退縮の原因は主に歯周病や不適切なブラッシングによる機械的な外傷などである。生理的退縮は年間0.1mm程度といわれ、それに歯周病が加われば加速される。歯肉退縮により、歯冠長径が長くなり、歯が伸びたようになる（図10）。また、歯肉ラインの乱れや歯間部の隙間の出現により**ブラックトライアングル**が審美障害になる。喫煙者に多く発生する歯肉の**メラニン色素沈着**も審美障害になる場合がある。

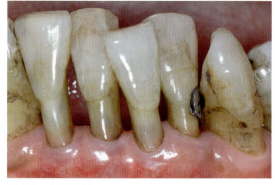

図10　歯肉退縮

3) 口腔粘膜（頬粘膜、口唇、舌）

　消化器管は他の臓器と比べると加齢による影響は少ないといわれている。消化器官としての口腔の老化は歯および歯周組織を除くと粘膜上皮の菲薄化、舌の味蕾や唾液腺の萎縮などが考えられる。しかし、これらは長年にわたるさまざまな全身疾患や内服薬の影響も考えられるため、生理的老化と病的老化の境界ははっきりとしない。

4) 顔面（皮膚）

　江連[14]によると「若く見える」とか「老けて見える」とか「見た目年齢」は顔の外観から推定される。顔の外観は加齢とともに大きく変化する。顔の外観の加齢変化で大きな要因は「シワ」と「たるみ」によるものとされている。「シワ」は皮膚に刻まれた溝であり、「たるみ」は重力で皮膚が垂れ下がった状態をいう。「シワ」は無表情の状態でみると線状シワ（目尻のカラスの足跡、額のシワ〈図11〉など）、図形シワ（顔や首などに見られる溝が交差した多角形の形状）および縮緬シワ（たるんだ皮膚の細かなヒダ）の3つに分類されている。皮膚は外側から表皮、真皮、皮下組織の3層から構成される。加齢に伴い表皮は薄くなり、皮膚表面の角層は肥厚すると考えられている。この表皮の保湿性低下が乾燥ジワの要因になっている。皮膚は紫外線（光老化）や自然老化により真皮のコラーゲン、ヒアルロン酸などが減少し皮膚の弾性が低下し、体表面の形態を維持できなくなり、「シワ」や「たるみ」になる。たるみは20歳代ですでに始まり、加齢とともに増加する。口腔周囲ではほうれい（法令）線やマリオネットラインが代表的である（図11）。

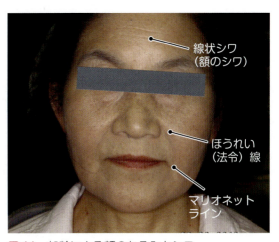

図11　加齢による顔のたるみとシワ

　加齢とともに現在歯数は減少する。臼歯部の喪失に伴う咬合高径の低下は顔貌を変化させる。すなわち、咬合高径の低下により下顔面が短縮し、オトガイが前方へ突出する。そして、ほうれい（法令）線やマリオネットラインがより明確になる。無歯顎者ではや口唇や頬のサポートの喪失により口唇は舌側へ反転し、口角や口唇周囲に放射状のシワ（いわゆる梅干婆さん）を生じ、口角は下がり、頬は陥没して、老人性顔貌になる[15]（図12）。

　また、皮膚の色調は加齢に伴い黄色調となり、光沢がなくなり、粗造になり、乾燥肌になってくる。また、皮膚疾患として老人性色素斑、老人性白斑、老人性面皰（ニキビ）、老人性疣贅（イボ）などの発生頻度が増加する[16]。

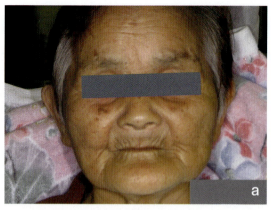
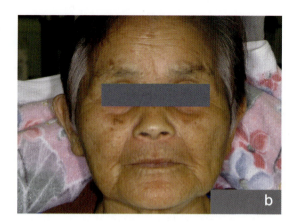

図12 無歯顎者における義歯装着前後の顔貌の変化
a：義歯装着前　b：義歯装着後

（福島正義）

参考文献

1) Goldstein RE：Esthetics in dentistry, volume 2, 2nd edition, B.C Deker, London, 853-874, 2002.
2) 日本老年学会・日本老年医学会：「高齢者に関する定義検討ワーキンググループ」報告書, 2017年3月31日発行.
3) 厚生労働省：平成28年歯科疾患実態調査結果の概要, www.mhlw.go.jp/toukei/list/dl/62-28-02.pdf （2018年5月5日アクセス）
4) 日本老年医学会編：老年医学系統講義テキスト, 西村書店, 東京, 26-27, 2013.
5) 飯島勝矢監修：フレイル予防ハンドブック, 東京大学高齢社会総合研究機構, 東京, 3.
6) 厚生労働省：第34回保険者による健診・保健指導等に関する検討会資料, https://www.mhlw.go.jp/content/12401000/000494444.pdf （2019年6月19日アクセス）
7) 平成26年度老人保健事業推進費等補助金老人保健健康増進等事業「食（栄養）および口腔機能に着目した加齢症候群の概念の確立と介護予防（虚弱化予防）から要介護状態に至る口腔機能支持等の包括的対策の構築および検証を目的とした調査研究」事業実施報告書, 平成27年（2015年）3月.
8) 日本老年歯科医学会学術委員会：高齢期における口腔機能低下—学会見解論文2016年度版—, 老年歯学, 31, 81-99, 2016.
9) Addy M, Embery G, Edgar WM, et al (eds)：Tooth wear and sensitivity, clinical advances in restorative dentistry, Martin Dunitz Ltd, London, 2000.
10) Fares J, et al：A new index of tooth wear, reproducibility and application to a sample of 18-to 30-year-old university students, Caries Res, 43, 119-125, 2009.
11) Lambrechts P, et al．Quantitative in vivo wear of human enamel, J Dent Res, 68, 1752-1754, 1989.
12) 砂田 賢, 韓 臨麟, 岡本 明：加齢に伴う歯の亀裂発生とその対処法に関する臨床的研究, 新潟歯学会誌, 32, 275-283, 2002.
13) 日本歯科色彩学会編著：歯の色の話, クインテッセンス出版, 東京, 25-32, 1999.
14) 江連智暢：顔の老化のメカニズム—たるみとシワの仕組みを解明する—, 日刊工業新聞社, 東京, 8-110, 2017.
15) 平沼謙二, 丸山剛郎, 岩久正明監修：歯科審美学 基礎編, 永末書店, 京都, 200-205, 2002.
16) 簑持 淳：加齢に伴う皮膚の変化—細胞外マトリックスの変化を中心に—, Dokkyo Journal of Medical Sciences, 35, 227-236, 2008.

B

歯科審美の臨床

1. 診察・検査・診断
2. 治療と管理
3. 機器

1 診察・検査・診断

　歯科審美学に限らず、的確な歯科診療計画を立案するためには、歯科医師が患者の要望を的確に理解しなければならない。そのためには、まず医療面接を行い必要な情報を収集すること、診察・検査の実施により的確な診断を行うことが何よりも重要である。特に、審美歯科治療では主訴が主観的であることが多いため、客観的な情報収集が必要とされる。

1 医療面接

1) 医療面接を行う意味

　従来の「問診」という目的だけでなく、患者の主訴を的確に把握し、さらには信頼関係を確立するという目的ももつ。特に、歯科審美学の分野では患者の主訴がさまざまで、個人的でデリケートな内容に踏み込まねばならない場合もある。そのため、審美歯科治療における医療面接は、YES/NO 方式で尋ねるのではなく、できるだけ患者自身が発する声に耳を傾ける態度で臨むのが望ましい。このことが患者本位の医療の実践につながっていく。医療面接では、病歴などの情報を収集することも重要であるが、ラポールの形成や患者教育、治療の動機付けなども大切である。

2) 医療情報の収集

　医療情報収集の際は、患者の心理、社会的背景にも十分に配慮しなければならない。

（1）主訴

　患者が最も気にしている内容を聴取する。主訴の聴取は最も重要であるので、診療録もできるだけ患者本人の表現に近づけて記載する。審美歯科治療における主訴は「きれいにしてほしい」など、患者の言葉が漠然としていることが多いため、聴取の際には患者の真意を察する努力が必要である。

（2）現病歴

　主訴に関する経緯を記載する。

（3）既往歴

　医科的既往歴と歯科的既往歴について聴取する。

（4）社会歴

　喫煙などの生活習慣、職業、生活環境、口腔習癖の有無などについて聴取する。審美歯科治療では社会歴や現在の社会生活の状況が治療計画に関連することが多い。

（5）家族歴

特に遺伝的な原因を有する疾患については家族歴を聴取しておく。

（6）解釈モデル

面接での新しい技法として患者自身の解釈モデルの聴取がある。解釈モデルとは、患者や医療従事者がそれぞれの立場で、病気の原因やその意味、重症度、治療方針やその予後についてもっている判断や信念をさす。患者自身の解釈モデルを医療従事者が的確に知ることで、患者とのコミュニケーションは円滑となる。

2 診察

1) 頭頸部の診察

口腔内の診察を行う前に頭頸部の診察を行い、全体としての問題がないかを把握する。例えば、顔貌であれば口唇の色や形態、スマイルライン、リップラインやリップサポート、正貌と側貌のバランスなどを確認する。審美歯科治療では口腔内の色調が治療の目的となることも多いため、皮膚の色なども参考になる。咬合異常を含む機能異常、先天性異常、顎顔面欠損の有無についても確認する。また、患者の精神状態の把握も重要である。精神、神経科学的な知識を得て、患者が抱く不安やコンプレックスを知る必要がある。

2) 口腔内の診察

（1）歯の状態

歯の形態、テクスチャーなどを確認する。また、歯の状態として審美的な問題となるようなう蝕、亀裂、形成不全、欠損、位置異常、摩耗、咬耗、くさび状欠損などの有無について精査する。修復物が入っている場合は、その状態も確認する。痛みの有無についても診察する。

（2）歯の色調

歯の色調に不調和がないかを確認する。歯質、修復物に変色や着色がないかを確認する。

（3）歯列の状態

上下顎のバランスや被蓋状態、不正咬合、歯列不正、歯の欠如がないかなどを確認する。

（4）口腔清掃状態

口腔が衛生的に保たれているか確認する。口臭の有無についても確認する。

（5）歯周疾患の有無とその程度

歯周疾患がないか確認する。歯周疾患がある場合、歯肉の退縮や腫脹、発赤などが付随して認められる場合が多いので、歯肉の状態も全般的に確認しておく。

3 検査

1) 一般的な口腔内の検査

歯質の状態の確認や歯周組織検査など、口腔内の検査を実施する。必要に応じて歯列検査、咬合検査などを追加する。

2) エックス線検査

エックス線写真による画像検査は、歯と骨組織の不可視部分の状態を知るために不可欠である。従来のデンタルエックス線写真検査やパノラマエックス線写真検査は当然実施されるべきであるが、より精度の高い情報を得るためには歯科用 CT 検査が有用である。最近では、歯科用コーンビーム CT 撮影装置の普及により、歯科領域の硬組織をより簡便に三次元的に把握できるようになった。

3) 模型検査

研究用模型を取得し、口腔内検査のみでは得られない情報について検査する（図1）。咬合の不調和など、特別な問題に対しては、フェイスボウトランスファーを行い、咬合器上にて研究用模型検査を実施する。咽頭側からの情報が得られるのは模型検査ならではの特徴である。

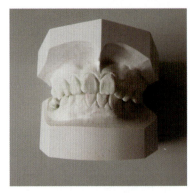

図1 作製した研究用模型
さまざまな情報を得ることができる。平行模型であることが望ましい。

4) 色調検査

色調検査は歯科審美学では特に重要である。歯科審美に対する意識調査では、歯の色と歯並びについての関心が高く、特に色については微妙な変化にも多くの人が関心を示している。患者の審美性に対する要求レベルを十分に把握することが重要である。

歯の色調の診断を肉眼のみで行うのは主観的で正確さに欠けるため、より客観的な情報収集が必須である。歯の色調には、歯そのもの以外に歯肉色、口唇色、皮膚色なども影響を及ぼすことも念頭においておく。

色調検査の方法としては主に視感比色法と物理測色法があり、それぞれに特徴がある（B-第3章-1-3）「歯の色彩の記録」〈p.150〉を参照）[1,2]。

5) 顎口腔機能検査

顎口腔機能に問題がある場合に追加して実施する。主に咀嚼機能障害に対し、咀嚼能力検査、下顎運

動検査、筋機能検査などを実施する。構音機能障害や嚥下機能障害が疑われる場合は、別途追加の機能検査を行う。

6）写真撮影

　口腔内の記録として口腔内写真撮影は欠かせない。口腔内写真は、術前術後の比較が一目瞭然であり、患者への説明ツールとしても有用である。現在はデジタルカメラによる撮影法が普及したため、撮影写真の確認もその場で行えて大変便利である。デジタル化によって記録整理なども容易となった。

　口腔内の正確な情報を得るためには写真撮影の技術が必要となる。口腔内は狭く、光学的に暗い環境であるので、必ず接写用レンズやフラッシュを利用して撮影する。真正面から撮影すると、対象となる部位にハレーションが写り込むことがある（図2）ので、角度に注意し数枚撮影する。現在は口腔内環境に特化した歯科用口腔内撮影デジタルカメラシステムが多く商品化されている。

　デジタル画像は画像編集ソフトなどによる色調の編集が容易であるが、編集によってそもそもの色調が失われる可能性もあるため、色の記録を取りたい場合は、シェードガイドとその番号を写し込んでおく（図3）と、シェードガイドを元色調のコントロールとして使用できる。可能であれば、色見本（カラーチャート）のようなものも一緒に写し込み、さらに色調再現が可能な状況にしておく（図4）。

　口腔内写真には5枚法や9枚法などの規格がある。

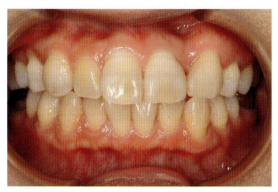

図2　真正面から撮影した口腔内写真（正面観）
1|の唇側歯面の色がハレーションで白くなっている。

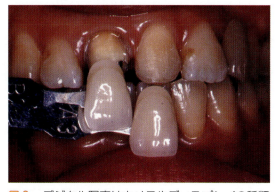

図3　デジタル写真はカメラやディスプレイの種類、またディスプレイのカラープロファイルによって見え方が異なる
シェードガイドタブなどをを写し込んでおくとカラーマネージメントの一助になる。

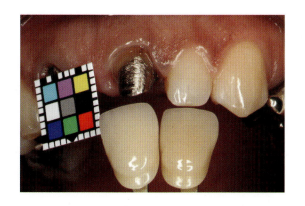

図4　口腔内で使用できるカラーチャートの例（キャスマッチ、フナコシ）
1mmスケール付きの1辺10mmの正方形で、シールタイプになっており、歯やシェードガイドに貼ることが可能である。色調およびサイズを的確に知ることができる。

B 歯科審美の臨床

7) その他の検査

必要に応じて、下記のような検査を追加して行う場合がある。問題のない患者では実施しないことが多い。

① 血液検査
② 唾液検査
③ 口臭検査

4 診断と治療計画

1) 診断

診察、検査の結果より、評価と臨床診断を行う。一般的に歯科審美学では治療対象が歯や修復物であることが多いので、それらの病態を的確に把握し、評価したうえで診断を行う。

例えば、歯の色調が問題である場合、着色なのか、変色なのかを診断し、その原因によって治療法を選択していく。変色の原因は外因性と内因性に大別され、外因性の場合は外来色素が原因であることが多く、内因性の場合は遺伝性疾患、代謝性疾患、傷害、化学物質、薬剤等が関与していることが多い。診断後、原因除去の手段を治療計画として立案していく。原因によってはホワイトニングでは対応ができない場合もあり、保存修復治療や補綴治療が必要となる。

2) 治療計画

現在、治療計画は POS (problem oriented system) に基づき行うのが推奨されている[3]。POSとは、患者に関わる臨床上の問題点に焦点を合わせ、その問題の所在を追及し、意味づけをしたうえで解決法を計画し、実行に移していくシステムである。POS のためには、問題点に着目した医療記録方法が必要で、この記録方法を問題志向型診療録 (POMR；problem oriented medical record) という。これらで示されるプロブレムリストに基づいて、治療計画を立てていく。

5 インフォームド・コンセント

インフォームド・コンセントとは、患者やその家族が病状や治療内容について説明を受けたうえで十分に理解し、自由意志に基づいて医療従事者と方針において合意するというステップをさす。インフォームド・コンセントには、説明を受けたうえで治療を拒否することも含まれる。患者側、医療側ともに情報を共有し、皆で合意することが重要である[4]。インフォームド・コンセント形成の努力義務は医療法第1条の4第1項に示されている。

治療の目的、方法とその効果、メリットやデメリットなどは、できれば説明文書として患者に手渡す（図5）。患者が納得し治療計画を受け入れるならば、「十分な説明を受け理解したうえで同意します」という同意文書を作成しておくのが望ましい。拒否された場合も、可能であれば書面で、書面でない場合はその旨を明確に診療録に記載しておく。

歯の漂白（ホワイトニング）治療は、2017年12月1日より施行された「特定商取引に関する法律施行令の一部を改正する政令」および「特定商取引に関する法律施行規則の一部を改正する命令」によって**特定継続的役務提供**とされ、一定以上の契約期間・料金の場合には契約の解除（クーリング・オフ制度）が適用される。特定継続的役務提供に該当する行為は、概要書面・契約書面の交付、迷惑勧誘・故意の事実不告知・誇大広告などの禁止などの規制があることを理解し、適切なインフォームド・コンセントに努めなければならない。

（田上直美）

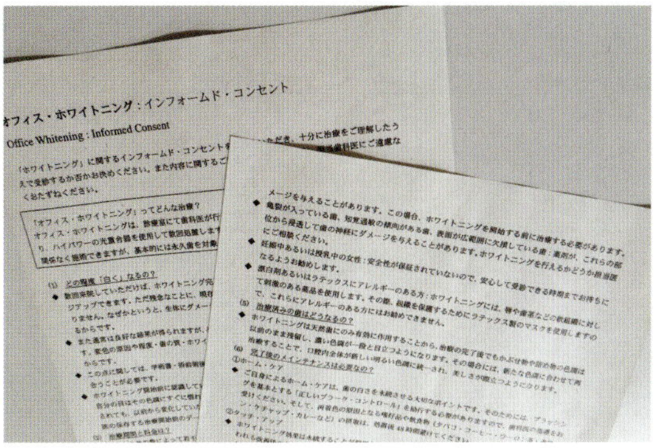

図5 ホワイトニングの説明文書の例
臨床研究や治験とは関係なくとも、特に重要な治療、高額治療では意思確認も書面で行うのが望ましい。

参考文献

1) Igiel C, Weyhrauch M, Wentaschek S, et al : Dental color matching : A comparison between visual and instrumental methods, Dent Mater J, 35, 63-69, 2016.
2) 梅原一浩：審美歯科のためのデジタル機能解析，歯科審美，29，1-5，2016.
3) Tange H, Nagykaldi Z, De Maeseneer J : Towards an overarching model for electronic medical-record systems, including problem-oriented, goal-oriented, and other approaches. Eur J Gen Pract, 23, 257-260, 2017.
4) 辻村貴子：現代医療とライフ・スタイル－医療における《人》の多様性の保護のあり方；歯科医療において求められる説明義務－近年の歯科民事裁判例を基に，賠償科学，46，103-113，2017.

2 治療と管理

1 口臭

1) 口臭の定義

　口臭とは、生理的なもの病的なものを問わず、口腔を通して発せられる社会的容認限度を超えた不快な臭いの総称である。

2) 口臭の原因物質

　口臭の90%以上は口腔由来であり、**硫化水素**、**メチルメルカプタン**、**ジメチルサルファイド**などの**揮発性硫黄化合物（volatile sulfur compounds；VSC）**が代表的な原因物質である。これら揮発性硫黄化合物は、口腔内に存在する多くの細菌が、タンパク源である剥離上皮細胞、血球成分、細菌、食渣などを分解・腐敗することにより産生される。口臭の主な発生源は舌苔であり、歯周疾患が原因の口臭も全VSCの60%が舌苔で産生される。

3) 唾液の影響

　口臭には、唾液の自浄作用や抗菌作用、粘膜保護作用も大きく影響している。生理的口臭の一つに挙げられる起床時口臭は、就寝中の唾液分泌量や唾液流量の低下によるところが大きく、1日のなかで口臭レベルは最も高い傾向にある。また、ストレス下でも唾液の分泌量は減少し、口臭が増加する。そのため、ドライマウスなどの唾液分泌の極端な減少は、口臭の大きな原因となる。

4) 口臭症の分類

　口臭は、**真性口臭症**、**仮性口臭症**、**口臭恐怖症**に分類され、TNに従い治療が行われる（**表1**、**表2**、**図1**）。

表1　口臭症の国際分類

Ⅰ. 真性口臭症　genuine halitosis	Ⅱ. 仮性口臭症 pseudo halitosis：TN4	Ⅲ. 口臭恐怖症 halitophobia：TN5
社会的容認限度を超える明らかな口臭が認められるもの 1. 生理的口臭 physiologic halitosis：TN1 　器質的変化、原因疾患がないもの（ニンニク摂取など一過性のものは除く） 2. 病的口臭 pathologic halitosis 　1）口腔由来の病的口臭 oral pathologic halitosis：TN2 　　口腔内の原疾患、器質的変化、機能低下などによる口臭（舌苔、プラークなどを含む） 　2）全身由来の病的口臭 extraoral pathologic halitosis：TN3 　　耳鼻咽喉・呼吸器系疾患など	患者は口臭を訴えるが、社会的容認限度を超える口臭は認められず、検査結果などの説明（カウンセリング）により訴えの改善ができるもの	真性口臭症、仮性口臭症に対する治療では訴えの改善が期待できないもの

（文献1より引用改変）

表2 口臭症の国際分類に基づく治療必要性（treatment needs；TN）

TN1	説明および口腔清掃指導（セルフケア支援）（以下のTN2～5にはいずれもTN1が含まれる）
TN2	専門的清掃（PTC、PMTC）、疾患治療（歯周病治療など）
TN3	医科への紹介
TN4	カウンセリング（結果の提示と説明）、専門的指導・教育
TN5	精神科、心療内科などへの紹介

（文献1より引用改変）

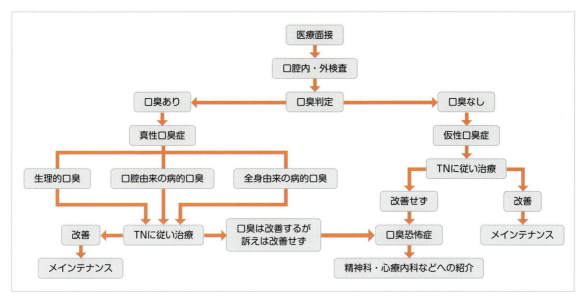

図1 口臭症の国際分類に基づく診断の流れ（文献3より引用改変）

5) 口臭の検査法

　口臭の検査では、官能検査と機器分析による検査を併用する。また、全身由来の口臭や揮発性硫黄化合物以外の物質が原因の場合には、官能検査以外に診断方法はない。

（1）官能検査法：判定者の嗅覚による主観的検査法

　プライバシー・スクリーンとチューブを使用するUBC式官能検査では、正常な嗅覚をもつ検査者が、プライバシー・スクリーン越しに患者の吐いた息をチューブを通じて嗅ぎ、口臭の有無を判定する。判定は、表3に示す官能検査判定基準に基づき行う。

表3 官能検査判定基準

スコア	口臭の強さと質	
0	臭いなし	嗅覚閾値以上の臭いを感知しない
1	非常に軽度	嗅覚閾値以上の臭いを感知するが、悪臭と認識できない
2	軽度	かろうじて悪臭と認識できる
3	中等度	悪臭と容易に判定できる
4	強度	我慢できる強い悪臭
5	非常に強い	我慢できない強烈な悪臭

（文献1より引用改変）

（2）機器分析法：口臭測定器による客観的検査法

　ガスクロマトグラフィや半導体ガスセンサーの測定器では、揮発性硫黄化合物それぞれの濃度や総量を測定し、数値化して患者に示すことができる。

6) 口臭の治療

（1）真性口臭症

① 生理的口臭

a. 舌苔の除去

舌苔からは多くの揮発性硫黄化合物が産生されるため、舌苔を除去することで口臭は減少する。過度な使用や過剰な圧に注意し、舌分界溝から舌先に向かって拭き取るような軽い圧で清掃する。

b. プラークコントロールの改善

口腔清掃が不良になると口腔内の細菌が増加するため、適切なブラッシングや補助器具の使用は、口臭の予防や改善が期待できる。また、定期的なプロフェッショナルケアも有効である。

c. 唾液分泌の促進

ストレスや睡眠不足、過労による唾液分泌の減少は口臭の原因にもなるため、規則正しい生活や食生活を心がけ、十分に水分を摂取するよう指導する。また、唾液腺マッサージも効果的である。

② 病的口臭

a. 口腔由来の病的口臭

・歯周治療

歯周炎の進行とともに嫌気性菌が増加し、揮発性硫黄化合物の濃度も上昇するため口臭は強くなる。口腔ケアの指導や歯周治療は、口臭の改善効果も大きい。

・進行したう蝕（歯髄壊疽など）、特殊な粘膜疾患（急性壊死性潰瘍性歯肉炎など）、口腔癌

上記の疾患が原因の口臭では腐敗臭を生じることがあり、それぞれの疾患に対する治療が必要となる。

b. 全身由来の病的口臭

口臭の原因が口腔外由来と診断される場合は、専門の科を紹介することも必要である。

・耳鼻咽喉科領域（鼻炎、副鼻腔炎、咽頭・喉頭の疾患など）

・内科領域（糖尿病、消化器疾患、呼吸器疾患、肝疾患、腎疾患など）

（2）仮性口臭症

口臭に悩む患者の気持ちに寄り添い、実際には口臭の実態がないことを検査結果とともに説明する。口腔ケアの指導や口臭に関する正しい情報提供などを含めたカウンセリングで、症状は改善する。

（3）口臭恐怖症

真性口臭症、仮性口臭症と同様の対応・治療では改善が困難であるため、心療内科（心療歯科）や精神科との連携した治療が必要となる。

（永瀬佳奈）

参考文献

1）宮崎秀夫，荒尾宗孝，岡村和彦，他：口臭症の分類の試みとその治療必要性，新潟歯会誌，29，11-15，1999．

2）宮崎秀夫編：口臭診療マニュアル—EBMに基づく診断と治療，第一歯科出版，東京，1,5，2007．

3）末髙武彦，他編：第4章　疾病のリスク評価と保健指導のための基礎事項 7，口臭/新口腔保健学，医歯薬出版，東京，152-159，2011．

2 PTC

1) PTC および PMTC の定義

PTC とは、**プロフェッショナルトゥースクリーニング（professional tooth cleaning**：専門的歯面清掃）の略であり、プラーク除去、スケーリング、歯面研磨をいう。ブラッシングなどの技術的な面で口腔衛生管理が十分でない場合に、術者が歯面や補綴装置に付着したプラークや歯石除去を行うとともに、着色除去等審美的回復を行う。

PMTC は、Axelsson P により提唱された「歯間隣接面を含む、すべての歯面の歯肉縁上および歯肉縁下1〜3mmのプラークを機械的に選択除去する方法」と定義されている[1]。ここでは PTC に含めて、ホワイトニング術前術後に行う処置として説明していく。

2) 歯の着色および変色の原因

外因性の着色の原因には、日常生活で摂取するお茶、コーヒー、カレー、ワインなどの飲食物に含まれるタンニンやその他の色素が、歯の表面に沈着すると考えられている。この色素沈着の過程は、歯の表面を覆うペリクル内の唾液タンパクの一部が pH の変化によりカルシウムイオンと結合し、色素がペリクル内の唾液タンパクに沈着するとされている[2]。初期の段階ではブラッシングで除去できるが、歯面に強固に沈着した場合には、黄色から褐色を呈し、セルフケアでは除去できないため、**プロフェッショナルケア**により除去する。

内因性の変色の原因には、加齢による黄ばみや、遺伝性疾患、代謝性疾患、歯の傷害、化学物質やテトラサイクリンなどの薬剤によるものなどがあり、クリーニングでは除去不可能である。そのため、適切な診断・治療が必要である。変色の原因や程度によりホワイトニング処置が有効である。

3) 着色除去の目的と方法

着色除去の目的は、白い歯を保ち審美性を向上させ、口腔衛生への関心を高めることである。

着色除去を行うには一般的に、専用のコントラアングルハンドピースにブラシ、ラバーカップ、チップなどを装着し、歯面研磨材を使用して機械的に歯面清掃を行う方法がある。さらに、着色除去に有効な方法として、パウダーと水とエアーを噴射する歯面清掃用装置がある（図1a）。パウダーには、グリシン（アミノ酢酸）やエリトリトール（糖アルコール）などの歯の表面が傷つきにくい微粒子のパウダーが使用されている。強固な着色には、炭酸水素ナトリウムなどが用いられる（図1b）。

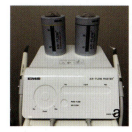
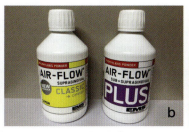
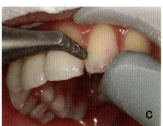

図1 歯面清掃用装置（a）と歯面清掃用粉材（b）、施術（c）
a：エアフローマスター（EMS／松風）　b：エアフローパウダー〈レモン味・プラス〉（EMS／松風）
c：エアフローマスターによる着色除去

4) PMTCの術式

専用のコントラアングルハンドピースを使用して低速回転で行い、回転数は500rpm～1,000rpm、側方圧は200gを目安に行う。

（1）手順

① 基本的には、歯垢染色液を用いてプラークの確認を行う。**セルフケア**ではコントロールしにくい歯面に行うため、口腔内の状態を観察し、把握する必要がある（図2a）。

② フッ化物配合の歯面研磨材を、シリンジを使用して塗布する（図2b）。着色の付着状態にあわせた歯面研磨材を選択する。エナメル質への侵襲を最小限にするため、目的にあった製品を選択する。**RDA（相対的象牙質損耗値）** を確認し、数値の大きいものから小さいものへ順に使用する。近年では、着色除去から仕上げ研磨までを1つのペーストで行うことを可能としたワンステップの研磨材が開発され頻用されている（図3a,b）。

③ ポリッシングブラシにて頬舌側面・咬合面の清掃を行う（図2c）。

④ ラバーカップにて歯肉縁下1～3mmの部分の研磨を行う（図2d）。

⑤ 歯間隣接面へは往復運動コントラアングルハンドピースに歯間隣接面用チップを装着し、清掃・研磨を行う（図2e）。

⑥ 接触点付近のプラーク除去には、デンタルフロスを用いる（図2f）。

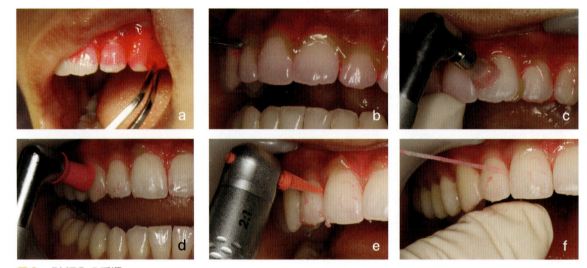

図2 PMTCの手順
a：歯垢染色液による染め出し　b：シリンジを使用して研磨材を塗布　c：ポリッシングブラシによる清掃
d：ラバーカップによる研磨　e：エバチップによる清掃　f：デンタルフロスによる清掃

5) 歯面清掃用装置（エアフローマスター）を使用した施術例

小窩裂溝、歯間隣接面、歯面の凹凸の強固な着色には、歯面清掃用装置の使用が適している。

（1）手順

① 口腔内の状態を確認し、着色およびプラーク・歯石の付着状態を確認する。

② 歯石の除去

　歯石が付着している場合は、歯面清掃用装置を使用する前に歯石の除去を行う。超音波スケーラーだけでは歯間部の歯石除去が難しいため、手用スケーラーも併用する。

③ 歯面清掃用装置にて、歯面に付着している着色を除去する（図1c）。

　歯面清掃に用いるパウダーは、歯面の着色の程度に合わせて選択する。

- **注意事項**：歯間乳頭、頰粘膜の損傷を防ぐため、歯肉、粘膜へは直接噴射しないようにする。パウダーが気管に入らないように、噴射後のミストを吸引するために必ず口腔内、および口腔外用バキュームを併用する。歯周ポケットの損傷を防ぐため、ノズルの先端は歯肉溝から切端（咬頭）に向け、歯面との距離は3～5mm、角度は30～60°で行う。呼吸器疾患など全身疾患がある患者への使用は避けたほうがよい場合があるため、必ず禁忌症を確認し使用する。

④ 仕上げ

　歯質の強化および着色の再付着防止のために、ナノ粒子ハイドロキシアパタイトやCPP-ACP含有のペーストをラバーカップにつけて、専用コントラアングルハンドピースを用いて低速回転で歯面に塗り込む（図3 c,d）。処置後は一定時間ペーストを歯面に定着させることで効果を期待することができるため、直後の飲食は避けることが望ましい。

　着色は凹凸な歯面や歯石などに強固に付着していくため、歯面への負担の少ない器具と材料を選択し、口腔内の状況に合わせて定期的に歯の質の強化・改善を促していくことで、再着色しにくい口腔内を保つことができる。

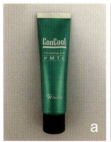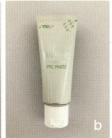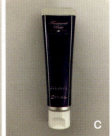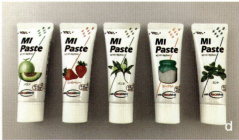

図3　歯面研磨材（a,b）と仕上げ用ペースト（c,d）
a：コンクールクリーニングジェル〈PMTC〉（ウエルテック）
b：PTCペースト ルシェロホワイト（ジーシー）
c：リナメルトリートメントペースト（オーラルケア）
d：MIペースト（ジーシー）

（佐藤祥子、山口麻衣、真鍋厚史）

参考文献

1) 日本歯周病学会編：歯周治療の指針2015, 72, 2016.
2) 久光 久, 東光照夫：漂白の理論と臨床テクニック―オフィスブリーチとホームブリーチ, クインテッセンス出版, 東京, 29, 2004.
3) 内山 茂, 波多野映子：新PMTC予防・メインテナンス・SPTのためのプロケアテクニック, 医歯薬出版, 東京, 46, 2016.
4) 金子 潤, 北原信也, 宮崎真至：歯科衛生士ベーシックスタンダード ホワイトニング, 医歯薬出版, 東京, 68, 2011.
5) 加藤正治：エナメル質・象牙質・補綴物のプロフェッショナルケア―歯面研磨から歯面修復へのパラダイムシフト, クインテッセンス出版, 東京, 63, 2010.

3 歯のホワイトニング

1) 歯の着色・変色の原因

　歯の着色・変色の病因は、外因性と内因性とに大別できる。歯冠色が正常範囲から大きく逸脱している場合を**着色歯**あるいは**変色歯**という。臨床的には、ビタ クラシカルシェードガイド（VITA Zahnfabrik ／白水貿易）で A3 よりも明度が低い場合、縞状や帯状のような部分的な色差が著しい場合に変色歯と診断することが多い。

（1）外因性の着色・変色

① エナメル質表層の着色

　エナメル質の表面に着色物質が沈着して生じる。飲食物（コーヒー、紅茶、緑茶、赤ワイン、カレーなど）、嗜好品（タバコなど）、薬剤（フッ化第一スズ、グルコン酸クロルヘキシジンなど）が代表的な例で、茶褐色から黒褐色を呈する。

② う蝕による変色

　う蝕病変の色彩は、初期う蝕の表層下脱灰により白色あるいは褐色として現れるが、う窩形成後には黄白色からから茶褐色、慢性化すると黒褐色に変色する。

③ 修復材料由来の着色・変色

　修復材料自体の経時的劣化に起因するものとしては、コンポジットレジンやグラスアイオノマーセメントの体部変色や劣化した粗造面の着色で、修復材料周囲の変化としては、辺縁漏洩による着色や二次う蝕、アマルガムやメタルコア（銀合金）から溶出する金属イオンによる周囲歯質の黒変、コンポジットレジン辺縁部の褐線などがある。

（2）内因性の変色

① 加齢による変色

　加齢によりエナメル質の石灰化が亢進すると、光の拡散・散乱効果が低下することにより象牙質色が透過して明度が低くなる。象牙質では修復象牙質の添加などにより黄色みがさらに増加する。また、エナメル質は摩耗などにより菲薄化し、発生した亀裂部に色素沈着が生じて暗色が目立つようになる。

② 歯髄の失活・変性による変色

　歯の外傷や抜髄・断髄後に歯髄腔内に出血が生じ、血液成分が象牙細管内に滲入・残留すると、ヘモグロビンから鉄イオンが遊離し、壊死歯髄の分解産物である硫化水素と反応して硫化鉄となり、徐々に褐色から黒褐色を呈するようになる。

③ 薬物による変色

a. 歯のフッ素症（斑状歯）

　歯冠形成期に高濃度のフッ化物を含む飲料水を継続的に飲用すると、エナメル質に白斑や褐色斑がみられ、重度のものは歯の実質欠損を伴うことがある。飲料水に 1ppm 以上のフッ素を含む特定の地域に集中的に発症する。

b. テトラサイクリン系抗菌薬による変色歯

　歯冠形成期にテトラサイクリン（TC）系抗菌薬を多量投与された場合に、副作用として歯の変

色が引き起こされる。硬組織内に取り込まれた TC- リン酸塩が自然光などの影響で光酸化を起こし、歯冠色が黄色から褐色、灰色を呈するようになる。このため、TC 変色歯は光が当たり外部から見えやすい前歯部や小臼歯部の多数歯に左右対称に発症する。なお、Feinman は TC 変色歯を変色程度とホワイトニング難易度によって F1 から F4 までの 4 段階に分類している[1]（表1）。

表1 Feinman のテトラサイクリン変色歯の分類（1987）

分類	F1	F2	F3	F4
変色の程度	淡い黄色、褐色、灰色で歯冠全体が一様に変色	F1より濃く、歯冠全体が一様に変色	濃い灰色、または青みがかった灰色	変色が強い
縞模様（バンディング）	なし	なし	あり	顕著
ホワイトニング可能性	ホワイトニングは容易で予後も良好	ホワイトニングは可能で予後もまあ良好	ホワイトニングは困難で予後不良	ホワイトニングはきわめて困難
臨床像				

④ 歯の形成不全による変色

a. 局所的原因

乳歯の外傷や根尖病巣などの影響で後継永久歯のエナメル質が石灰化不全となり、チョーク様の白斑や褐色斑を生じる。

b. 全身的原因

歯冠形成期に高熱を長期に発する疾患に罹患すると、エナメル質の部分的形成障害により多数歯におよぶ褐色の帯状欠損を生じることがある。また、遺伝性疾患や代謝異常などによっても特徴的な変色を呈する場合がある。

2）歯のホワイトニングとは

歯のホワイトニングとは、広義には歯を白くする治療の総称であり、サーフェシング、コーティング、ブリーチング、カバーリングに分類することができる（表2）。ブリーチング（漂白処置）は、過酸化物などの薬剤を用いて化学的に歯を漂白することである。しかし実際には、ホワイトニングといえば狭義にブリーチングを指す用語となっており、一般的にはブリーチングよりもホワイトニングが好んで使用されている。本項でも、ホワイトニングをブリーチングと同義として扱うこととする。

歯のホワイトニングの発端は古く 19 世紀半ばにまで遡る。1848 年に Dwinelle らがさらし粉や次亜塩素酸ナトリウムで変色無髄歯の漂白を行ったとの記載がある[2]。その後一世紀以上にわたって様々な薬剤や方法が試されてきたが、1963 年に

表2 ホワイトニング治療の分類

分類	主な処置
Surfacing	PTC エナメルマイクロアブレージョン
Coating	歯面コート材（マニキュア）
Bleaching（Whitening）	オフィスホワイトニング ホームホワイトニング 失活歯のホワイトニング
Covering	レジンダイレクトベニア ラミネートベニア オールセラミッククラウン　など

NuttingとPoeが**ウォーキングブリーチ法**による無髄歯漂白の術式を確立した[3]。一方、有髄歯をホワイトニングする必要性が生じたのは、1910年頃に明らかとなった歯のフッ素症（斑状歯）や1950年代のテトラサイクリン系抗菌薬による変色歯の出現からである。1980年代までは満足できる治療成果が得られにくかったが、1989年頃からホワイトニングのためのシステム（製品）開発と改良が進み、**オフィスホワイトニング**と**ホームホワイトニング**という二つの大きな流れが形成された。現在では以前よりも良好な予後が期待できるようになり、変色歯治療の主な選択肢となっている。

3) ホワイトニングの適応症と非適応症

（1）ホワイトニングの適応症

　健全天然歯、エナメル質表層の着色、加齢による変色、歯髄の失活・変性による変色などがホワイトニングの適応となる。実質欠損を伴わない軽度のフッ素症歯、軽度のテトラサイクリン変色歯（F1、F2程度）も適応可能である。

（2）ホワイトニングの非適応症

① 局所的要因

　大きな実質欠損のある歯、広範囲の修復歯、補綴歯、重度のテトラサイクリン変色歯などは非適応症である。

② 全身的要因

　無カタラーゼ症の人は過酸化水素を体内で分解できないためホワイトニングは禁忌である。小児（15歳以下）、妊娠中・授乳中の女性は適用を避けたほうがよい。重度の呼吸器疾患や光線過敏の人はオフィスホワイトニングを避けるべきである。

4) ホワイトニングの臨床的分類

　ホワイトニング対象歯が生活歯か失活歯かによってホワイトニング方法が異なる。生活歯の場合はエナメル質表層から薬剤を作用させるが、失活歯の場合は髄腔内からアプローチすることが多い。

（1）生活歯のホワイトニング

　現在ではオフィスホワイトニングとホームホワイトニングの2方法に大別される。

① オフィスホワイトニング

　歯科医院において歯科医師または歯科医師の指示のもとで歯科衛生士が行うホワイトニング法である。35%以下の過酸化水素を含むジェルやペースト状の薬剤を、触媒や光照射などで活性化させて迅速に漂白を行う。1回のチェアタイムは60〜90分程度、約1週間間隔で数回の来院を要する。

② ホームホワイトニング

　患者がホワイトニング剤とカスタムトレーを持ち帰り、歯科医院外で歯科医師や歯科衛生士の指示のもと自身で行うホワイトニング方法である。10%過酸化尿素（過酸化水素濃度に換算すると約3.6%）に増粘材を加えた薬剤をカスタムトレーに注入して1日数時間装着、これを2〜4週間程度継続する。マイルドな漂白剤を唾液や体温などの作用により徐々に分解させて漂白を行う。

③ デュアルホワイトニング

　オフィスホワイトニングとホームホワイトニングを併用して行う方法である。オフィスホワイトニン

グを先行させてある程度白さを獲得してからホームホワイトニングに移行するケース（ジャンプスタート）と、ホームホワイトニングで不十分だった部位をオフィスホワイトニングで補うケースがある。

（2）失活歯のホワイトニング

① ウォーキングブリーチ

従来から行われている失活歯漂白の一般的な方法である。30～35％過酸化水素水と過ホウ酸ナトリウム粉末をペースト状に混和し、髄腔内に貼付して仮封する。数日～1週間程度の間隔で来院してもらい、漂白剤を新鮮なものに交換する。これを数回繰り返して十分に白くなった時点で舌側からコンポジットレジン修復を行う。

② その他の失活歯ホワイトニング

近年では、オフィスホワイトニング剤を髄腔内と唇側エナメル質の両面から作用させる失活歯のオフィスホワイトニングも行われている。ウォーキングブリーチとの併用でホワイトニング期間の短縮が図られる。

5）ホワイトニング剤と歯の漂白のメカニズム

（1）過酸化水素の作用

歯のホワイトニング剤の主成分は**過酸化水素**（H_2O_2）である。ホームホワイトニング剤に用いられる過酸化尿素（$CO(NH_2)_2 \cdot H_2O_2$）やウォーキングブリーチで使用される過ホウ酸ナトリウム（$NaBO_3 \cdot 4H_2O$）も分解して過酸化水素を遊離する。オフィスホワイトニング剤では二酸化チタン（TiO_2）などの触媒によって過酸化水素の分解を促進させる製品もあり、使用直前に混合して作用を発揮させる。

過酸化水素は光、熱、金属イオン、アルカリ化などの作用により分解してヒドロキシラジカル（HO・）などのフリーラジカルを発生させる。これらのラジカルは不安定な不対電子を有しており、有色有機質の不飽和結合（着色分子鎖）に作用してこれを切断し、低分子の無色の物質に変化させる[4,5]（図1）。

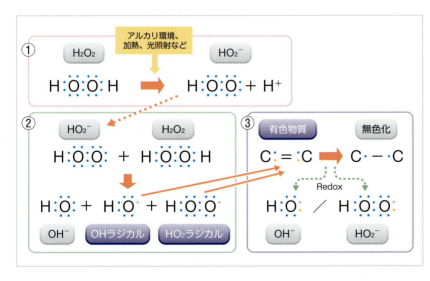

図1 過酸化水素（H_2O_2）の分解
①→②→③の順に反応が進行する。ヒドロキシラジカル（HO・）やヒドロペルオキシラジカル（HO_2・）などのフリーラジカルは不安定な不対電子を有しており、有色有機質の不飽和結合（着色分子鎖）に作用してこれを切断し、低分子の無色の物質に変化させる。ラジカル自身はイオン化して安定する。

（2）歯の漂白のメカニズム

　ホワイトニング剤が歯面に作用すると、エナメル質表層のペリクルが除去され、エナメル小柱周囲のわずかな有機成分が分解される。過酸化水素は亀裂、エナメル葉、エナメル叢、エナメル小柱間隙などからエナメル質内に拡散・浸透し、エナメル象牙境まで到達して歯質内の有色物質が分解され無色化する[6,7]。また、エナメル質表層では小柱が粗となり表面が粗造化することで、屈折率などの光学的特性が変化し、内部の色彩がマスキングされて明度が上昇する[8]。しかしこのマスキング作用は唾液などによる再石灰化のため比較的早期に修復する。このためホワイトニング終了直後は色彩が安定しないが、その後は長期にわたり効果が持続する（図2）。

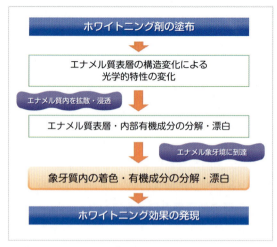

図2　ホワイトニング効果の発現
ホワイトニング効果は歯質内の有色物質の分解と歯質表層の構造変化がともに生じた結果と考えられ、そのバランスはホワイトニング方法や使用するホワイトニング剤の性状（過酸化水素濃度、pHなど）により異なる。

　このように、ホワイトニング効果は歯質内の有色物質の分解と歯質表層の構造変化がともに生じた結果と考えられ、そのバランスはホワイトニング方法や使用するホワイトニング剤の性状（過酸化水素濃度、pHなど）により異なる。

（3）歯の色彩の変化

　ホワイトニング処置を継続すると、歯の色彩は肉眼的に明度が上昇し黄色みが低下していく。色彩学的には、$L^*a^*b^*$ 表色系における L^* 値の上昇と b^* 値の低下が認められる。バンディング（縞模様）やホワイトスポットが認められる症例では、ホワイトニング期間中にその部位が強調される場合があるので注意を要する[9]。

6) ホワイトニングの副作用

（1）疼痛・知覚過敏

　生活歯のホワイトニングでは、ホワイトニング剤が象牙細管内に浸透すると、歯髄が刺激され疼痛や知覚過敏が生じる場合がある。術中または術後に症状が出現し、数時間続くこともあるが翌日まで持続するのはまれである。施術に影響しない軽度のものを含めると1/2～2/3ほどの症例で生じるとされる[10]。対処法としては、CPP-ACP製材や硝酸カリウム製剤を歯面に適用するとよい。また、施術の数週間前から知覚過敏抑制作用のある歯磨剤を使用することで、症状の予防を図ることもある。

（2）歯質反応性の増大

　生活歯ホワイトニング直後の歯面はペリクルが除去され、外来色素の沈着と酸による脱灰を受けやすい状態となっている。このため、ペリクルの形成が進むまでの数時間は酸性飲食物と着色性飲食物を制限する必要がある。近年では、逆にホワイトニング直後の歯質の反応性が高いことを応用し、フッ素などの有効成分を歯面に積極的に作用させて歯質強化やう蝕予防を図る試みも行われている[11,12]。

（3）レジン接着性の低下

ホワイトニング直後のエナメル質や象牙質に対するレジンの接着性は低下する[13]。原因は歯面の性状変化と残留酸素によるレジンの重合阻害と考えられている。このため、コンポジットレジン修復やブラケットの接着は、歯質接着性の回復を待ってホワイトニング終了から1～2週間経過後に行うことが推奨される。

（金子　潤）

参考文献

1) Feinman RA, Goldstein RE, Garber DA：Bleaching teeth. Quintessence Publishing, Chicago, 18-32, 1987.
2) 加藤純二，金子　潤，大槻昌幸，他編著：これで納得！デンタルホワイトニング，医歯薬出版，東京，4-10, 2012.
3) Nutting EB, Poe GS：A new combination for bleaching teeth. J South Calif Dent Assoc, 31, 289-291, 1963.
4) Kaneko J, Inoue S, Kawakami S, et al：Bleaching effect of sodium percarbonate on discolored pulpless teeth *in vitro*, J Endod, 26, 25-28, 2000.
5) Kurokawa C, Toko T, Tamaoka K, et al：Effects of hydrogen peroxide concentration and activation time on hydroxyl radical generation and the bleaching effect, Jpn J Conserv Dent, 61, 104-112, 2018.
6) Hanks CT, Fat JC, Wataha JC, et al：Cytotoxicity and dentin permeability of carbamide peroxide and hydrogen peroxide vital bleaching materials, *in vitro*, J Dent Res, 72, 931-938, 1993.
7) Cooper JS, Bokmeyer TJ, Bowles WH：Penetration of the pulp chamber by carbamide peroxide bleaching agent. J Endod, 18, 315-317, 1992.
8) Potocnic I, Kosec L, Gaspersic D：Effect of 10％ carbamide peroxide bleaching gel enamel microhardness, microstructure, and mineral content, J Endod, 26, 203-206, 2000.
9) 金子　潤，北原信也，宮崎真至編著：歯科衛生士ベーシックスタンダード：ホワイトニング，医歯薬出版，東京，79-85，2011.
10) 日本歯科審美学会監修：コーディネーターのためのホワイトニングマニュアル―すべての人に白い歯を―，口腔保健協会，東京，64-71，2008.
11) 丸山敬正，韓　臨麟，興地隆史，他：生活歯の漂白に関する研究―エナメル質の微細構造と耐酸性の変化およびフッ化物塗布の影響―，日歯保存誌，50，256-265，2007.
12) 實吉安正，飯塚純子，岡田周策，他：フッ化物含有ホームブリーチング剤の歯質脱灰抑制能，日歯保存誌，57，570-577，2014.
13) Titley KC, Torneck CD, Smith DC, et al：Adhesion of composite resin to bleached and unbleached bovine enamel, J Dent Res, 67, 1523-1528, 1988.

7）歯の色調の検査

（1）シェードテイキング

① 視感比色

ホワイトニング時に使用するシェードはビタ クラシカルシェードガイド（VITA Zahnfabrik／白水貿易）を明度順に並べ替えて使用する。

B1、A1、B2、D2、A2、C1、C2、D4、A3、D3、B3、A3.5、B4、C3、A4、C4

② 器械測色

歯の色調を客観的に記録するため、測色計を使用する。

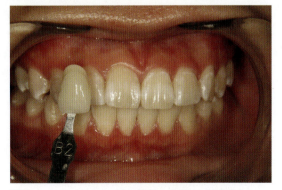

図1　ホワイトニングの術前、術後の写真をシェードガイドを入れた状態で撮影

（2）口腔内写真撮影

シェードガイドを入れてホワイトニングの術前、術後の写真を撮影する（図1）。

8) ホワイトニングの前処置

処置に先立ち、ホワイトニングを効果的に行うため歯面清掃を行う。また必要に応じてスケーリング、機械的歯面清掃（PMTC）を行う。

9) ホワイトニング

（1）ウォーキングブリーチ

無髄変色歯に対して行う方法。緊密な根管充塡がなされていることを確認したうえで、**過ホウ酸ナトリウム**に 30 〜 35％の**過酸化水素水**を混和したペーストを髄腔内に封入して行う。3 〜 15％程度の低濃度の過酸化水素水を使用する方法も報告されている。

ウォーキングブリーチの方法（図2）

《準備するもの》ラテックスまたはプラスチック手袋、保護眼鏡、アングルワイダー、綿花、ロングネックラウンドバー、プラスチックスパチュラ、過ホウ酸ナトリウム、過酸化水素水、裏層用セメント、仮封材。

① あらかじめエックス線検査により緊密な根管充塡を確認する。根管充塡が不完全な場合や根尖（端）病巣がある場合は、再治療を行う。
② 舌側の充塡物を除去し、髄腔開拡を行う。その際、軟化象牙質や髄角部に残っている歯髄残渣を完全に除去する。
③ ロングネックラウンドバーで歯肉縁下2mm程度まで根管充塡材を除去する。
④ 根管充塡材を除去した部分にセメントなどの裏層材を歯肉縁の高さまで緊密に塡入する。
⑤ **過酸化水素水**と**過ホウ酸ナトリウム**をプラスチックスパチュラで混和したペーストを塡入する。
⑥ 二重仮封をして帰宅してもらう。痛みが出た場合は至急連絡してもらい、薬剤を除去する。その後裏層用セメントなどによって根管部への封鎖を確実にして、再度薬剤を塡入する。
⑦ 約1週間後に再来院してもらい、シェードのチェックをする。
⑧ 必要なら再度、薬を新しいものと交換し、これを数回繰り返す。
⑨ ホワイトニングが終了したら、水と水酸化カルシウムとの練和材による約1週間の**中和**を経て、舌側開孔部をコンポジットレジンにて充塡する。

※ ウォーキングブリーチは薬剤を密封して行うため、発生したフリーラジカルが象牙細管から歯根膜に拡散すると、術後数年経過してから根や骨の吸収が起こることが報告されている。根管充塡材を深く除去しすぎないことや、裏層材を緊密に塡入するなどの注意が必要である。

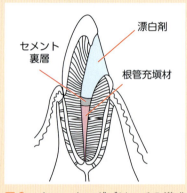

図2　ウォーキングブリーチの模式図

（2）オフィスホワイトニング

　歯科医院（＝オフィス）において、歯科医師もしくは歯科医師の指示のもとで歯科衛生士が行うホワイトニング。一般的には基剤に**高濃度の過酸化水素水**およびpH調整材、光触媒などの添加剤を混和して使用する。また反応を早めるために、レーザーや重合用可視光線照射器、ホワイトニング用ライト（歯面漂白用加熱装置）などで**光**や**熱**を加える方法もある。

オフィスホワイトニングの方法（図3～7）

《準備するもの》ラテックスまたはプラスチック手袋、保護眼鏡、歯面研磨材、歯肉保護材（歯肉保護用フロアブルレジン、ラバーダムなど）、口唇保護材、フェイシャルシート、ホワイトニング剤、光照射器、アングルワイダー、綿花。

① ホワイトニングを行う歯面を、フッ化物を含んでいない歯面研磨材で清掃する。
② 歯面漂白用加熱装置などのマルチアーチライトを使用する場合は、口唇に保護材を塗布した後、軟組織と口唇周囲の皮膚をフェイシャルシートなどを用いて保護する。
③ 歯肉保護材で**歯肉の保護**を行う。ラバーダムを使用する場合は、ブルーワセリンを併用するなど薬剤の歯肉への漏洩を完全に防ぐ。
④ 基剤と過酸化水素水を、使用する薬剤の指示に従い混和する。
⑤ ホワイトニングを行う歯面に混和した薬剤を塗布する。
⑥ マルチアーチライトを使用する場合は、塗布面全体に光が当たるように設定し、指定の時間照射する。コンポジットレジン重合用のキュアリングライト（可視光線照射器）を使用する場合、使用するライトの光強度に応じ、一歯に集中して照射しないように注意して行う。
⑦ 指定の時間が経過したら薬剤を除去する。ホワイトニングを継続して行う場合は、水洗は行わない。
⑧ ホワイトニングを継続する場合は、このまま新しい薬剤を塗布し、⑤～⑦を繰り返し行う。
⑨ ホワイトニングが終了したら、歯面を約1分間水洗し、保護材をはずす。
⑩ フッ化ナトリウムを含んだペーストなどで歯面を研磨する。

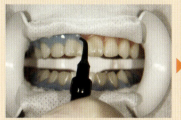
図3　口唇に保護材を塗布し、アングルワイダーを装着、口唇や顔の保護を行い、歯肉の保護を行う

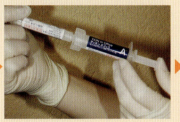
図4　オフィスホワイトニング剤を指示に従い混和する

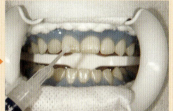
図5　混和したオフィスホワイトニング剤を該当歯面に塗布する

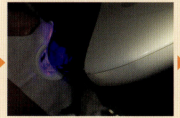
図6　必要に応じて光照射を行う

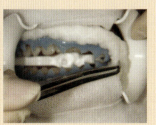
図7　ホワイトニング終了後、保護材などをすべて外す

（3）ホームホワイトニングの方法

自宅（＝ホーム）で患者自身が**ホワイトニングトレー**にホワイトニング剤を入れて行う方法。一般的には**過酸化尿素製剤**が使用される。

ホワイトニングトレーの作製（図8～12）

《準備するもの》印象材、印象用トレー、石膏、スペーサー（レザボア）用レジン、分離材、ホワイトニング用トレーシート、バキュームフォーマー、油性ペン、はさみ、カッター、ホームホワイトニング剤。

① 通法に従って印象採得を行う。
② 石膏を注入し、硬化したらよく乾燥させる。
③ ホワイトニングトレー（マウストレー）作製用に模型をトリミングする。
④ 必要に応じてホワイトニングを行う予定の歯面にジェルの**保持スペース（スペーサー＝レザボア）**を付与する。人工歯などホワイトニングを行わない歯には付与しない。
⑤ 石膏模型全体に分離材を塗布し、乾燥させる。
⑥ ホワイトニング用トレーシートをバキュームフォーマーにセットし、加熱後、模型に圧接する。
⑦ シートを冷却後、トリミングラインを油性ペンで記入し、変形しないよう注意して模型からはずす。
⑧ ペンで記入したトリミングラインに沿ってシートを切り取る。
⑨ 模型に戻して適合を確認する。

※ホワイトニングトレーのデザインおよびスペーサーの有無、大きさは、使用する薬剤の特性や使用時間、歯の状態によって決定する。

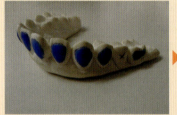

図8　模型の調整。前歯部と床面は垂直にし、口蓋部はくりぬく。必要に応じて歯面の唇側中央部を中心としてスペーサーを付与する。分離材を塗布し、十分に乾燥させる

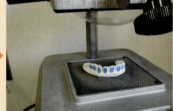

図9　模型をバキュームフォーマーのステージ中央にセットし、トレーシートを上部のクランプに挟み、ヒーターのスイッチを入れる

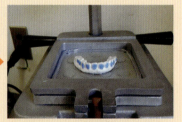

図10　シートが加熱され、2～3cm程度垂れてきたら、バキュームのスイッチを入れて左右のハンドルを持ってゆっくりと模型に圧接し、シートが十分に冷めるまで冷却する

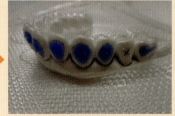

図11　バキュームフォーマーからシートを圧接した模型を取り出し、トリミングラインを記入する。写真はスキャロップタイプ

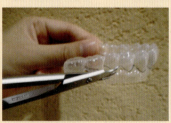

図12　トリミングラインで丁寧にカットする

ホワイトニング剤の使用方法（図13）

① 患者の口腔内にホワイトニングトレーを試適し、適合を確認した後、使用方法を説明する。
② ホームホワイトニング剤に専用のチップを取り付け、トレーの内面（スペーサーがある場合はスペーサーを付与した部分）に、少量を注入する。片顎で0.3～0.5ｇ（シリンジに目盛がある場合は約1目盛が0.5ｇ）が目安。
③ ホワイトニング剤を入れたトレーを口腔内に装着し、はみ出たジェルは脱脂綿やティッシュペーパーなどで拭き取る。装着時間は薬剤の濃度や歯の状態によって決定する。
④ ホワイトニングトレーは使用後に水で洗浄し、清潔に保管する。
⑤ ホワイトニングが完了したら、口腔内を水で十分にすすぎ、フッ化物配合の歯磨剤でブラッシングを行う。

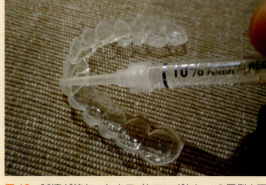

図13　試適が終わったホワイトニングトレーの唇側内面にジェルを少量入れて口腔内に装着する

（4）デュアルホワイトニング（コンビネーションホワイトニング）

2種類の異なったホワイトニングを組み合わせて行う方法。通常はオフィスホワイトニングとホームホワイトニングの組み合わせで行う。

10）タッチアップホワイトニング（再ホワイトニング）

ホワイトニング終了後、定期的な色のチェックを行う。**色戻り**が確認された場合、必要に応じてタッチアップホワイトニングを行う。タッチアップホワイトニングは色戻りの程度、口腔内の状態、生活環境などを考慮し、オフィス、ホーム、デュアルなどを選択するが、通常数回のホワイトニングで完了する。

（椿 知之）

11）ホワイトニングにおける歯科衛生士の役割

歯科衛生士の役割は多岐にわたるが、それはホワイトニングにおいても例外ではない。歯科衛生士は、ホワイトニング処置の種類・方法、作用・副作用、禁忌、注意事項などを熟知したうえで、歯科医師が行う変色歯の検査・診断・治療の補助を行う。補助とは、歯科医師の指示のもとで行う、術前・術中・術後・メインテナンス時における口腔状態の記録、ホワイトニング効果の判定、ホワイトニング処置のことで、カウンセリング、プロフェッショナルケア、コンサルティングなども包括される。また、歯科医師と患者の相互理解を深める手助けや予約の調整などのコーディネーターとしての役割、計画立案の補助も行う。特に重要な役割としては、患者に対するカウンセリングとプロフェッショナルケアが挙げられる。表1にホワイトニング処置の流れと歯科衛生士の関わりを示す。

日本歯科審美学会では、2007年に**ホワイトニングコーディネーター制度**を発足した。この制度は、ホワイトニングの正しい情報の普及と多くの人にホワイトニングの喜びを享受してもらうために、患者

B 歯科審美の臨床

表1　ホワイトニング処置の流れと歯科衛生士の関わり

ホワイトニング処置の流れ	歯科衛生士の関わり
初診	・医療面接（既往）／術前カウンセリング （主訴：何が気になるのか？　色、形、歯並び、骨格など） （期間：どのくらいまでに白くなりたいか？）など
術前検査	・視診：歯肉の状態、内因性 or 外因性 　エックス線写真：有髄歯 or 無髄歯、知覚過敏 ・プロフェッショナルケア（TBI、PTC） ・術前写真、色調の記録
診断・計画立案 （唇側に歯質がある／内因性の色調変化で重度ではない／知覚過敏がない／歯周疾患がない）	・コンサルティング （方法、期間、時間、回数、料金などの説明／治療効果、副作用の説明／注意事項の説明）
治療方針の決定	・同意書の取得
ホワイトニング処置	・プロフェッショナルケア（TBI、PTC） ・術中カウンセリング（知覚過敏など） ・ホワイトニング処置（オフィス／ホーム／マニキュア） ・注意事項の説明（飲食の制限など）
術後の評価	・術後の評価の補助 ・術後カウンセリング（メインテナンスの必要性など）
メインテナンス	・メインテナンス時のカウンセリング（後戻りについてなど） ・プロフェッショナルケア（PTC） ・タッチアップホワイトニング

に応じた適切なアドバイスを行うことができる人材養成を目的としており、歯科衛生士のみが取得可能な資格である。ホワイトニングを始めるにあたり、最低限の必要な知識を得られる機会であるといえる。また、2015 年の歯科衛生士法の改正では、歯科衛生士法第 2 条第 1 項を「この法律において『歯科衛生士』とは、厚生労働大臣の許可を受けて、歯科医師の指導の下に、歯・口腔疾患の予防処置として次に掲げる行為を行うことを業とする者をいう」に改めた。併せて、第 13 条の 5 に「歯科衛生士は、その業務を行うに当たっては、歯科医師その他の歯科医療関係者と緊密な連携を図り、適正な歯科医療の確保に努めなければならない」との条文が追加された。ホワイトニング処置のなかで多くのことを担う歯科衛生士は、この条文を正しく理解したうえで施術に当たらなければならない。

　口腔内の疾病予防を行い"健康"を維持する手助けをすることが歯科衛生士の仕事である。「歯を白くしたい」と希望する患者に対し、口腔内の"美しさ"の手助けをすることで"心の健康"を援助することも、歯科衛生士の大切な役割である。さらに、ホワイトニングで歯を白くすることだけでなく、そこから、口腔内に関心をもち、健康を意識し維持してもらうことで、真の口元の美とは何かを患者に伝えていくことが、ホワイトニングに関わる歯科衛生士の役割であるといえる。

12）カウンセリング

　カウンセリングとは、患者の抱える口腔内の悩みや問題に対し、専門的な知識や技術を用いて行われる相談援助のことであり、また、患者の行動変容を支援するものである。ホワイトニングは、審美的処置のなかでも歯への侵襲が少ない優れた治療法である。しかし、効果の予測が難しく、思い通りの結果にならないことも多い。そこで、患者が安心してホワイトニングを始めることができるよう、正しい情報を提供し（表2）、適切なカウンセリングを行う必要がある。カウンセリングは日常的な診療の際にも患者に対し行う業務だが、ホワイトニングを始めるうえで、最も重要かつ難しい部分でもある。適切

なカウンセリングを行うことで、患者の悩みや要望を把握でき、トラブルを防ぐことも可能となり、良好な信頼関係を築き、さらには患者の満足度を高めることへとつながる。

　また、カウンセリングは、術前のみならず、術中、術後、メインテナンスに至るまで、患者のモチベーションの維持や心理的なフォローのためにも、適宜行う必要がある。

表2　患者に説明すべき情報

- ・ホワイトニングの種類とその効果
- ・歯の色調
- ・知覚過敏等の発現
- ・ホワイトニング時に注意すべき事項（飲食の制限など）
- ・ホワイトニングの限界と予後
- ・セルフケアとプロフェッショナルケア（PTC）の必要性
- ・ホワイトニング効果の持続性
- ・後戻りについて（タッチアップホワイトニング）
- ・費用
- ・クーリング・オフ、中途解約

　そして、医療面接やカウンセリング、検査を終えた後は、コンサルティングを行う。コンサルティングとは、専門家の立場から、問題点を把握し、対策を提案することである。歯科衛生士は、自己の判断で診断は行わず、歯科医師に報告を行い、指示を仰ぐ必要がある。その過程で治療方針を決定する際の計画立案も行う。

（1）カウンセリングの準備

　カウンセリングを行う際には、カウンセリング専用の部屋や、診療室の器材の音などが届かない場所で行うと、患者が安心してカウンセリングを受けることができる。他にも**表3**のような説明用媒体を用意しておくとよい。

表3　患者説明用媒体

- ・ホワイトニング専用の問診票
- ・症例写真
- ・詳細な方法などが書かれているパンフレット、雑誌等
- ・顔全体が映る鏡
- ・ホワイトニングで使用する材料等（実物もしくは写真等）
- ・料金表
- ・同意書、確認事項の用紙
- ・特定商取引法に関する事項

（2）術前カウンセリング

　術前のカウンセリングは、患者の要望を把握するのに最も有効な手段である。

　術前カウンセリングの目的は、「患者との信頼関係を築く」つまり、**ラポールを形成**することである。患者の要望を理解し、悩みを真摯に受け止めることで、大きな信頼と満足度を高めることにつながる。

　患者が求める白さと医療者側の考えている白さに相違のないようにすることで、トラブルを防ぐことができる。術前の段階でゴールを一致させておくことが大切である。

　歯の色には個人差があり、ホワイトニングが適応でない場合もあるため、ホワイトニングに関してだけではなく、必要に応じ、他にも歯を白くする方法があることを説明する。そのため、ホワイトニング以外の審美歯科治療に関しても正しい理解が必要であり、基礎的な知識をもって説明できるようにしておかなければならない。

① 術前カウンセリングの流れ

a. 主訴、要望を聞く→求める白さの度合いを確認

　求める白さは、個人の感覚的なものが強いため、術前に媒体等を使用し聞いておく必要がある。今の歯に対する悩みなど、患者の気持ちをつかむことは、処置を進めるうえで大切なポイントとなる。他にも、基本的な患者の情報、ホワイトニングの経験の有無、基礎疾患、嗜好品、妊娠授乳の有無なども聴取する。

b. ホワイトニングについての具体的な説明→オフィス、ホームの特徴、効果

　オフィスホワイトニングとホームホワイトニングの特徴や効果、時間、回数、期間、費用、知覚過敏、飲食の制限、後戻り、タッチアップホワイトニング等、具体的な説明を行う。術前、術中、術後、メインテナンスのそれぞれで行うこと、発現するであろうことの説明も必要となる。

c. 患者の質問に答える→適応症、禁忌症を理解しておく

　痛みや知覚過敏などの為害性について、また、ホワイトニングの適応症か否かを理解したうえで説明する。

d. 歯科医師への報告

　カウンセリングで得た患者の主訴および状況の詳細を歯科医師へ報告する。

（3）術中カウンセリング

　術中カウンセリングでは、**知覚過敏**などの不快症状の確認、施術直後の着色しやすい**飲食物や酸性飲料の制限**、**禁煙によるストレス**の確認、**セルフケア**の必要性について説明する。術中カウンセリングでは、オフィスとホームとで注意事項が異なるため、それぞれの注意事項について**表4**に示す。

表4　術中カウンセリング時の注意事項

オフィスホワイトニング	・知覚過敏の症状（術後24時間以内に発現する可能性） ・術中の歯肉の痛み、白変が生じる可能性 ・長い施術時間に対するストレス ・直後の着色しやすい飲食物や酸性飲料の制限 ・セルフケアの確認
ホームホワイトニング	・知覚過敏の症状の確認 ・カスタムトレーの不快症状や使用方法の確認、顎関節の症状などについて ・直後の着色しやすい飲食物や酸性飲料の制限 ・禁煙によるストレスの確認 ・セルフケアの確認

（4）術後カウンセリング

　術後のカウンセリングでは、ホワイトニングの**満足度**を確認する。

　ホワイトニングを今後も継続するか否か、また、美しい白さの維持のためにメインテナンスの重要性についても説明する。白い歯を意識することにより、口腔内の健康への関心を高め、今後のメインテナンスにつなげて行く。

（5）メインテナンス時のカウンセリング

　メインテナンスは3～6カ月を目安に行う。メインテナンス時のカウンセリングでは、喫煙・嗜好品などの摂取状況の確認、セルフケアの状況の確認、必要に応じて**タッチアップホワイトニング**について説明する。後戻りには個人差があるが、術後の適切なメインテナンスによって、長期間の歯の白さの維持が可能となる。

（酒井麻里、真鍋厚史）

参考文献

1）東光照夫，古川匡恵：ホワイトニングに強くなる本，クインテッセンス出版，東京，13-16，70-72，2011.
2）ホワイトニングコーディネーター講習会テキスト，第1版，日本歯科審美学会，39，2006.
3）ホワイトニングコーディネーター講習会テキスト，第8版，日本歯科審美学会，38-41，2011.
4）日本歯科審美学会監修，ホワイトニングコーディネーター委員会：コーディネーターのためのホワイトニングマニュアル―すべての人に白い歯を―，口腔保健協会，4-8，2009.
5）永瀬佳奈：ホワイトニングコーディネーターの認定資格を活かすために，歯科審美，21，53-58，2009.
6）酒井麻里：ホワイトニングにおける歯科衛生士の役割，日本歯科理工学会誌，32，175-178，2013.
7）國分康孝：カウンセリングの理論，誠信書房，東京，3-8，1980.
8）歯科衛生士会：歯科衛生士法の一部改正成立，https://www.jdha.or.jp/topics/20140808.html（2018年7月28日アクセス）

2 治療と管理

4 歯周治療（ピンクエステティック）

　歯科治療において、審美障害の改善を目的に治療する場合、歯（white）と歯肉（pink）が調和していることが重要である。また、左右非対称な辺縁歯肉マージンは、それだけで審美障害をきたすこともある。露出した根面は、審美的でないばかりか、根面カリエスのリスクもある。付着歯肉の欠如は、さらなる歯肉退縮や、口腔清掃の低下を招く。

　特に、審美歯科領域で良好な治療結果を得るには、歯と歯肉、両方の問題に対処する必要がある。これには検査、診断が何より大切である。これらを正確に行うことで、緻密な治療計画を立てることができる。検査することで問題の原因を特定でき、診断することで治療の道筋が明確になり、予後の予測もしやすくなる。すべての症例に当てはまる万能な解決法や治療法はない。どの手技（外科処置）にも適応症例がある。良好な結果を最も得やすい手技を選択する必要がある。検査・診断・手技これらすべてが、望ましい治療結果を得るために等しく重要である。

　調和しない辺縁歯肉マージンは、歯周外科手術により改善することができる場合がある。歯肉マージンを根尖側に移動させる場合は、**歯冠長延長術**（crown lengthening）、反対に歯根露出のために辺縁歯肉マージンを歯冠側・切端方向に移動させる**根面被覆術**もある。

1）歯冠長延長術

　歯冠長延長術には目的に応じて二種類ある。

　歯冠長延長術は、**臨床的歯冠長**を増大させる目的で行うものである。辺縁歯肉の位置を外科的に根尖側方向に移動させることにより、歯肉縁上の歯質を増やす効果がある。臨床的歯冠長が短い場合や、不均一な辺縁歯肉による審美障害の改善や、十分なフェルールをもたせることにより補綴処置を行えるようにする目的で行う。矯正的歯根挺出術の後に行う場合もある。歯肉のみを切除する場合と歯槽骨を切除する場合、またはその両方を行う場合があり、どれを選択するかは、精密な検査に基づき決定される。

　歯冠長延長術のコンセプトは、Cohen DW[1] により 1962 年に提唱された。この手技で 2 つの重要なポイントは、生物学的幅径と角化歯肉の有無である。歯の周囲に十分な角化歯肉があり、これを維持できることが重要であるとされている。

　生物学的幅径（biological width；BW）は、1959 年に Sicher[2] により提唱され、1961 年 Gargiulo ら[3] は、ヒトの歯周組織を組織学的に計測した生物学的幅径を報告した。歯槽骨頂から歯冠側の結合組織性付着と上皮性付着を「生物学的幅径」と定義されている。

　Gargiulo ら[3] によると、上皮性付着の幅は平均 0.97mm、歯冠側方向の結合組織性付着の幅は平均 1.07mm であるが、報告によって、結合組織性付着は 0.08 ～ 3.72mm、上皮性付着は 0.0 ～ 6.26mm の範囲とさまざまである。

　このことは、生物学的幅径を 2mm であるとすべての症例にあてはめるのではなく、それぞれの症例で臨機応変に対応することが必要であることを示唆する。このため検査をする際は、当該歯だけでなく隣在歯や反対側同名歯を精査するなどして、その患者の生物学的幅径を考察することも必要である。

B 歯科審美の臨床

（1）審美的歯冠長延長術と機能的歯冠長延長術

歯冠長延長術には、２種類ある。**審美的歯冠長延長術**（esthetic crown lengthening）と**機能的歯冠長延長術**（functional crown lengthening）であり、手術の目的により異なる。

※ガミースマイル改善のためには、歯冠長延長術だけで改善できる場合とそうでない場合があり、さらなる精査のうえ診断する必要がある。

（2）歯冠長延長術の適応と禁忌・相対禁忌

良好な治療結果を得るためには、検査と診断が不可欠である。検査を精密かつ正確に行うことは、正しい診断を導き出すことにつながり、術式の決定や治療計画、予後の予測を正しく行うことに必要不可欠である。

外科的歯冠長延長術の適応ではなく、補綴不可能と判断する場合は、抜歯が必要になることもある。

- ・適応
  - ① 広範囲に及ぶう蝕、歯肉縁下に及ぶう蝕、歯の破折のために歯肉縁上に補綴装置の維持に不十分な量の歯質しかない。十分な歯周組織がある歯冠側寄りの歯根長１/３以内のパーフォレーションや歯根吸収。
  - ② 短い臨床的歯冠
  - ③ 生物学的幅径を侵している補綴装置がある。
  - ④ フェルールを確保する目的。　など

- ・禁忌・相対禁忌
  - ① 深いう蝕や歯の破折があり、極端な歯槽骨の切除を要する場合。
  - ② 審美的でない結果が予想される場合。
  - ③ 十分な歯冠歯根比を得られないもの（理想的には２：１）。
  - ④ 臨在歯の歯周組織を大きく除去しなければならない場合。　など

（3）受動的萌出不全

歯の萌出は、萌出した歯が咬合平面に達するまでの**能動的萌出**と、歯－歯肉境が根尖方向に CEJ まで移動する**受動的萌出**からなる。受動的萌出が適切に進まないと、歯肉辺縁が歯冠側に位置し、臨床的歯冠長が短く見える。深いポケットが形成されるために、歯肉の炎症や清掃不良によるう蝕を伴うことがある。

① 受動的萌出不全の分類（Coslet et al, 1977[4]）

この場合の治療は、審美的歯冠長延長術の適応になるが、**受動的萌出不全**には、２つのタイプと４つのサブグループに分類され、臨床的には、同じように見える受動的萌出不全でもそれぞれ治療方法が異なる。

上顎前歯部などの審美歯科領域では特に、コンタクト下の歯槽骨を過剰に除去したことが原因で起こるブラックトライアングルを作らないようにすることにも注意する必要がある。将来補綴処置を計画する場合は、予定されるマージンをもとに製作されたサージカルガイドを用いる。その他の場合は、CEJ から歯槽骨頂までの長さを計測し、生物学的幅径のために歯肉、歯槽骨を必要に応じて切除する。

2 治療と管理

> ### 外科的歯冠長延長術をする場合のポイント
>
> ① 全層弁で行う。
>
> ② 1.5～2mm のフェルールをもたせる。
>
> ③ 全周にわたって、テーパー6度で3.5mm（1.5mmフェルール、2mm生物学的幅径）の歯質が最低限必要であるが、一般には、歯槽骨頂から歯冠側に4mm歯質が必要とされている（上皮性の付着と結合組織性の付着が2mm、歯肉溝1mm、補綴装置マージン設定に1mm）。
>
> ④ カリエス・破折の場合、生物学的幅径のほかに、歯肉縁上に補綴装置マージン設定のために最低1mmの健全歯質が必要である。
>
> ⑤ フラップマージンは、骨縁より歯冠側にあることが望ましい。縫合時の骨縁とフラップマージンの関係がリバウンド（後戻り）に関係している。縫合時にフラップマージンと骨縁が近ければ近いほど、リバウンドする可能性が大きい[5]。

（4）歯肉弁根尖側移動術（apical repositioned flap surgery）

・適応

　　多数歯にわたる歯冠長延長術を行う場合。

・禁忌・相対禁忌

　　審美歯科領域にある一歯のみに歯冠長延長術を行う場合。

① 骨切除を伴わない歯肉弁根尖側移動術

歯冠長延長術を行う複数歯において、十分な付着歯肉がなく生物学的幅径が3mm以上ある場合。

② 骨切除を伴う歯肉弁根尖側移動術

　十分な付着歯肉がなく、生物学的幅径が3mm未満のときに行う。必要な歯質を露出するのに十分な量の骨切除（ostectomy）と骨整形（osteoplasty）を行う。辺縁歯肉、歯槽骨のマージンは、帆立貝状になるようにする。

　一般的には、歯槽骨から4mm健全な歯質を露出する必要がある。歯肉が2～3mm根面を覆うため、辺縁歯肉から露出する歯質は1～2mmとなる[6,7]。

（5）歯冠長延長術の術後

　補綴処置は、治癒を待ってから行う。

　審美歯科領域でない場合、6週間後に再評価をして補綴時期を決定する。審美歯科領域では、これより補綴後の歯肉退縮などを防ぐために長く治癒期間をとることが推奨されている。辺縁歯肉の安定には21週間待つ。このため、補綴処置は術後4～6カ月後に行う。プロビジョナルによって、新しい生物学的幅径が構成されるのを妨げにならないように注意する[8]。

　術後の治癒を報告した研究[9-13]によると、歯肉切除のみ行った場合、治癒にかかる時間は4～6週間、フラップを形成し骨を露出した場合は8～12週間、骨切除を伴った場合は6カ月の治癒および術後の安定にかかる[5]。二次的に歯肉切除をする場合、6～12週間後に計画する。

① 歯冠長延長術後に起こりうる問題

　外科処置一般に共通して起こりうる問題に関して、術前に患者に説明しておくことは重要である。ブラックトライアングル、知覚過敏、一過性に歯の動揺度が増すことなどが挙げられる。

2) 根面被覆術

歯肉退縮・歯根露出を治療する目的は、審美の改善と、アタッチメントロスの改善による天然歯の予後改善である（図1）。露出した根面は、歯頸部磨耗、う蝕のリスクが高まる。付着歯肉の欠如はプラークの蓄積を招く。

KingmanとAlbandar[14]によると、1mm以上の歯肉退縮は30歳以上の成人58%に認められ、年齢が増加するにつれて増加傾向にある。30歳から39歳の間では37.8%に認められ、80歳から90歳の間では90.4%に増加した。

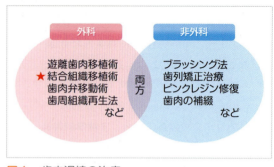

図1 歯肉退縮の治療

Serino[15]らによると、3mm以上の歯肉退縮がある場合67%の確率で継時的に増悪し、4mm以上の歯肉退縮がある場合98%増悪すると報告した。このことは、歯肉退縮を認める場合には、早期に改善処置をとることの根拠となる。

- 歯肉退縮の原因
    - 間違った口腔清掃
    - 歯周組織の炎症
    - 頰側に転移しているなどの歯の位置異常
    - 小帯付着異常
    - 矯正歯科治療に伴うもの
    - フェネストレーションなどの歯槽骨の欠損
    - 遺伝的要因
    - 生物学的幅径の侵襲　など
- 歯肉退縮の結果起こりうること
    - 歯根露出による知覚過敏
    - 審美障害
    - プラークの停滞とそれに伴う炎症
    - 根面う蝕と根面の磨耗
- 歯肉退縮が悪化しやすい条件
    ① 2mmの付着歯肉がない。
    ② 非う蝕性歯頸部疾患（non-carious cervical lesions）がある。

（1）歯肉退縮防止のために必要な角化歯肉の量について

LangとLöe[16]は、最低限2mmの角化歯肉が必要としている。MaynardとWilson[17]は、口腔衛生状態が良好であれば、付着歯肉を欠いていても、そのことが歯肉退縮に直結しないと報告している。

- 付着歯肉増大させることで患者が得る利益
    - 辺縁歯肉周囲のプラークコントロールが向上する。
    - 審美の改善

・補綴装置周囲の炎症の減少
- **適応症例を見極めるために**
  - ・根面被覆術の予後を予想する。

（2）結合組織移植術

　広範囲の歯肉退縮を審美的に改善することができるやり方で、最も一般的になされているものである結合組織移植術について説明する。

- **結合組織移植術を成功に導くために**
  - ・検査
  - ・診断
  - ・歯肉退縮の原因の除去
  - ・ミラーの分類で根面被覆が望める症例であること
  - ・術式の決定

　根面被覆術は、付着歯肉が十分にある場合は、フラップを歯冠側移動させたり側方に移動させることで、根面被覆を図る。結合組織を使用する場合、結合組織をどこから採取するかも重要である。結合組織採取の場所は、口蓋と臼後結節である。根面被覆量は臨床上同じとされているが、臼後結節から採取した結合組織を使用したほうが、口蓋から採取した結合組織を用いた場合と比べて歯肉がより厚くなる。採取した結合組織の骨膜側と粘膜側の区別は、根面被覆の結果を比べると、術後の成績に関係はないとされている。骨膜には骨形成層があり、この層は年齢が増すにつれて薄くなる傾向がある。成人では、前駆細胞が一層の細胞層をなすのみとなる。この細胞層は、結合組織とともに骨膜を剥離する段階で挫滅が起き、骨再生力をもたなくなると考察されている。骨面から剥離された骨膜は、再生能力をもった組織というよりは、結合組織の一部とみなすことができる。

　アローグラフトと比べて結合組織を利用する利点は、**クリーピングアタッチメント**が期待できるからでもある。クリーピングアタッチメントとは、歯肉辺縁が徐々に歯冠側へ移動することであり95.5％の症例で起こり、その平均は 0.8mm とされている（**図2**）。

　アローグラフトを用いた場合、クリーピングアタッチメントは期待できない。結合組織を用いた場合とアローグラフトを用いた場合の根面被覆面積の長期予後を比べると、結合組織を移植したほうが、辺縁歯肉がより安定し維持されることが分かっている。

① 術後の口腔清掃

　一般にプラークが少ないと合併症が少なく、治癒も早いとされる。術後専用のウルトラソフトブラシを使用する。

② 歯頸部にコンポジットレジン充填などの修復処置を計画している場合

- ・ミラー Class Ⅰ、Class Ⅱは、CEJ まで術前に行ってもよい。
- ・Class Ⅲは、一部の根面被覆が予想されるため、術後 90 日以降に行う。

B 歯科審美の臨床

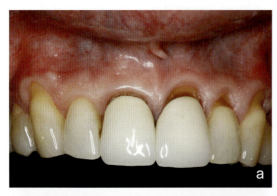

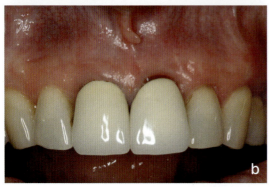
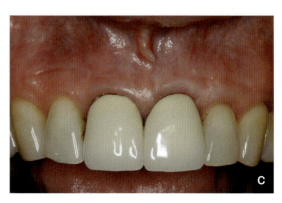

図2　クリーピングアタッチメントが起きた症例
a：術前　b：クリーピングアタッチメントが起こる前　c：クリーピングアタッチメントが起こった術後

3) まとめ

　歯冠長延長術にも根面被覆術にも、数多くの手技が存在する。正確な検査・診断の後に問題を解決するための術式を選ぶ必要がある。すべての症例に万能な術式は存在しない。このため、複数の術式の長所・短所を理解して、症例に最適な術式を選択する必要がある。究極の審美歯科治療とは、**健全な歯と歯周組織の回復**である。天然歯でこの目的を達成できない場合、補綴装置で補う必要があるが、歯周組織が健全でなければ、審美の改善を達成できない。このことから、ピンクエステティック・歯周組織が審美に大きく関わることを理解する必要がある。

（佐藤祥子）

参考文献
1) Cohen DW：Lecture, Walter Reed Army Medical Center, 1962 Jun 3.
2) Sicher H：Changing concepts of the supporting dental structures. Oral Surg Oral Med Oral Pathol, 12, 31-35, 1959.
3) Gargiulo AW, Wentz FM, Orban B：Dimensions and relations of the dentogingival junction in humans. J Periodontol. 32, 261-267, 1961.
4) Coslet JG, et al：Diagnosis and classification of delaycd passive eruption of thc dentogingival junction in the adult. Alpha Omegan, 324-28, 1977.
5) Deas DE：Osseous surgery for crown lengthening：a 6-month clinical study, J Periodontol, 75, 1288-1294, 2004.
6) Pontoriero R, Carnevale G：Surgical crown lengthening：A 12- month clinical wound healing study, J Periodontol, 72, 841-848.
7) Elavarasu S, Kermani K, Thangakumaran S, et al：Apically repositioned flap in reconstruction of mutilated teeth, JIADS, 1, 63-66, 2010.

8）Shobha KS, Mahantesha, Seshan H, et al：Clinical evaluation of the biologic width following surgical crown lengthening procedure：a prospective study, J Indian Soc Periodontol, 14, 160–167, 2010.

9）Engler WO, Ramfjord SP, Hiniker JJ：Healing following simple gingivectomy, a tritiated thymidine radioautographic studyI, epithelialization, J Periodontol, 37, 298-308, 1966.

10）Ramfjord SP, Engler WO, Hiniker JJ：A radioautographic study of healing following simple gingivectomy. Ⅱ.the connective tissue. J Periodontol, 37, 179-189, 1966.

11）Wagenberg BD, Eskow RN, Langer B：Exposing adequate tooth structure for restorative dentistry. Int J Periodontics Restorative Dent, 9, 322-331, 1989.

12）Bragger U, Lauchenauer D, Lang NP：Surgical lengthening of the clinical crown, J Clin Periodontol, 19, 58-63, 1992.

13）De Waal H, Castellucci G：The importance of restorative margin placement to the biologic width and periodontal health, partⅡ, Int J Periodontics Restorative Dent, 14, 70-83, 1994.

14）Kingman A, Albandar JM：Methodological aspects of epidemiological studies of periodontal diseases, Periodontol2000, 29, 11-30, 2002.

15）Serino G, Wennström JL, et al：The prevalence and distribution of gingival recession in subjects with a high standard of oral hygiene, J Clin Periodontol, 21, 57-63, 1994.

16）Lang NP and Löe H：The relationship between the width of keratinized gingiva and gingival health, J Periodontol, 43, 623-627, 1972.

17）Maynard JG, Wilson RD：Physiologic dimensions of the periodontium significant to the restorative dentist, J Periodontol, 50, 170-174, 1979.

B　歯科審美の臨床

5　筋機能療法（MFT）

1）筋機能療法とは

　筋機能療法（myofunctional therapy；**MFT**）は、口呼吸、吸指癖（指しゃぶり）、舌突出癖などの口腔習癖が長期化することで生じた口腔顔面筋群の障害や不調和を、舌や口腔周囲筋の訓練を行って筋機能を改善させる指導法である。筋訓練法[1]あるいは口腔筋機能療法（oral myofunctional therapy）[2,3]とも呼ばれる。1918年にRogersが、頭頸部筋群の不調和が不正咬合を惹起するとして口腔顔面筋の機能改善を目的とした訓練法を初めて提案した[4]。1950年代から60年代にはStraubが、異常嚥下癖について、その原因、歯列形態への影響、不正咬合への関与ならびに矯正歯科治療後の安定性との関わりを報告した[5,6]。その後、Hanson, Pierce, Zickefoose, Fletcherらによって口腔機能障害や筋機能療法の指導法が学問的に体系化され、現在行われている筋機能療法の基盤が確立した[1]。

　摂食・嚥下・発音といった高度な機能の習得過程では、個体ごとに学習に最適な時期を有している。機能の習得過程で何らかの障害が生じても、学習期であれば障害を除去することで自発的回復が可能である。しかし、学習の臨界期を過ぎても障害が除去されない場合、正常機能を回復するには障害の除去と機能異常の抑制に加え訓練を必要とする。また、機能障害の長期化で生じた不正咬合では、矯正歯科治療により歯列・咬合を含む形態的不調和の改善と筋機能療法の併用が不可欠である。筋機能療法は、矯正歯科治療期間の短縮や治療後の安定に貢献し、機能異常に伴う不正咬合を予防する手段としても有効である[3]。

2）口腔習癖の種類と影響

　口腔習癖には、**口呼吸**、**口唇閉鎖不全**、**指しゃぶり**、**舌突出癖**、**異常嚥下癖**、**咬舌癖**、**咬唇癖・吸唇癖**、**咬爪癖**などがある。口腔習癖が長期化した場合、歯・歯列を含む顎顔面領域の正常な成長発育を阻害したり、歯・歯列・咬合の異常を引き起こす可能性がある[1,7]（**表1**）。口呼吸の原因として、鼻閉や**口蓋扁桃**あるいは**アデノイド**（咽頭扁桃）肥大による咽頭気道障害が挙げられる。口蓋扁桃肥大が顕著でBrodsky分類[8]Grade 3～4に相当し、かつ睡眠時無呼吸やいびきが著しい場合には耳鼻咽喉科への受診を勧める（**図1**）。口呼吸が長期化すると口唇閉鎖不全による上顎切歯の前突、低位舌によ

表1　口腔習癖と歯・歯列・咬合の異常

口腔習癖	歯・歯列・咬合の異常
口呼吸	上顎切歯唇側傾斜、上顎歯列弓狭窄、下顔面高の増大、下顎下縁平面角の開大
口唇閉鎖不全	上下顎切歯唇側傾斜、上顎突出、上下顎前突
指しゃぶり	上顎切歯唇側傾斜、上顎歯列弓狭窄、上顎前突、開咬
舌突出癖	開咬、上下顎切歯唇側傾斜、上下顎前突
異常嚥下癖	開咬、上下顎切歯唇側傾斜、上下顎前突
咬舌癖	開咬、萌出障害
咬唇癖・吸唇癖	上顎切歯唇側傾斜、上顎正中離開、下顎切歯舌側傾斜、上顎前突
咬爪癖	前歯部の傾斜、歯の摩耗

る上顎歯列弓の狭窄、下顔面高の増大、下顎下縁平面角の開大をきたす可能性が高い。過大なオーバージェットを呈する口唇閉鎖不全（**図2a,b**）では、筋機能療法と並行して矯正歯科治療によりオーバージェットを減少させる（**図2c,d**）。口呼吸では低位舌を呈するが、舌強直症（舌小帯短縮症）により舌の可動域が制限されている場合（**図3a**）には、舌小帯進展術施行後に舌の挙上訓練を開始する（**図3b**）。指しゃぶりの頻度が高く長期化した場合には、上顎前突や開咬が生じる。嚥下時や発語時などにおける

2 治療と管理

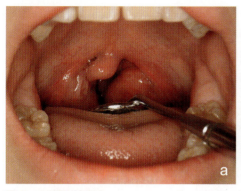
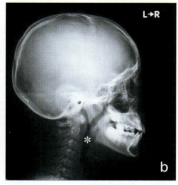

図1 口蓋扁桃肥大
a：12歳男児。Brodsky分類[8] Grade 3 相当の口蓋扁桃肥大。
b：肥大した口蓋扁桃（＊印）により中咽頭前後径の減少が顕著。

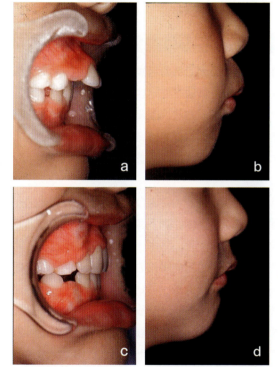

図2 口唇閉鎖不全
上：混合歯列期男児、初診時所見。
　a：オーバージェット12mm。
　b：上唇の突出とオトガイ部軟組織の緊張感が顕著。
下：第一期治療終了時の所見。
　c：オーバージェットが改善。
　d：口腔周囲軟組織の緊張感が軽減。

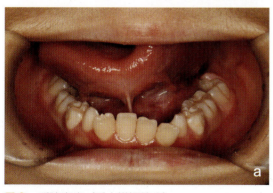
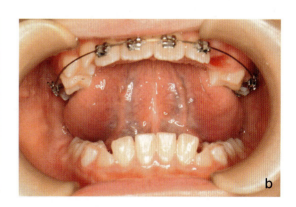

図3 舌強直症（舌小帯短縮症）
a：舌の挙上が制限。　b：舌小帯伸展術施行後、舌の挙上が可能に。

67

習慣的舌突出癖（図4）や長期にわたる咬舌癖（図5）は、前歯部開咬や歯の萌出を妨げる。舌突出癖、咬舌癖あるいは指しゃぶりが顕著な場合には、口腔習癖の抑制と筋機能療法の動機づけを目的に**タングクリブ**やタングリマインダーを装着する。咬唇癖・吸唇癖（図6）は下唇でみられることが多く、上顎切歯唇側傾斜と下顎切歯の舌側傾斜による上顎前突、あるいは上顎正中離開の原因となる。

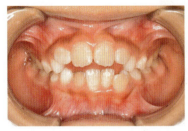
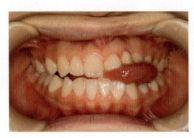
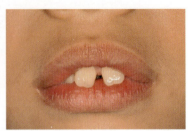

図4　舌突出癖による前歯部開咬　　図5　咬舌癖　　図6　咬唇癖

3）筋機能療法の実際

　筋機能療法は、舌癖、異常嚥下癖、口呼吸といった口腔習癖の原因である舌や口腔周囲筋の異常な運動パターンを、訓練により調和のとれた状態に改善させる。筋機能療法を開始するにあたっては、患者に口腔習癖を認識させ、習癖の除去とともにトレーニングの必要性、方法、期間および最終目標を提示して治療への積極的参加を促すことが肝要である。筋機能のトレーニングでは、誤った嚥下パターン（**幼児型嚥下**＊）の改善、すなわち嚥下中における口唇閉鎖、正常な舌位および関連筋群を強化し、**成熟型嚥下**＊＊の獲得が主体となる。

　口唇が弛緩し閉鎖が困難な場合には、ボタンプル（図7）やリッププルにより口唇の筋力強化を図る。正常な舌位の獲得にはまず舌尖の正しい位置づけが重要である。舌尖は、嚥下時および安静時において、切歯乳頭後方部のスポットと呼ばれる位置に接触保持するよう指導する。スポットの認識訓練として矯正用顎間ゴムを利用した方法（図8）がある。舌尖のコントロールと舌側縁部の筋力強化には、舌を細く突出させて口唇前方部に置いた木製スティックに接触、保持させる方法（図9）や、舌尖をとがらせて口唇周囲をゆっくりとなぞるリップトレーサー（図10）がある。また、舌の挙上と収縮による筋機能強化と舌小帯の伸展訓練としてポッピングがある。ポッピングは、舌を硬口蓋に吸い上げ、舌小帯の伸展を意識しながら5秒程度保持した後、ポンと音を立てて舌を下ろす[2]。嚥下関連筋群の強化方法としては、咬筋あるいは側頭筋に手指を置いた状態で咬みしめを指示し、筋の収縮を感じさせる。この訓練は、咬筋、側頭筋の筋力強化と同時に、嚥下中の咬合接触を意識させるのに有用である。

　筋機能療法の指導は、不正咬合の治療に携わる矯正歯科医あるいは小児歯科医が行うことが多いが、診療体系に筋機能療法を組み入れて指導する場合には、歯科衛生士が主役になるのが望ましいとされる[1]。

〈注釈〉
＊幼児型嚥下：舌を前方に突出させ、上下顎の歯肉の間に舌を介在させ顔面神経支配筋（口唇や頰の表情筋）が収縮した状態で嚥下が導かれる嚥下様式。通常、生後1年を過ぎると消失し、成熟型嚥下に移行する。
＊＊成熟型嚥下：嚥下時に三叉神経支配筋（咀嚼筋）が収縮して、上下歯が咬み合った状態で嚥下が導かれる嚥下様式。

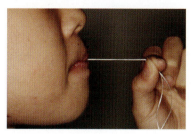
図7 ボタンプル
ボタンを上下口唇の内側に入れ、口唇でボタンを保持できなくなるまでひも（フロス）を引く。口唇力の強化に有効。

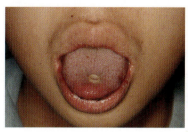
図8 舌位の認識訓練
舌尖部近くに矯正用顎間ゴムを置き、舌尖をスポットにつけ舌全体でゴムを保持。

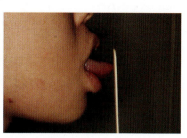
図9 舌尖の認識と筋力強化
口唇から離した木製のスティックに舌を尖らせて接触させ保持。舌尖の認識と舌側縁部の筋力強化に有効。

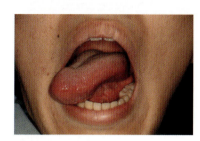 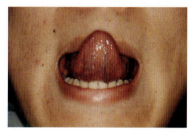
図10 リップトレーサー
開口状態で舌を伸ばして口角に接触させ、反対側口角まで上唇をゆっくりなぞる。舌側縁部の筋力強化に有効。

（齋藤 功）

参考文献

1) 大野粛英, 吉田康子, 高見佐代子, 他：マイオファンクショナル・セラピーの臨床―舌癖と指しゃぶりの指導, 日本歯科出版, 東京, 12-15, 18-145, 1986.
2) Zickfoose WE：山口秀晴, 大野粛英, 吉田康子, 他監訳：オーラルマイオファンクショナルセラピー, わかば出版, 東京, 19-26, 79-129, 1989.
3) 佐々木 洋, 鐘ヶ江晴秀：コラム 口腔筋機能療法（MFT）/相馬邦道, 飯田順一郎, 山本照子, 他：歯科矯正学, 第5版, 医歯薬出版, 東京, 265-266, 2013.
4) Rogers AP：Muscle training and its relation to orthodontia, Int J Orthod, 4, 555, 1918.
5) Straub WJ：The etiology of the perverted swallowing habit, Am J Orthod, 37, 603-610, 1951.
6) Straub WJ：Malfunction of the tongue. Part I. the abnormal swallowing habit：its cause, effects, and results in relation to orthodontic treatment and speech therapy, Am J Orthod, 46, 404-424, 1960.
7) 小野卓史, 森山啓司：第5章 不正咬合の原因/相馬邦道, 飯田順一郎, 山本照子, 他：歯科矯正学, 第5版, 医歯薬出版, 東京, 96-98, 2013.
8) Brodsky L：Modern assessment of tonsils and adenoids, Pediatr Clin North Am, 36, 1551-1569, 1989.

6 矯正歯科治療

　永久歯列期における不正咬合の矯正歯科治療には、マルチブラケット装置が用いられる。現在、世界中で最も用いられているマルチブラケット装置は**エッジワイズ装置**である。一般的に、ブラケットは歯の唇側面に装着するが、舌側面に装着する**リンガルブラケット**は審美性に優れている。さらに、審美性に優れたアライナー治療ではブラケットを装着しないで、**マウスピース型矯正装置**を用いる。上下顎骨の偏位が著しい顎変形症では、**矯正治療単独**で機能咬合や審美的な歯列と顔貌を獲得できない。このような症例には**顎矯正手術**を併用した**外科的矯正治療**を適用する。

1) スタンダードエッジワイズ法：上下顎前突の矯正歯科治療

（1）診察
　22歳の女性である。口元の突出感を主訴として来院した。

（2）検査
　正貌はほぼ左右対称、側貌はコンベックスタイプであり、口唇閉鎖時には上下口唇が突出し、オトガイ筋が緊張していた（図1a）。
　上下顎前歯部に叢生を認め、オーバージェットとオーバーバイトはともに2mmであった（図2a）。上顎臼歯は狭窄していた（図2a）。第一大臼歯と犬歯は両側ともにⅠ級咬合であった（図2a）。
　パノラマエックス線写真では上下顎両側第二大臼歯の存在を確認した。
　側面頭部エックス線規格写真の分析では、上顎突出度、SNA角およびANB角が＋1SDを超えて大きく、顔面角、SNP角およびSNB角が標準偏差内にあり、上顎歯槽基底の前方位と**骨格性Ⅱ級**を確認した（図3）。フランクフルト下顎下縁平面角、下顎角および下顎枝傾斜角は標準偏差内にあり、**mesio facial pattern**を示した（図3）。FH平面に対する上顎中切歯歯軸傾斜角は＋2SD、下顎下縁平面に対する下顎中切歯歯軸傾斜角は＋1SD、上顎と下顎の中切歯突出度はそれぞれ＋4SD、＋3SDを超えて大きく、上下顎中切歯は唇側傾斜し、前方位にあった（図3）。E-lineに対する上唇と下唇の突出度は、それぞれ3.7mmと6.8mmであり、上下口唇は突出していた。

（3）診断
　AngleⅠ級上下顎前突と診断した。

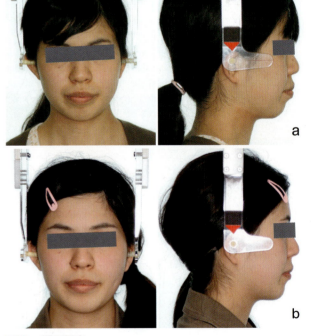

図1　顔面写真
a：治療前　b：治療後

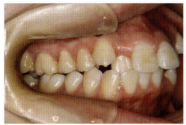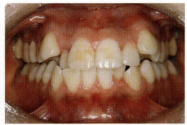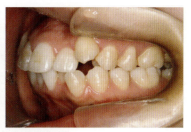
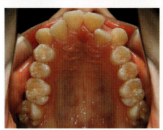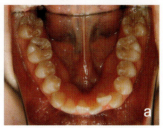

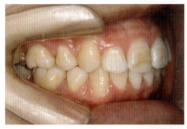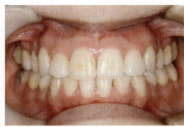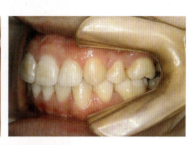
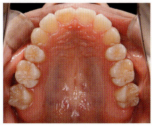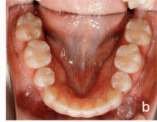

図2　口腔内写真
a：治療前
b：治療後

図3　治療前後の側面頭部エックス線規格写真の分析
―― 治療前　　―― 治療後

（4）治療方針

上下顎両側第一小臼歯を抜去し、スタンダードエッジワイズ法で本格矯正を行うこととした。大臼歯の固定喪失を防止するために、トランスパラタルアーチと**歯科矯正用アンカースクリュー**（以下、アンカースクリュー）を併用することとした。アンカースクリューは、上顎両側第二小臼歯と第一大臼歯間の頰側歯槽骨内に埋入することとした。上下顎両側第三大臼歯は動的治療前・中に抜去することとした。

（5）治療経過

① レベリング

上下顎両側第一小臼歯を抜去し、アンカースクリュー（アブソアンカー、1.6×8mm、松風、京都）を埋入した。トランスパラタルアーチとマルチブラケット装置（018"スタンダードエッジワイズ）を装着し、016"ニッケルチタン（Ni-Ti）ワイヤーを用いて、レベリングを開始した（図4a）。叢生・捻転の除去後、016"ステンレススチール（SS）ワイヤーを用いて、咬合平面の平坦化を図った。

② 犬歯の遠心移動

上顎歯列のレベリングが終了したので、016"SSワイヤーと両側犬歯・第一大臼歯間にチェーンタイプエラスティックを装着し、上顎犬歯の遠心移動を開始した（図4b）。上顎犬歯の遠心移動では、アンカースクリューと第二小臼歯をリガチャー結紮し、臼歯を固定した（図4b）。016"×022"SSワイヤーを用いて、下顎歯列のレベリングを継続した（図4b）。下顎歯列のレベリング終了後、チェーンタイプエラスティックを用いて、下顎犬歯を遠心移動した。

③ 切歯の舌側移動

Vループを屈曲した017"×025"SSワイヤーを用いて、上顎切歯の舌側移動を開始した（図4c）。その後、同様なワイヤーを用いて、下顎切歯を舌側移動した。上下顎切歯の舌側移動では、アーチワイヤーにプラスのサードオーダーベンドを屈曲し、切歯のリンガルルートトルクを図った。

④ 臼歯の近心移動

犬歯を第二小臼歯に接触するまで遠心移動したので、臼歯の近心移動は行わなかった。

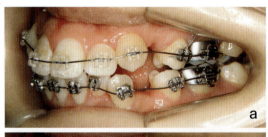 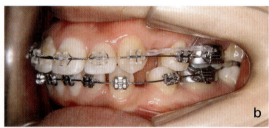
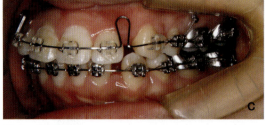 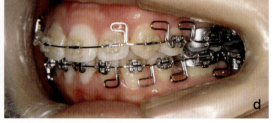

図4 治療経過
a：レベリング　b：犬歯の遠心移動　c：切歯の舌側移動　d：仕上げ咬合の確立

⑤ **仕上げ咬合の確立**

016"×022"マルチループエッジワイズアーチワイヤー（MEAW）を用いて、仕上げ咬合の確立を図った（図4d）。臼歯の整直によって生じた空隙は、臼歯の近心移動で閉鎖した。

⑥ **保定**

上下顎にBeggタイプリテーナーを用いて、保定を行った。

（6）治療結果

側貌はストレートタイプになり、上下口唇の突出は改善し、無理なく口唇の閉鎖が可能になった（図1b）。

良好なオーバージェットとオーバーバイト、第一大臼歯と犬歯のⅠ級咬合は維持され、上下顎前歯部の叢生と上顎臼歯の狭窄は改善し、緊密な咬頭嵌合と機能咬合が得られた（図2b）。

側面頭部エックス線規格写真の分析において、下顎角とSNA角は変化しなかったが、顔面角とSNB角が減少し、ANB角、Y軸角およびフランクフルト下顎下縁平面角が増加し、下顎骨が後下方回転した（図3）。FH平面に対する上顎中切歯歯軸傾斜角、下顎下縁平面に対する下顎中切歯歯軸傾斜角および上顎と下顎の中切歯突出度が減少し、FMIAが増加して、上下顎中切歯の唇側傾斜と前方位が改善した（図3）。

顎顔面全体の重ね合わせでは、下顎骨の後下方回転を確認した（図5a）。**上顎骨と下顎骨の重ね合わせ**では、上下顎中切歯の舌側移動と舌側傾斜、上顎第一大臼歯の近心移動および下顎第一大臼歯の近心移動とわずかな挺出を認めた（図5b、c）。

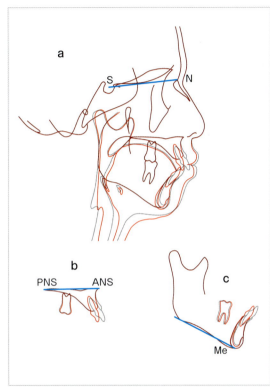

図5 治療前後の側面頭部エックス線規格写真透写図の重ね合わせ
a：顎顔面全体の重ね合わせ　b：上顎骨の重ね合わせ
c：下顎骨の重ね合わせ
―――治療前　―――治療後

2) 外科的矯正治療：顎変形症の矯正歯科治療

（1）診察

18歳の女性である。前歯部の咬合異常と顔貌の変形を主訴として来院した。叔母は顎変形症（下顎側方偏位）と診断され、外科的矯正治療の既往があり、父親は骨格性反対咬合である。

（2）検査

正貌は左右非対称、オトガイの左方偏位、左上がりの口裂の傾斜および顎角部の左右差を認め、側貌はコンベックスタイプであった（図6a）。

上下顎歯列に軽度な叢生を認め、オーバージェットとオーバーバイトはともに0mmであった（図7a）。上顎歯列正中に対して、下顎歯列正中が7mm左方に偏位していた（図7a）。第一大臼歯は

両側ともにⅢ級咬合、犬歯は右側がⅢ級咬合、左側がⅡ級咬合であった（図7a）。

パノラマエックス線写真では上下顎両側第三大臼歯の存在を確認した。

側面頭部エックス線規格写真の分析では、顔面角とSNP角が＋2SD、SNB角が＋1SDを超えて大きく、上顎突出度が－3SD、SNA角が－1SD、ANB角が－4SDを超えて小さく、上顎歯槽基底の後方位、下顎歯槽基底の前方位および**骨格性Ⅲ級**を確認した（図8）。フランクフルト下顎下縁平面角、下顎角および下顎枝傾斜角は標準偏差内にあり、**mesio facial pattern**を示した（図8）。上顎中切歯突出度は標準偏差内にあったが、FH平面に対する上顎中切歯歯軸傾斜角は＋2SDを超えて大きく、上顎中切歯は唇側傾斜していた。下顎下縁平面に対する下顎中切歯歯軸傾斜角は－3SDを超えて小さく、FMIAは＋2SD、下顎中切歯突出度は＋1SDを超えて大きく、下顎中切歯は舌側傾斜し、前方位にあった（図8）。上顎中切歯高は標準偏差内にあったが、下顎中切歯高は－3SDを超えて小さかった。上顎大臼歯高は右側が標準偏差内にあり、左側が－1SDを超えて小さく、上顎左側第一大臼歯が低位であった。下顎大臼歯高は左右側ともに－2SDを超えて小さく、下顎左右側第一大臼歯は低位にあるが、同程度であった。E-lineに対する上唇と下唇の突出度は、それぞれ－3.2mmと－1.5mmであった。**正面頭部エックス線規格写真**の分析では、顔面正中に対して、ANSが0.5mm、Meが9mm左方に偏位していた。

（3）診断

下顎骨の前方位と左方偏位を伴うAngle Ⅲ級骨格性反対咬合（**顎変形症**）と診断した。

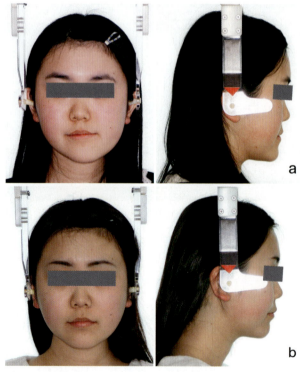

図6　顔面写真
a：治療前　b：治療後

2 治療と管理

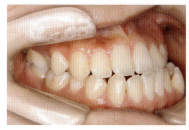
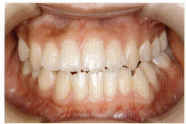
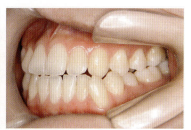
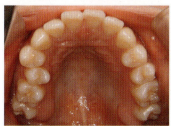
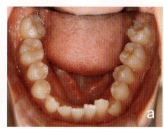

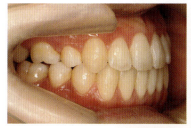
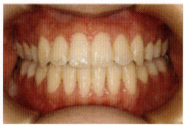
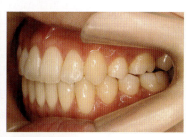
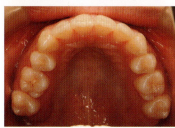
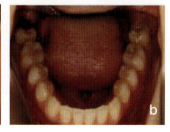

図7　口腔内写真
a：治療前
b：治療後

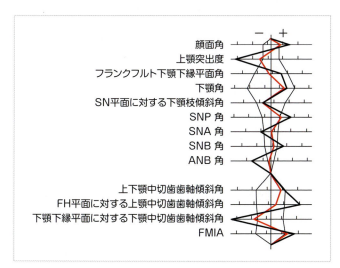

図8　治療前後の側面頭部エックス線規格写真の分析

（4）治療方針

　上顎骨の後方位、上顎大臼歯高の左右差、下顎骨の前方位と左方偏位を改善するために、スタンダードエッジワイズ法を用いて、**外科的矯正治療**を適応することとした。**上顎 Le Fort Ⅰ型骨切り術**により上顎骨の後方位と上顎大臼歯高の左右差、両側**下顎枝矢状分割術**により下顎骨の前方位・左方偏位と上下顎歯列正中の不一致を改善し、顔貌の調和を図ることとした。上顎両側第一小臼歯を抜去し、術前矯正治療を行うこととした。上下顎両側第三大臼歯は動的治療中に抜去することとした。

（5）治療経過

① 術前矯正治療

　上顎両側第一小臼歯を抜去し、マルチブラケット装置（018"スタンダードエッジワイズ）と 016" Ni-Ti ワイヤーを装着し、レベリングを開始した（図9a）。叢生・捻転の除去後、018" SS ワイヤーを用いて、咬合平面の平坦化を図った。次いで、V ループを屈曲した 017"×025" SS ワイヤーを用いて、上顎前歯を遠心・舌側へ、臼歯を近心へ相反移動した（図9b）。その後、017"×025" SS ワイヤーを用いて、顎矯正手術直後に咬頭嵌合が緊密になるように、歯列の排列を行った（図9c）。

② 顎矯正手術

　上顎 Le Fort Ⅰ型骨切り術では、上顎骨を 3mm 前方移動し、上顎骨右側を 4mm 上方移動した。両側**下顎枝矢状分割術**では、下顎骨右側を 9mm 後方移動、下顎骨左側を 2mm 前方移動し、下顎骨を 2°反時計回りに回転させた。顎間固定は 7 日間行った。

③ 術後矯正治療

　顎間固定解除後に、術後矯正治療を開始した。016"×022" MEAW を用いて、緊密な咬頭嵌合の獲得を図った（図9d）。

④ 保定

　上顎に Begg タイプリテーナー、下顎に Hawley タイプリテーナーを用いて、保定を行った。

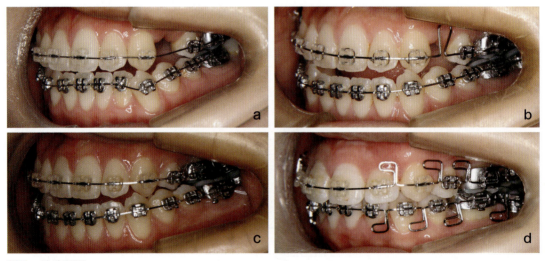

図9　治療経過
a：術前矯正治療 ― レベリング　b：術前矯正治療―前歯の遠心・舌側移動　c：顎矯正手術前
d：術後矯正治療 ― 仕上げ咬合の確立

（6）治療結果

正貌はほぼ左右対称になり、オトガイの左方偏位と左上がりの口裂の傾斜が改善した（図6b）。側貌はストレートタイプになった（図6b）。

オーバージェットとオーバーバイトは2mmになり、上下顎歯列正中は一致し、犬歯はⅠ級咬合、第一大臼歯はⅡ級咬合になった（図7b）。

側面頭部エックス線規格写真の分析において、顔面角、SNP角およびSNB角は減少し、上顎突出度、SNA角およびANB角が増加し、下顎骨の後方移動と上顎骨の前方移動を確認した（図8）。フランクフルト下顎下縁平面角と下顎角が減少し、下顎骨の上方移動を確認した（図8）。FH平面に対する上顎中切歯歯軸傾斜角とFMIAが減少し、下顎下縁平面に対する下顎中切歯歯軸傾斜角が増加し、上顎中切歯は舌側傾斜、下顎中切歯は唇側傾斜した（図8）。

顎顔面全体の重ね合わせでは、上顎骨の前方移動と下顎骨の後方・上方移動が確認された（図10a）。**上顎骨と下顎骨の重ね合わせ**では、上顎中切歯の舌側移動と舌側傾斜、下顎中切歯の唇側傾斜と挺出、上顎右側第一大臼歯の近心移動と上方移動、上顎左側第一大臼歯の近心移動および下顎第一大臼歯の整直を認めた（図10b,c）。

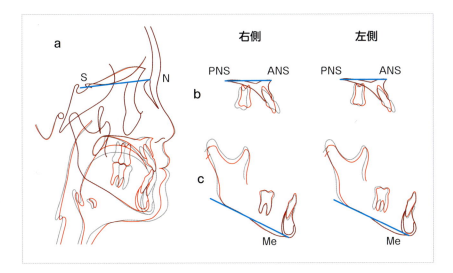

図10 治療前後の側面頭部エックス線規格写真透写図の重ね合わせ
a：顎顔面全体の重ね合わせ
b：上顎骨の重ね合わせ
c：下顎骨の重ね合わせ
―― 治療前
―― 治療後

（遠藤敏哉）

B 歯科審美の臨床

3) 舌側（リンガル）矯正

　一般的に、日本人の表情はわかりづらいといわれている。昔の女性は、笑うときには、扇子か袖で口を隠して笑っていた。それは、奥ゆかしい、控えめな日本人の心情を表した文化だと考えられる。しかし、グローバル社会におけるコミュニケーションには、わかりやすい表現が必要かもしれない。2009年6月、日本臨床矯正歯科医会は全国の10〜50代の男女計1,000名を対象に、『歯並びと矯正歯科治療』に関する意識調査を実施した[1]。その結果、歯並びは第一印象を左右すると回答した人が72.6%にものぼり、近年における日本人の歯並びへの関心の高まりが浮き彫りになった。

　しかし、日本では矯正装置に抵抗があるため、「矯正歯科治療を行わない。目立たない装置があれば治療したい」と考えている人が多いのが現状である。そこで近年、目立たない装置としてさまざまな**舌側（リンガル）矯正**や**マウスピース矯正**の装置が開発され、臨床応用されている。本項では、その一部を紹介するとともに、トラブル症例についても言及し、適正な矯正歯科臨床を行うための一助としたい。

　舌側（リンガル）矯正とは、矯正装置（**リンガルブラケット**）を歯の裏側に装着する治療法で、矯正治療中であることを気づかれずに行える固定式の治療法である。舌側矯正のメリットは、他人から見えない、唇側のカリエスリスクが低い、臼歯の固定が強く前歯を舌側移動しやすい、舌癖改善に役立つ、などが挙げられる。一方、デメリットは、舌側装置による違和感・痛み、食事のしづらさ・咀嚼障害、発音障害、装置の脱離、ブラケット間距離が短い、ワイヤーベンディングが難しい、などである。

　歯の裏側の装置である「舌側矯正」は、1976年に藤田欣也ら[2-4]が世界に先駆けてリンガル専用ブラケットを考案し、マッシュルームアーチワイヤーを使用した舌側矯正方法として実用化した。近年、舌側矯正のデメリットを解決するための装置が発表されるとともに、CAD/CAM などのデジタル技術の普及によってさまざまなシステムが発表された。わが国においても、CAD/CAM を応用した舌側矯正システムは、2018年8月現在、Incognito（スリーエム ジャパン）、WIN（DW Lingual Systems Japan）、HARMONY（ハーモニー・ジャパン）、suresmile（Orametrix 社）などが実用化されている。

（1）インコグニート（Incognito）

　Incognito は世界で最も利用されている舌側矯正システムの一つであり、2002年ドイツのWiechmann D[5,6]により報告された。この方法は、従来のリンガルブラケット矯正装置とはデザイン・製造法が全く異なっていた。セットアップ模型を 3D スキャナーでデジタル化し、リンガルブラケットを CAD/CAM を用いてコンピュータ上で設計する。さらに、ワイヤーも個別にロボットが作製する。つまり、舌側ブラケット、アーチワイヤーは、患者個別にカスタマイズされている。本項では、Incognito アプライアンス システムについて解説するとともに、症例を供覧する。

（2）Incognito の製造工程

　Incognito の製造工程[7,8]は次の通りである。
- 印象採得は、精密なシリコーン印象法（1回法または2回法）を用いたアナログ法、または 3M 社の True Definition Scanner、3shape 社の Trios による光学印象によりデータ取得を行うデジタル法が選択できる。
- ラボへのケース情報の送付は、アナログ法の場合は航空便でドイツ・バドエッセンの工場へ送付され、デジタル法は、LAN にて 3M 社のサーバーを経由して工場にデータ送信される。

- シリコーン印象または歯列のデジタルデータがバドエッセンの工場で受け取られた後は、咬合器とワックスバイトを用いて咬合器付着され、治療計画に基づいた治療セットアップが行われる（歯列のデジタルデータを受け取った場合は、デジタルセットアップの選択肢もある）。
- セットアップ模型は高精度 3D スキャナーで非接触スキャニングされた後、CAD/CAM を用いてバーチャルブラケットがデザインされる。この工程は、患者個々の歯の舌側面に沿ったカスタムメイドのブラケットベースを作製、その後、ブラケット本体がライブラリーから選択され、ソフトウェアでアレンジされる。垂直的位置、角度、トルクがそれぞれのブラケットに組み込まれ、患者個々のプレスクリプションが設計される。個々に作られたブラケットは歯の解剖学的形態に適合している。
- 高性能ラピッドプロトタイピングマシーンを用いたバーチャルブラケットからワックスパターンが作られ、硬度の高い金合金によって最終製品が鋳造される。ブラケットは、患者の快適性を高めるためタンブリング、研磨される。
- セットアップ模型上で製造されたブラケットは不正咬合模型に設置され、インダイレクトボンディングトレーが製作される。トレーには、シリコーン樹脂で作製されたアナログトレーと 3D プリンターで作製されたプレシジョントレーが選択できる。
- 上記の後、歯の最終的な位置に基づいて、一連のカスタムアーチワイヤーがベンディングロボットによって作製される。ワイヤーのジオメトリーは CAD/CAM プログラムで計算され、どの順番のワイヤーも最終的な歯の位置を目指す。
- 作製されたブラケット、ワイヤー、インダイレクトトレーは、アナログ発注の場合は約 6 ～ 7 週間、デジタル法の場合は約 5 週間で納品される。

（3）Incognito による治療

① 初診時の症例の概要

　患者は、初診時年齢 26 歳 2 カ月、女性。出っ歯を治して、口を閉じやすくしたいとの主訴だった。転居に伴う転医であったが、見えない矯正歯科治療を希望した。顔貌所見は、正貌は左右対称で、側貌はコンベックスタイプであった（図 1）。口腔内所見・模型所見は、Angle Ⅱ級 1 類、上下顎前突と叢生、8|、|7 の鋏状咬合が認められた。オーバージェットは＋ 7.0mm、オーバーバイトは＋ 4.0mm であった。顔面正中に対して上下顎の正中が左側に＋ 0.5mm 偏位していた。 既に前医により矯正歯科用アンカースクリューが口蓋側に埋入されていた（図 1）。パノラマエックス線写真所見：|7 は抜歯済み、|8 が認められた。また、側面頭部エックス線規格写真所見は、骨格系の角度計測から SNA 80.3°（－ 1 SD）、SNB 74.2°（－ 2 SD）、ANB 6.1°、歯系の角度計測は U1-FH plane angle 111.0°（Mean）、L1-Mandibular plane angle 113.43°（＋ 3 SD）などの値を得た。

② 初診時診断

　以上の所見から、下顎劣成長による骨格性Ⅱ級、歯性 Angle Ⅱ級 1 類、上下顎前突。8|、|7 の鋏状咬合と診断した。

③ 治療方針

　4|4 、|7 の抜歯を伴う矯正治療を行うこととした。矯正装置は、舌側（リンガル）矯正 Incognito を選択した（図 2）。

④ 治療結果

　顔貌所見は、正貌は左右対称で、側貌はストレートタイプとなった（図 3）。口腔内所見・模型所見は、

顔面正中に対して上顎の正中は一致した。下顎の正中は上顎に対して0.5mm左側に偏位していた。オーバージェットは＋2.0mm、オーバーバイトは＋2.0mmであった。大臼歯関係は両側AngleⅠ級、犬歯関係も左右ともⅠ級で良好な結果を得た（図3）。

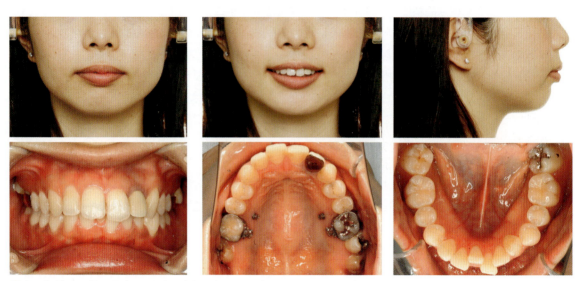

図1　初診時の顔面写真および口腔内写真

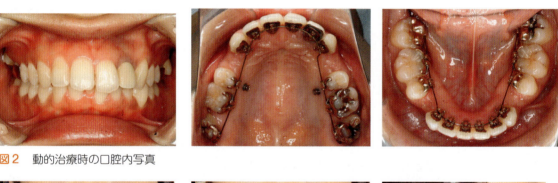

図2　動的治療時の口腔内写真

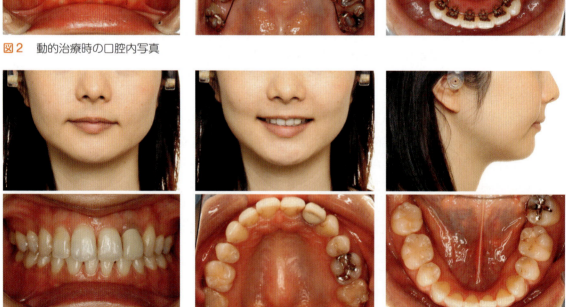

図3　保定時の顔面写真および口腔内写真

4) マウスピース矯正

　マウスピース矯正とは、カスタムメイドの透明な可撤式の**アライナー型矯正装置**（以下、アライナー）を使用した矯正歯科治療のことである。舌側（リンガル）矯正と同様に矯正歯科治療中であることを周りに気づかれずに行える可撤式の治療法である。マウスピース矯正のメリットは、他人から見えない、取り外しが可能なのでプラークコントロールが行いやすい、金属アレルギーの患者にも適応可能、ブラケットのボンディング、ワイヤーベンディング、結紮などがないため、矯正専門医でなくても扱いやすい、などが挙げられる。一方、デメリットは、治療結果が患者の協力により影響される、圧下・挺出・歯軸・アンギュレーションのコントロールが難しい、抜歯症例は難しい、矯正専門医でなくても使用することができるため、矯正診断が適切でない場合、トラブルが起こる可能性がある、などである。

　透明な可撤式のアライナーを使用した「マウスピース矯正」は、CAD/CAM技術が発展する前から存在していた。我々も、わずかな後戻り症例は、診療の度に印象採得を行い、セットアップ模型を作製したうえで歯の移動を目的としたアライナーを作製した。また、特徴的な装置の一つに、1992年に吉井 修らが発表した、硬軟2種類の異なるシートから作製されたソフトリテーナー（Osamu Retainer）[9]も存在していた。しかし、1997年、アライナーの作製にCAD/CAM技術を応用したInvisalign[10,11]が発表された。近年、わが国においても、CAD/CAMを用いたマウスピース矯正システムは、2018年8月現在、Invisalign（アライン・テクノロジー）以外にも、TRANSCLEAR（ジーシーオルソリー）、ASO Aligner（アソインターナショナル）、クリアアライナー（和田精密歯研）などが実用化されている。

（1）インビザライン（Invisalign）

　1997年、当時スタンフォード大学の学生だったZia ChishtiとKelsey Wirthは、装置作製にデジタル技術の応用を考え、アメリカ西海岸のシリコンバレーにてアライン・テクノロジー社の設立とともにInvisalignを開発した。Invisalignは精密検査で得られた3Dデータをもとに、患者一人一人に合わせてマウスピースを設計。「クリンチェック」と呼ばれる三次元シミュレーションソフトを通じ、コンピュータ画面上で歯科医師が治療計画を策定、治療完了に至るまでのアライナーの必要個数、形状が決定され、治療開始前にすべてのアライナーが

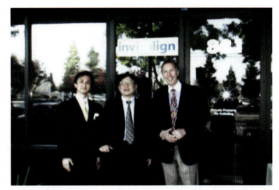

図4　2003年アライン・テクノロジー本社にて

一度に製造されるという画期的なものだった。1998年にアメリカFDA（米国食品医薬品局）の医療品としての認可を受けた後、1999年にアメリカ、2001年にヨーロッパで導入された。その後、2002年にアライン・テクノロジー・ジャパン社が設立され、2006年より日本においてもInvisalignの正式販売が始まった。**図4**は、2003年に著者らがサンノゼのアライン・テクノロジー社を訪問した時の写真だが、高額なCAD/CAM機器が整然と並べられ、時代の変化を強く感じたことを思い出す。本項では、Invisalignシステムについて解説するとともに、症例を供覧する。

（2）Invisalign の製造工程

Invisalign の製造工程は、次の通りである。

- 印象採得は、精密なシリコーン印象法（1回法または2回法）を用いたアナログ法、またはアライン・テクノロジー社のiTero Element による光学印象によりデータ取得を行うデジタル法が選択できる。
- ラボへのケース情報の送付は、アナログ法の場合は航空便で米国のアライン・テクノロジー社に、デジタル法の場合はLANにてデータ送信される。
- アライン・テクノロジー社の技術者は、提出されたシリコーン印象またはデジタルデータと医院から提出された治療計画の処方書を元に、コンピュータ上で歯の移動シミュレーションを行う。1ステップの歯の移動距離は、最大で約0.25mm である。
- 作成された歯の移動シミュレーションは、アライン・テクノロジー社が開発したクリンチェックというソフトウェアを用いて閲覧、修正できる（図5）。担当歯科医師は、インターネット上でクリンチェックを見ながら、治療計画を基に歯の移動の確認、アタッチメント、IPR（interproximal enamel reduction）などの必要性を確認し、適正な指示が確定したら承認する。
- 承認後は、工場で治療終了時までのアライナーが作製される。まずは、3Dプリンターで治療計画に則って移動させた3D歯列モデルが作製される。その後、アライナーは、3D歯列モデルから二次的にアライナーシートを用いて吸引成型され、そのシートはロボットが切り出した後に研磨され完成する。
- 作製された2週間ごとに替えるアライナーは、ステップごと一つひとつパッケージされ、約4～6週間後に納品される。なお、アライナーシートの材料自体は、2008年12月に薬事法上の認可を取得している。

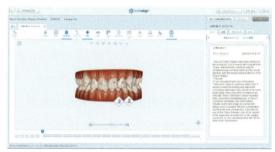

図5　クリンチェック
インターネット上のクリンチェックで歯の移動シミュレーションを行う。

（3）Invisalign による治療

① 初診時の症例の概要

患者は、初診時年齢31歳2カ月、女性。受け口、凸凹を主訴として来院した。顔貌所見は、正貌は左右対称で、側貌はコンケイブタイプであった（図6）。口腔内所見・模型所見は、AngleⅢ級、前歯部反対咬合と叢生が認められた。オーバージェットは－0.2mm、オーバーバイトは±0.0mm であった。顔面正中に対して上顎の正中が左側に2.0mm に偏位していた（図6）。パノラマエックス線写真所見は、8|、8|8 が存在していた。側面頭部エックス線規格写真所見は、骨格系の角度計測からSNA 83.1°（＋1SD）、SNB 80.7°（＋1SD）、ANB 2.4°、歯系の角度計測はU1-FH plane angle 110.2°（－1SD）、L1-Mandibular plane angle 89.6°（－2SD）などの値を得た。

② 初診時診断

以上の所見から、下顎過成長による骨格性Ⅲ級、歯性AngleⅢ級、前歯部反対咬合を伴う叢生と診断した。

③ 治療方針

$\frac{4|4}{4|4}$ 、$\overline{8|}$ 、$\overline{8|8}$ の抜歯を伴う矯正治療を行うこととした。治療初期は、リンガルアーチとセクショナルアーチを併用して部分的に叢生を改善した後、マウスピース矯正 Invisalign にて治療を行うこととした（図7）。

④ 治療結果

顔貌所見は、正貌は左右対称で、側貌はストレートタイプとなった（図8）。口腔内所見・模型所見

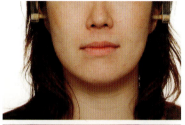
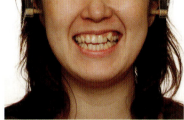
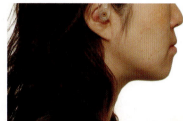
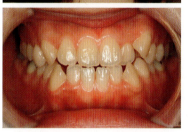
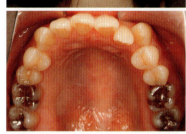
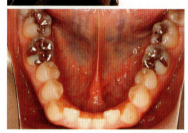

図6 初診時の顔面写真および口腔内写真

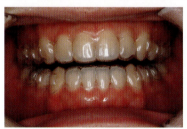
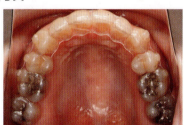
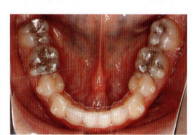

図7 動的治療時の口腔内写真

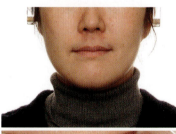
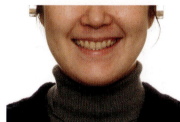
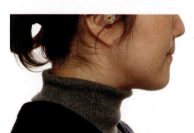
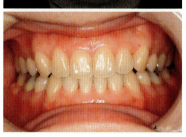
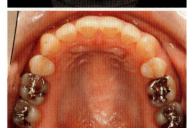
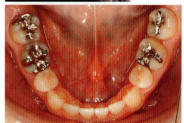

図8 保定時の顔面写真および口腔内写真

は、顔面正中に対して上下顎の正中は一致した。オーバージェットは＋1.5mm、オーバーバイトは＋2.0mmであった。大臼歯関係は両側 Angle Ⅰ級、犬歯関係も左右ともⅠ級で良好な結果を得た（図8）。

（4）マウスピース矯正で起こるトラブル

近年、一部でカスタムメイドのアライナーを用いたトラブルが発生している。大学病院においても、歯列の拡大しすぎで上下顎前突を惹起し、口唇閉鎖ができない・口呼吸になってしまった、上顎犬歯が埋伏している混合歯列期で不用意に拡大してしまい、前歯や小臼歯の歯根吸収を招いた（図9）、などの診断ミスと考えられるセカンドオピニオン症例が散見される。中には、パノラマやセファロなどの検査もせずに、製作者（企業・技工所など）側から提示されるコンピュータ・シミュレーションを鵜呑みにしてマウスピース矯正を行うなど、信じがたい事実もある。そこで我々は2016年3月、日本アライナー医療研究会を発足し、マウスピース矯正の基礎から問題点と解決策について討議している。

一方、厚生労働省は、Incognito や Invisalign などの海外カスタムメイド型矯正装置は、歯科技工士法上の矯正装置にも、薬事法上の医療機器にも該当しないと示している。加えて、診療にあたっては、「歯科医師が患者への十分な情報提供を行ったうえで患者の理解と同意を得ることを遵守するとともに、歯科医師の全面的な責任の下で使用されたい」と指示されている。

そこで公益社団法人日本矯正歯科学会は、診断と治療計画の立案は、必ず治療を担当する歯科医師が行わなければならない。したがって、担当歯科医師には、矯正診療に関する専門的な診断能力、治療技能、経験が不可欠であると示している[12]。

デジタル技術の発達により日々素晴らしい矯正装置が開発されている。しかし、その道具を使うのは歯科医師である。医療として矯正歯科治療を行うためには、検査・診断が重要である。新技術に安易に飛びつくのではなく、患者のために適正な治療計画を立案し、万が一、新技術のみで予想された治療効果が得られない場合、代替治療を提示できるなど、責任をもった治療が行われることを期待してやまない。

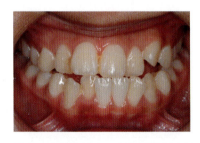 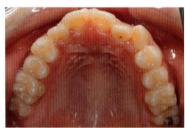 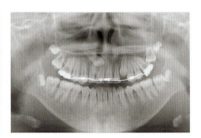

図9　上顎の拡大により右側中切歯の歯根吸収を起こした症例

（中納治久、槇 宏太郎）

参考文献

1) 日本臨床矯正歯科医会ホームページ：意識調査，市民1,000に聞く「矯正歯科？」，http://www.jpao.jp/15news/1535awareness-survey/（2018年8月7日アクセス）
2) Fujita K：Development of lingual-bracket technique（esthetic and hygienic approach to orthodontic treatment），J.Jpn.Soc.Dent.Apparatus Materials, 19, 81-94, 1978.
3) Fujita K：Development of lingual-bracket technique, J.Jpn.Orthod.Soc, 37，381-384, 1978.
4) Fujita K：New orthodontic treatment with lingual bracker mushroom arch wire appliance, Am.J.Orthod, 76, 657-675, 1979.
5) Wiechmann D：A new bracket system for lingual orthodontic treatment part Ⅰ；theoretical brackground and development, J.Orofac.Orthp, 63, 234-245, 2002.

6）Wiechmann D：A new bracket system for lingual orthodontic treatment partⅡ；first clinical exoerience and further development, J.Orofac.Orthop, 64, 372-388, 2003.

7）中納治久，槇 宏太郎：CAD/CAMを応用した舌側矯正治療法（iBraces/Incognito）の紹介，Dental Medicine Research, 293, 259-265, 2009.

8）杉山晶二，広瀬圭三，居波 徹：フルデジタルによるカスタムリンガル矯正，医歯薬出版，東京，8-29, 2017.

9）吉井 修：Soft Retainerの概要と臨床応用，矯正歯科臨床ジャーナル，8, 25-42, 1992.

10）Boyd RL：Esthetic orthodontic treatment using the invisalign appliance for moderate to complex malocclusions, journal of dental education, 72, 948-967, 2008.

11）Kravitz ND, Kusnoto B, BeGole E, et al：How well does Invisalign work? A prospective clinical study evaluating the efficacy of tooth movement with Invisalign, Am J of Orthod Dentofacial Orthop, 135, 27-35, 2009.

12）槇 宏太郎，他：アライナー型矯正装置による治療指針，日本矯正歯科学会 マウスピース矯正歯科装置指針WG，東京，2017.

B 歯科審美の臨床

7 保存修復

1) 臼歯の修復

（1）適応症

　主として部分的な歯の実質欠損の修復にコンポジットレジンを用いた審美修復が適応される。しかし、咬頭を含む臼歯部の大きな実質欠損に対しては、コンポジットレジンの材料学的強度を考慮すると、セラミックインレーなど間接修復を適応したほうが無難である。また、二次う蝕や破損に対しては、コンポジットレジンを用いた補修修復が適応されることがある。

（2）直接法コンポジットレジン修復の術式

① 術前準備

a．口腔衛生指導

　口腔衛生状態が不十分な症例では、まず口腔衛生指導を徹底し、審美的な健康歯肉を獲得することが優先事項となる。

b．歯面清掃と歯石の除去

　歯の表面の着色や沈着物の除去（歯面清掃）とスケーリングを行う。このステップは審美的な修復物の色調を周囲歯質の色調に適合させるために必要不可欠である。

② 窩洞形成の前準備

a．咬合状態の把握

　窩洞形成前に中心咬合位における咬合接触点を印記し、咬合接触点上に窩洞外形線を設定しないように注意する。外形線上で咬合接触する場合、修復物の辺縁破折が生じやすい。

b．除痛法

　コンポジットレジン修復では、う窩の開拡から感染象牙質の除去に至るまで健全象牙質を切削することは少なく、切削痛の発現はほとんどない。しかし、う蝕の進行状態、歯髄の状態、あるいは患者の年齢や心理状態によって切削痛を訴える場合、適切な除痛法で対応する。

c．シェードテイキング

　患歯の色調に合ったシェードを選択するには、一般的にシェードガイドによる視感比色法を用いる。また、コンポジットレジンは半透明性を有しているので、背景色の影響を考慮する必要がある。なお、色の識別が困難な場合には、臨床応用可能な測色器を利用するとよい。複数のシェードを用いて分割積層充塡を行う場合、窩洞内の部位に応じたシェード選択を行う必要がある。

d．患者へのインフォームド・コンセント

　歯の色や形態を改善する症例では、インフォームド・コンセントを十分に行い、シェード決定に際して患者の理解と同意を得ることが必要である。

e．術野の確保・ラバーダム防湿

　ラバーダム防湿は唾液、呼気および周囲軟組織から患歯を隔離して、最良の修復環境を提供できる。複数歯あるいは隣接面の修復では、患歯を含めた多数歯の露出を行う（多数歯露出法）（図1）。この方法は術野を広く確保でき、隔壁装着や歯間分離を行うために必要な器具の設置が容易である。

f. 歯肉排除

歯肉縁付近や歯肉縁下における修復では、修復部位に近い遊離歯肉が修復操作の障害になるため、主として**歯肉排除用コード（綿糸）**を用いて歯肉を確実に排除する。

g. 歯間分離・プレウェッジ

プレウェッジとは、窩洞形成前に患歯と隣接歯の間の鼓形空隙にウェッジをきつく挿入し、歯間分離を行う操作である。填塞直前に行うよりも、歯間分離に時間をかけることで確実に分離効果が得られる。また、プレウェッジにより隣接歯隣接面や**歯間乳頭を切削傷害から保護する**ことも可能である（図2）。

③ 窩洞形成

窩洞形成の基本操作としては、エアタービンハンドピースとラウンドあるいはペアシェイプのダイヤモンドポイントを用いて**う窩の開拡**を行い（図3）、次にう蝕検知液等を併用しながらマイクロモーターハンドピースとラウンドスチールバーやエキスカベーターを用いて罹患象牙質を除去する。

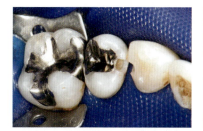
図1　多数歯露出ラバーダム防湿法

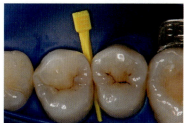
図2　プレウェッジ

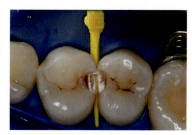
図3　隣接面う蝕におけるう窩の開拡

コンポジットレジン修復窩洞の特徴（図4）

- **窩洞外形**：罹患歯質を除去した外形のままでよい。ただし、外形線は円滑な曲線とし、**咬合接触点上に設定しない配慮**が必要である。
- **保持形態**：接着性修復は窩洞の保持形態は不要であり、可及的に健全歯質を保存する。
- **抵抗形態**：修復物が薄すぎたり、薄い遊離エナメル質が残置されたりした場合、修復物の体部破折や辺縁破折が生じる危険性がある。咬合ストレスを考慮した適切な抵抗形態を付与する。
- **便宜形態**：隣接面う蝕では、唇頬側、舌側あるいは咬合側方向に窩洞を開放し、罹患歯質を除去して窩洞を完成する。その開放量は**良好な填塞操作性**を確保しながらも、健全歯質の削除は必要最小限に留める。
- **窩縁形態**：ベベル付与により辺縁封鎖性が向上し、さらに修復物辺縁の色調が周囲歯質と移行的になり、不明瞭化する。1級や2級窩洞では咬合状態をチェックし、咬合接触点上にベベルが付与されないように配慮しながら、バットジョイントあるいはラウンドベベルを選択する。

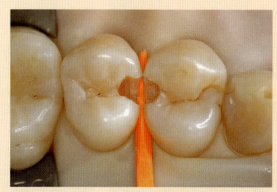
図4　コンサーバティブな2級コンポジットレジン窩洞

④ 塡塞の前準備、塡塞・成形および光重合

a. 塡塞の前準備（隔壁装着）

隣接面を含む臼歯コンポジットレジン修復は、**隔壁装着の良否がキーポイント**となる。隔壁材（マトリックス）の装着には、各種マトリックスシステムが用いられる。最新のマトリックスシステムは、基本的にセクショナルマトリックス、リング状リテーナーおよびウェッジから構成されている（図5）。

b. 窩洞の歯面処理（接着処理）

接着システムを応用して確実な歯面処理を行う。その際、使用する接着システムの適切な操作法を熟知してから行うべきである。後述の接着システムの詳細な解説を参照されたい。また、歯面処理中は唾液や血液で窩洞が汚染されないよう細心の注意を払い、可及的にラバーダム防湿下で行う。

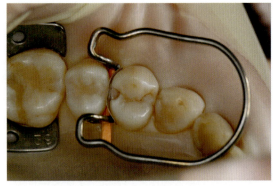

図5 セクショナルマトリックス、リング状リテーナーおよびウェッジを組み合わせた隔壁法

c. 塡塞・成形

窩洞が浅い場合は一括塡塞法を用いてよいが、窩洞が深い場合は、深部の確実な重合や重合収縮応力の緩和の目的で**分割積層塡塞法**を用いる（図6）。また、窩底部の象牙質面に**フロアブルレジン**を薄く一層置いて光重合させると、コントラクションギャップの発生を抑制できる。最終塡塞後、各種充塡器や専用筆で適切な修復物の形態に付形する。事前に準備した圧子があれば、塡塞物の上から圧接し付形する。

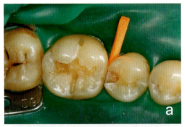 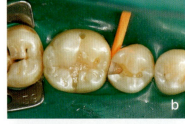 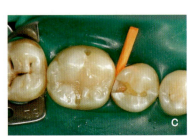
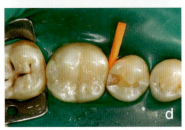 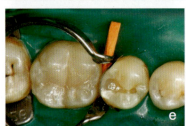 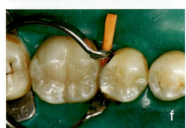

図6 分割積層塡塞法（a〜d：1級窩洞、e, f：2級窩洞）
a：1級窩洞（6̲）と2級窩洞（5̲）を形成した。
b：窩底面にフロアブルレジンを一層塗布して光重合後、頬側遠心咬頭内斜面をユニバーサルレジンで築盛、光重合した。
c：頬側近心咬頭内斜面をユニバーサルレジンで築盛、光重合した。
d：同様に舌側咬頭内斜面を築盛、光重合し、咬合面形態を付与した。
e：隔壁を装着し、辺縁隆線部をユニバーサルレジンで築盛、光重合した。
f：残りの窩洞を塡塞、咬合面形態を整えて光重合した。

d. 光重合

　填塞物の最深部まで確実に光重合させることが重要であり、照射方向、照射時間、光強度、使用レジンのシェードなどを考慮して適切な光照射を行う。**段階照射型や出力漸増型の光照射器**を用いれば、コンポジットレジン修復物の重合収縮応力を緩和できるとされている。

⑤ 仕上げ研磨

a. 形態修正

　窩縁外に溢出したレジンは、レジンナイフ、超微粒子ダイヤモンドポイントあるいは研磨用カーバイドバーを用いて除去し、修復物外形を大まかに整える。

b. 咬合調整

　コンポジットレジン修復物に早期接触や干渉部があれば削除し、咬合接触状態を調整する。強い早期接触点を残すと修復物の破損原因となるので注意する。また、形態修正と咬合調整は必要最小限に留め、修復物にできるだけ**ストレスを与えないよう軽圧で行う**。

c. 仕上げ研磨（図7）

　原則として修復後 **24 時間以上経過**してから行い、**即日研磨は避けるべき**である。填塞後の時間経過により修復物の十分な重合硬化と吸水膨張による重合収縮応力の緩和が得られるため、研磨によるストレスが負荷されても接着界面における接着性が損なわれず、研磨面の着色も生じにくいといわれている。

　必要に応じて修復物の形態を最終的に整えた後、シリコーンポイントや研磨用ディスクを用いて修復物表面の艶出し研磨を行う。研磨用ペーストを併用することもある。ただし、コンポジットレジンの種類によっては研磨用ペーストの遊離砥粒で研磨面がかえって粗くなってしまうことがあるので注意を要する。隣接面の研磨には、研磨用ストリップスが用いられる。研磨用器具は目の粗いものから細かいものへと順次使用する。

⑥ 術後の管理（図8）

　定期的リコールにより修復物のメンテナンスを行うことが重要である。リコール時に軽度な修復物破損を見つけた場合には、補修修復で対応できる。

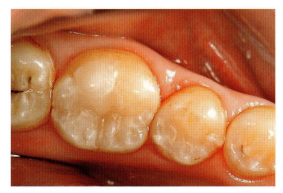

図7　1週間後に仕上げ研磨を行った。

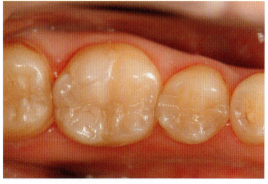

図8　2年後の所見。修復物に不具合はなく良好に経過している。

（3）コンポジットレジンインレー修復の術式

術前準備～窩洞形成の前準備までは、直接法コンポジットレジン修復と同様な術式をとる。

① 窩洞形成

う窩の開拡を兼ねて**コンケイブ型インレー窩洞**を概成する。使用するダイヤモンドポイントは、テーパードシリンダー・ラウンドエンドタイプが適している。概成後、感染象牙質の取り残しがあれば、球状ダイヤモンドポイントあるいはスチールバーを用いて低速回転で確実に除去する。感染象牙質を除去した部位は、歯面処理後フロアブルレジンを用いて埋立てし、窩洞形態を修正する（**ベース・便宜裏層**）（図9a）。健全な象牙質面も含めて歯面処理し、象牙質窩壁全面をフロアブルレジンで被覆すればレジンコーティングとなる。**レジンコーティング**は象牙質・歯髄複合体の保護膜として**外来刺激を遮断する**とともに、レジンセメントを介した**インレー体の接着性を向上させる**働きがある。必要に応じて再形成し、窩洞形態を整える。

コンケイブ型インレー窩洞の特徴（図9a、図10）

- **窩洞外形**：イスムスが不明瞭な円滑曲線とする。2級窩洞の場合、予防拡大（側室の開放角）は最小限に留め、歯肉側窩縁は歯肉縁上に設定する。
- **保持形態**：接着性窩洞では、箱型や鳩尾形などの保持形態は明確に付与する必要はない。
- **抵抗形態**：**窩洞の深さと幅は十分に確保**し、**点線角に丸味を付与**する。咬合力に対する抵抗性を修復物に与えて破折しにくくするのに重要である。
- **便宜形態**：**やや強めの外開き**と点線角の丸味を付与し、修復物の窩洞適合性を向上させる。
- **窩縁形態**：基本的には**バットジョイント（ノンベベル）**とする。

---

② 印象採得と咬合採得

基本的にはシリコーンゴム印象材を用いた精密印象採得を行う。フロアブルレジンを用いたベースやレジンコーティング面は、最表層に未重合層（酸素による重合阻害層）が存在する。この未重合層はシリコーンゴム印象材の硬化を阻害して印象面が粗造になるので、**アルコール清拭で未重合層を必ず除去**してから印象採得を行う。一方、寒天－アルジネート連合印象は未重合層による印象面への影響は受けないので、未重合層を残したまま印象採得が可能である。咬合採得はシリコーンゴム印象材を用いたマッシュバイトが一般的である。

③ 仮封

常温重合レジンを用いた暫間インレーを作製し、仮着する方法がよい。**ユージノールやカルボールはレジンセメントの重合反応を阻害する**ため、仮着用セメントはこれらの成分を含まないものを使用する。

④ コンポジットレジンインレーの作製

技工過程の詳細については、B-第2章7-4）「CAD/CAM」（p.99）を参照。

⑤ コンポジットレジンインレーの装着（図9）

a. 窩洞の清掃

暫間インレー除去後に窩壁に付着・残存している仮着用セメントの除去は十分に行う。窩壁に仮着用セメントが残存するとレジンセメントの接着が阻害されるので注意を要する。**注水下で回転ブラシを用いて清掃**すれば、窩壁に残った**仮着用セメントを確実に除去**できる。

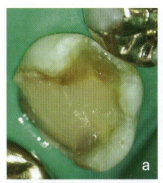
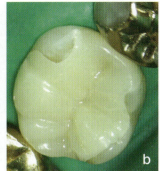
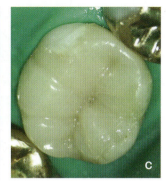
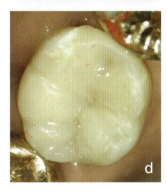

図9 コンポジットレジンアンレーの装着
a：コンケイブ型アンレー窩洞から暫間レジンアンレーを除去し窩洞清掃後、ラバーダム防湿を施した。
b：アンレー体を再試適した。
c：被着面処理後、デュアルキュア型レジンセメントを用いてアンレー体を装着した。
d：アンレー体接着後に咬合調整を行った。

b．インレー体の試適と被着面処理

　窩洞にインレー体を試適し、窩洞適合性をチェックする。試適段階での咬合調整は、インレー体の破折を招く危険性があるので実施しない。インレー体の適合性が良好であれば、被着面処理を行う。まず、**サンドブラスト処理**を行い、超音波洗浄後にリン酸水溶液を塗布して5秒間ほど放置した後、水洗乾燥する。次に**シランカップリング剤を塗布**し、弱圧エアブローで乾燥する。

c．窩洞の歯面処理

　可及的にラバーダム防湿を施してから歯面処理を行う。隣接面を含む窩洞では多数歯露出法を行う。特に下顎臼歯部におけるインレー修復では、唾液排除の点からラバーダム防湿が有効である。一般的に、歯面処理剤は使用する**レジンセメント製品に付属しているもの**を用いるが、レジンコーティングを施した窩洞ではリン酸水溶液でエッチングした後、シランカップリング処理を行う。

d．インレー体の装着

　コンポジットレジン系あるいは 4-META/MMA-TBB 系レジンセメントを用いてインレー体を窩洞に装着する。コンポジットレジン系レジンセメントのほとんどは**デュアルキュア型**であり、インレー装着後の光照射が必要である。装着後にまず**3秒間程度の光照射**を行い、窩洞外に溢出した余剰レジンを**軽度に重合硬化させてから除去する**と操作が容易である。その後、光照射を十分に行ってレジンセメントを完全に重合させる。4-META/MMA-TBB 系レジンセメントを使用した場合、隣接面の余剰セメントは半硬化状態でまだ少し軟らかいうちにデンタルフロスで除去し、その他の部位は余剰セメントが硬化してから余剰セメント除去器で除去する。スケーラーを代用してもよい。

e．咬合調整

　インレー装着後に、**各種研磨用 SF ダイヤモンドポイント**を用いて中心咬合位と側方・前方運動時における咬合調整を行う。最後に、削合部位の艶出し最終研磨を行って終了する。

（4）セラミックインレー修復の術式

基本的にコンポジットレジンインレー修復と術式は同じである。若干異なる点としては、外開き程度と隅角の丸味をより強くしたコンケイブ型窩洞（図10）が焼成型セラミックインレー修復に適しており、インレー体の窩洞適合性が向上する。

なお、各種セラミックインレーの製作法については、B-第2章7-4)「CAD/CAM」（p.99）を参照。

（新海航一）

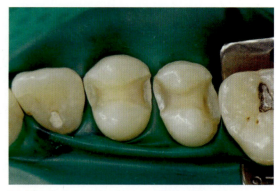

図10　セラミックインレー窩洞に適したコンケイブ型窩洞

【参考文献】
1) Roulet JF, DeGrange M：Adhesion：The silent revolution in dentistry, Quintessence publishing, Chicago, 142-149, 2000.
2) Roulet JF, Wilson NHF, Fuzzi M：Advances in operative dentistry, volume 1：contemporary clinical practice, Quintessence publishing, Chicago, 87-94, 2001.
3) Roulet JF, Wilson NHF, Fuzzi M：Advances in operative dentistry, volume 2：challenges of the future. Quintessence publishing, Chicago, 225-231, 2001.
4) 日本接着歯学会：接着歯学，第2版，医歯薬出版，東京，48-51，2015.
5) 田上順次，奈良陽一郎，山本一世，他監修：保存修復学21，第5版，永末書店，京都，172-177，2017.
6) 千田 彰，寺下正道，寺中敏夫，他編：保存修復学，第6版，医歯薬出版，東京，244-247，2017.

2) 前歯の修復

（1）前準備諸法

① ラバーダム法

修復操作を確実かつ容易に行うために、さまざまな**前準備諸法**が行われるが、その一つにラバーダム法が挙げられる。その目的としては、① 唾液汚染の防止、② 術野の乾燥、③ 軟組織の保護、④ 術野の明視、⑤ 術式の合理化、⑥ 薬液・小器具の嚥下防止、⑦ 患者の治療への不安感排除、⑧ 患者・術者の疲労緩和、などが挙げられる。特に、術野を明視できることによって、確実な接着操作とともにレジンペーストを用いた解剖学的形態の回復が可能となる。前歯部修復においても、可及的にラバーダム法を実施するべきと考えられている。

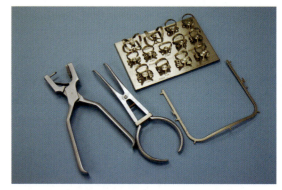

図1　ラバーダム法に用いられるクランプ、クランプフォーセップス、ラバーダムパンチならびにフレーム
これらの形態に関してはいくつかの種類がある。

ラバーダム法を行うにあたっては、その装着に必要な器材としてラバーダムクランプ、クランプフォーセップス、ラバーダムパンチ、ラバーダムフレームおよびラバーダムシートが必要となる（図1）。

② 歯間分離

歯間分離は、歯間距離を増すために行われ、隣接面の検査、切削あるいは研磨などを容易とし、ラバーダム法の補助としても行われる。セパレーターとしては、前歯部用のアイボリー型が、臼歯へはエリオッ

ト型が使用され、くさびの原理によって歯間を離開する（図2）。また、前歯部隣接面を含む窩洞においては、コンタクトを付与するために行うが、適切なエマージェンスプロファイルが付与できるようなウェッジを選択することが必要な症例も多い。すなわち、ウェッジが歯間乳頭を押さえつけてしまうと、歯肉からの立ち上がりの形態をレジンペーストで正しく付与することが困難となってしまうので、適切な形態のウェッジを選択する必要がある（図3）。なお、プレウェッジは、隣接面の検査とともに窩洞形成時の隣在歯隣接面や歯肉の損傷を防ぐために行われる操作である。

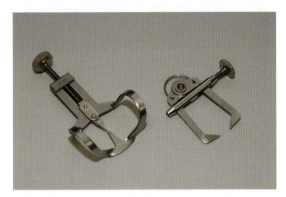

図2　アイボリーおよびエリオットのセパレーター
歯間分離することで、隣接面の検査あるいは修復操作を容易とすることができる。

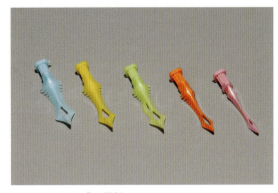

図3　ウェッジの選択
歯間乳頭を損傷することなく歯間離開するとともに、隣接面修復を容易とする形態をもつウェッジの使用も有効である（バイオクリアーダイヤモンドウェッジ）。

③ 歯肉排除（圧排）

　根面う蝕あるいは楔状欠損などの歯頸部疾患で、窩縁が歯肉縁下におよぶ症例で便宜的に歯肉を排除する必要が生じる。その方法としては、歯肉圧排コードの挿入、歯肉圧排ペーストの注入あるいは収斂薬の塗布などが挙げられる（図4）。また、専用のインスツルメント（ジンジバルリトラクター）を用いることや、窩洞が歯肉縁下に及ぶ症例では外科的な切除を行うことによって窩縁を明視下に置くこともある。歯肉排除を行うことで、歯頸部マージンを明視下に置くとともに歯肉溝滲出液の漏出を抑制することなどが期待できる。歯質接着性の向上とともに、修復操作を容易にすることに貢献する。

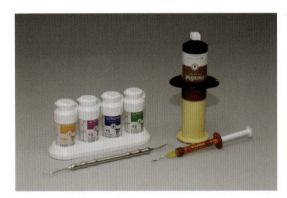

図4　歯肉排除に用いられる歯肉圧排糸（ウルトラパック）、圧入充填器（ウルトラパッカー）および滲出液抑制剤（ビスコスタット）

④ 隔壁

　隔壁は、複雑窩洞を単純窩洞化するとともに、修復物表面形態の付与を目的として行われる。これによって修復操作が容易となるとともに、窩洞への唾液あるいは軟組織の侵入を防ぐことができる。マトリックス種類は多く、テープ状の透明マトリックスから適度なカーブを有した製品、あるいは歯頸部充填に特化したサービカルマトリックスなどが市販されている（図5）。前歯部隣接面専用で、幅あるいは彎曲の程度の異なるマトリックスを用いることで、適切なエマージェンスプロファイルの付与を可能とするとともにバックウォールの形成が容易となる（図6）。また、前歯部隣接面における形態付与に、臼歯部用のマトリックスの使用が有効となる症例も多い。

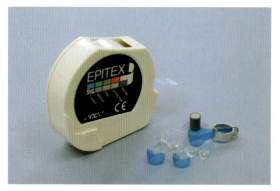
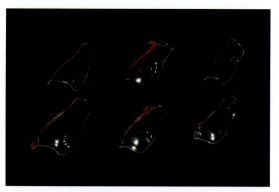

図5 テープ状のマトリックス（エピテックス）、彎曲を付与したマトリックス（アダプトセクショナルマトリックス）および歯頸部修復に用いる圧接子（トランスペアレント　サービカルフォイル）

図6 前歯部隣接面修復に特化したマトリックス（バイオクリアーマトリックス前歯用）
これらを用いることで、適切なエマージェンスプロファイルを付与することができる。

（2）歯頸部修復における留意事項

歯頸部疾患の修復に際しては、ラバーダム装着が困難な場合も多く、歯肉溝からの滲出液や血液による汚染を受けやすいので、歯肉圧排を行うなどの対策が必要となる（図7 a,b）。窩洞形成においては、周囲軟組織の損傷を避けるように慎重にこれを行う（図7 c）。セルフエッチングシステムを使用する際には、プライマーあるいはアドヒーシブを歯面に擦るように塗布することで接着性の向上が期待できる（図7 d）。さらに、アドヒーシブに対する確実な光線照射は、適切な接着性を得るためにも重要である。歯頸部充填においては、この部に咬合時の応力が集中するところから、これを分散する能力を有した弾性係数の低い**フロアブルレジン**が選択される症例が多い。充填に際しては、フロアブルレジンのチップ先端を切縁側窩壁付近に置き、ゆっくりとペーストを押し出すようにするとよい（図7 e,f）。

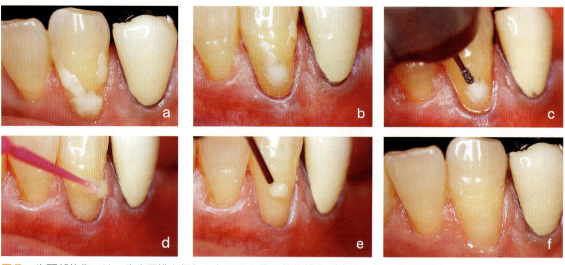

図7　歯頸部修復では、歯肉圧排を行うことでその後の修復操作が容易となる症例が多い
a：術前　b：歯肉圧排　c：窩洞形成　d：アドヒーシブの塗布　f：フロアブルレジンの填塞　g：術後

（3）隣接面を含む窩洞の修復

　う窩の開拡に際しては、径が小さいラウンドあるいはペアタイプのダイヤモンドポイントが用いられる（図8）。切削は歯質削除量を可及的に少なくすることを考慮するとともに、唇側からのう窩の開拡は処置における術野の確保に寄与すること、あるいは病巣の位置や大きさを勘案して切削開始部が決定される（図9a～c）。窩洞形成を行った後に、マトリックスを設置するとともに接着操作を行う（図9d）。次いで、アドヒーシブ処理に引き続き舌側壁へのレジンペーストの塡塞を行うが、これによってその後の充塡操作が容易となるとともに形態付与が容易となる（図9e）。その後、明度のコントロールに留意し、隣接面隅角部における形態付与して修復操作を終了する（図9f）。

　充塡器については、先端が目的に応じた形態を有して、あくまでも使いやすいものを選択するとよい。窩洞の大きさあるいは部位を考慮して、形態の異なる充塡器を使い分けることも、審美性の高いコンポジットレジン修復には大切である。また、レジンと歯質との移行性を高めるとともに、前歯の有する解剖学的形態を再現するために、充塡器の選択とともに平筆の使用は必須である（図10）。

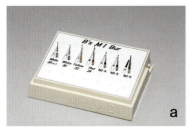 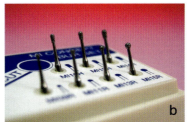 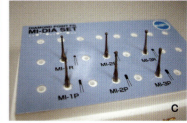

図8　ミニマルインターベンションの概念に沿って考案された各種ダイヤモンドポイント（B's MIバー、MIコンセプトバー、MIダイヤセット）

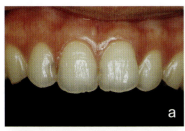 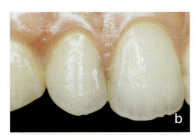 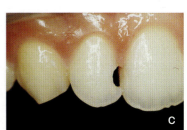

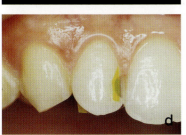 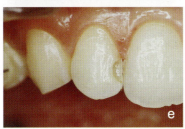 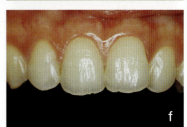

図9　前歯部で、歯質の裏打ちのない窩洞では、まず舌側壁にレジンペーストを塡塞し、その後に唇側面を賦形するとよい
a：術前　b：側切歯近心面に病巣　c：窩洞形成　d：マトリックスの設置　e：舌側壁の塡塞　f：術後

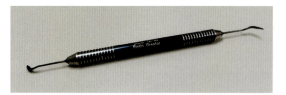
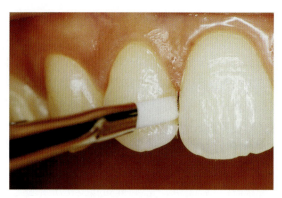

図10 前歯部修復においては、適切な形態を有した充塡器（MM レジンクリエータ）ならびに筆（ユニブラシ No. 4）を使用することで解剖学的な形態を再現できる

（宮崎真至）

3) 接着

　審美的コンポジットレジン修復の発展を支えてきたのは接着システムの誕生とその進化であった。
　1955 年に Buonocore は、酸処理したエナメル質の微細構造に MMA レジンを浸透させる**エナメル・エッチング法**を提唱した[1]。さらに 1965 年に、3M 社が Bis-GMA と水晶粉末フィラーを用いた Addent 35 が世界初のコンポジットレジンとして発売された。1970 年代にコンポジットレジン修復にエナメル・エッチング法と粘性の低いレジンを主成分とするボンディング材を導入することによって、コンポジットレジン修復用接着システムが誕生した。このようにして誕生した接着システムは、1980 年代の**トータルエッチングシステムの開発**を契機として著しい**発展**を遂げることとなった（図1）。

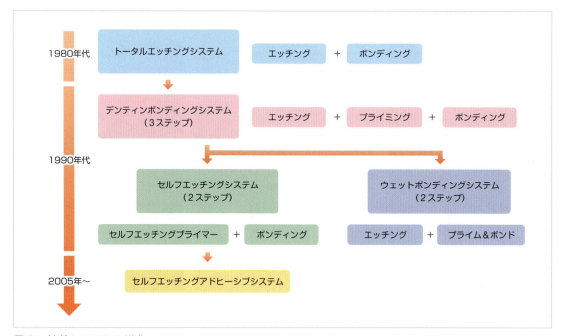

図1　接着システムの進化

（1）エナメル質への接着

　エナメル質を酸でエッチングすることによって得られる効果としては、
　　① 清掃作用：スミヤー層、汚染層の除去

② 粗造化作用：投錨効果と機械的嵌合
③ 極性化作用：化学的反応性の向上
④ ヌレ性の向上：接着材のなじみ

が挙げられる。エナメル質への接着は、酸によって粗造化された被着面にボンディング材が浸透、硬化して生じる投錨効果に依存している。エナメル質を30～40％の正リン酸からなるエッチング材で10～30秒間処理し水洗すると、エナメル小柱表面に微細な小孔が生じボンディング材が浸透してレジンタグが形成され安定した接着力が発揮される（図2）。

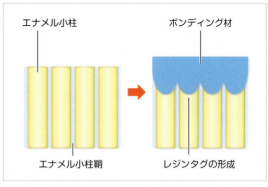

図2　エナメル質の酸エッチングとレジンタグ

（2）トータルエッチングシステム

1978年に総山の指導の下にクラレメディカル社より「クリアフィルボンドシステムF」が世界初のトータルエッチングシステムとして発売された。当時、象牙質のリン酸処理は歯髄為害性の点から欧米では禁忌とされていたが、中林の提唱する**樹脂含浸層（hybrid layer）**を形成するにはきわめて有効であった。またこのシステムにはリン酸エステル系の接着性モノマーであるPhenyl-Pが導入されており、象牙質への接着を可能にした（図3）。

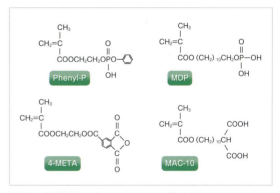

図3　接着性レジンモノマーの代表例

（3）デンティンボンディングシステム（3ステップ）

1990年代に入り、脱灰象牙質へのボンディング材の浸透を促進するために、プライマーが国内外で開発された。1996年、Carvalho & YoshiyamaはPashley教授の指導の下、代表的な親水性モノマーであるHEMAの50％水溶液が、酸処理後水洗乾燥で収縮したコラーゲン層を回復させることを見いだした。これらの知見の下に国内外で、エッチング材、プライマー、ボンディング材からなる3ステップシステムであるデンティンボンディングシステムが発売され主流となった（図4）。

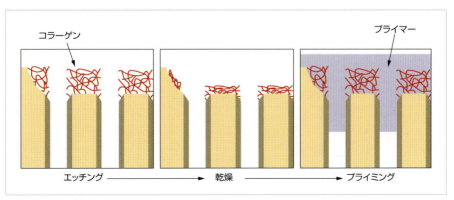

図4　3ステップシステムの接着メカニズム

（4）セルフエッチングシステム

　1990年代前半に登場した3ステップシステムは、接着性能が大きく向上したにもかかわらず、処理ステップ数が増え、一般の開業医からは決して好評とはいえなかった。そこで、より簡便・確実な接着システムとして登場したのが、2ステップのセルフエッチングシステムである。

　1999年にクラレ・ノリタケデンタル社より発売されたクリアフィルメガボンドはこのシステムの代表的な製品で、水、HEMAとMDPを含むpH2前後のセルフエッチングプライマーがスミヤー層を溶解し、厚さ1μm前後の薄い樹脂含浸層を形成する（図5）。メガボンドの接着性能は現在でも世界最高レベルで50MPa以上であり、耐久性も非常に高い。

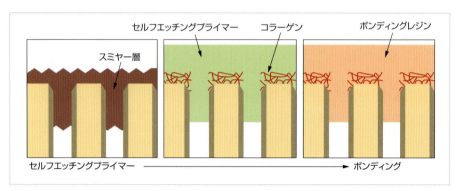

図5　セルフエッチングシステムの接着メカニズム

　一方、松風社ではセルフエッチングプライマーにカルボキシル基（COOH）をもつ酸性モノマーである4-AETを含有させ、2ステップのフルオロボンドを1996年に発売した。フルオロボンドも厚さ約1μmの樹脂含有層と5～10μmの長さのレジンタグを形成し優れた接着能を有している。

　これら国産の2ステップシステムは世界中で高い評価を受け、日本の接着歯学が世界をリードする基盤を作ったといえる。

（5）ウェットボンディングシステム

　一方、1990年代後半のアメリカでは**ウェットボンディングシステム**が主流となった。

　このシステムはKancaが発表したもので、リン酸エッチング後の歯面を乾燥させずに水分を残したままの状態とし、親水性の高いボンディング材を塗布するものである（図6）。このシステムの代表者が3M社のシングルボンドであり、脱灰後の水を含んだコラーゲン層に親水性のボンディング材を浸透させることによって高い接着性を発揮し、5～10μmの厚い樹脂含有層を形成する。しかしながら、脱灰

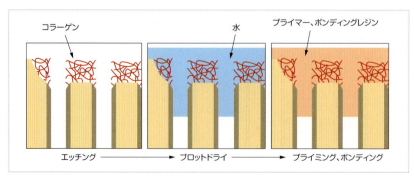

図6　ウェットボンディングシステムの接着メカニズム

象牙質全体にレジン成分を含浸させることはきわめて困難であり、Sano & Yoshiyama はナノレベルの間隙が樹脂含浸層内に多数存在することを明らかにし、**ナノリーケージ**（**Nanoleakage**）と命名した。

（6）セルフエッチングアドヒーシブシステム（1ステップ）

2000 年以降、ボンディング材にエッチング機能をもたせたセルフエッチングアドヒーシブが登場し、現在世界中で急速に普及している。その代表的な製品がクラレノリタケデンタル社のクリアフィルユニバーサルボンド Quick ER であり、**MDP** がスミヤー層を除去し、40MPa 以上の高い接着力を発揮する（図7）。GC 社では MDP および 4-MET を配合し、さらに貴金属にも接着する MDTP を配合した多機能性の G プレミオボンドを発売している。これらの最新の 1 ステップシステムは処理時間ゼロであり、エナメル質、象牙質のみならず貴金属やジルコニアにも強固に接着する。これらの最新のシステムは、メタルプライマーや知覚過敏抑制剤としても使用できることから、**ユニバーサルシステム**とも呼ばれている。

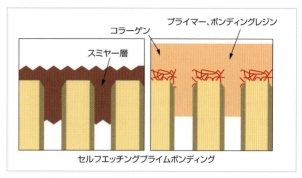

図7　1ステップシステムの接着理論

（吉山昌宏）

4）CAD/CAM

（1）適応症

う蝕治療において可及的に歯質を保存可能、かつ当日中に治療が完了するコンポジットレジン修復は、MI の観点から理想的な修復法の一つであるが、窩洞が大きな場合には重合収縮による影響の回避や形態回復が困難となる。このような症例の場合、口腔内スキャナーを搭載した CAD/CAM を使用し、光学印象採得、チェアサイドでの迅速な設計と修復物製作を行うことで、コンポジットレジン修復と同様に、長期間にわたって良好な予後が期待できる**即日修復**が可能となる[1]。したがって、保存修復領域における CAD/CAM を使用した治療の適応症は、コンポジットレジン修復の適応範囲を超えた大きな窩洞、すなわち MOD インレーやアンレーが挙げられる。

（2）修復術式

① **術前準備、う蝕除去**

前述のコンポジットレジン修復と同様である。

② **窩洞形成**

使用する材料の物性に応じたクリアランスの確保、口腔内スキャナーで認識可能な明瞭なマージンおよび窩底と窩壁の鋭端部をなだらかにすることが要件となる。また、窩洞が歯肉縁下に及ぶ場合は、続く**光学印象採得**が困難となり精度が低下するだけでなく、接着操作にも悪影響を及ぼす。したがって、マージンの最深部は歯肉縁上に極力留めるよう努めるべきである。一方、う蝕が歯肉縁下に存在する場合は、縁下部分をコンポジットレジンにより充塡し、修復物のマージン部分を歯肉縁上へと修正することも有効である[2]。

③ 光学印象採得

従来は歯質の光透過性が高いために専用パウダーを使用する必要があったが、現在はカメラの感度と精度が向上し、色調も判別した動画での撮影が可能となっている（図1）。対合歯および咬合採得も同様にして撮影する。従来の練成材料による印象採得と比較して、コスト、時間を節約でき、嘔吐反射の強い患者にも使用可能である。撮影の際に唾液や血液などの付着は精度を低下させるため徹底して排除すべきであることは従来の印象採得と同様である。

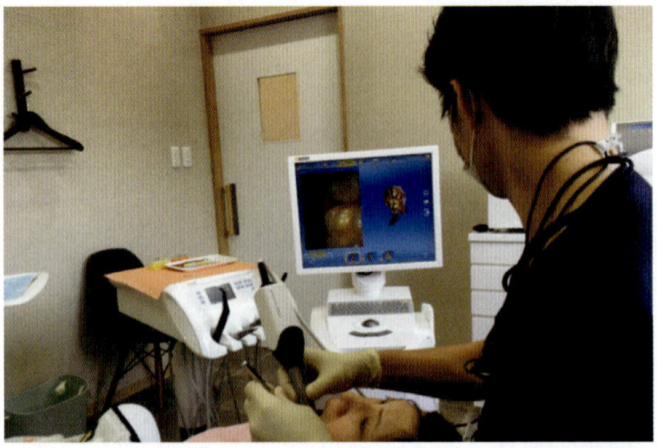

図1　チェアサイド型 CAD/CAM による光学印象採得
現在のチェアサイド型 CAD/CAM における口腔内カメラは、動画形式で撮影が可能であり、色調も認識して画像構築が可能である。

④ 設計、製作

コンピューター上に再現された窩洞から、修復物をコンピューターの提案に基づいて設計し（**CAD；computer aided design**）、ミリングマシーンによってブロックから削り出して製作（**CAM；computer aided manufacturing**）する。即日修復の際には、修復物の製作にはあまり時間をかけられないことが多いが、各社のソフトは改良が進み、提案される修復物の形態は最終形態に近いものとなってきており、修復物の形態修正も直感的な操作が可能となっている。ミリングマシーンも改良が進み、高い精度の修復物製作が可能となっている[3]。

⑤ 試適、調整

セラミック系材料を使用する場合は試適時に破折するリスクが高い。装着するために隣接面コンタクトは調整するが、咬合面コンタクトは装着後に調整する。

⑥ 装着

仮封材および仮封期間中の漏洩などによって窩洞が汚染されていないことは、接着に関する条件としては有利であると考えられる。口腔外で行える修復物の被着面処理は、口腔内での操作に先立って行うことが重要である。被着面を汚染させないように粘着性のある器具で保持し（図2）、修復材料に応じて被着面の清掃、微細凹凸構造の付与（エッチング）、プライマーおよびボンディング処理を、使用するセメントの指示に従って行う。セメントの選択は修復物と歯質を一体化させて補強効果を得るためにレジンセメントを選択する。また、装着後直ちに咬合調整、研磨を行う必要があるため、光硬化性

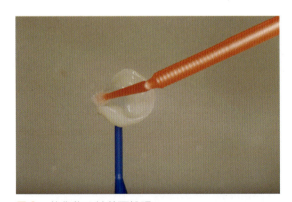

図2　修復物の被着面処理
試適後の被着面処理の際は、汚染や落下を防ぐために粘着性のあるトレーサーを使用する。

のあるデュアルキュア型レジンセメントを使用する。現状では歯面処理を併用する製品のほうが接着耐久性は高い[4]ため、高い接着強さが必要とされる場合は第一選択となる。デュアルキュア型レジンセメントの場合は、短時間の仮照射を行うことで余剰セメントの除去が簡易かつ迅速に行える。硬化後に除去することが困難な部位のレジンセメントを優先的に除去することがポイントである。装着後の光照射は、修復物の種類、厚さおよびシェードによって透過光の強度が異なるため[5]、必要な照射時間は異

なる[6]。高出力型（出力2,000mW/cm^{2}以上）LED照射器を使用することで、十分なセメントの硬化と操作時間の短縮が可能となる[7]（図3）。この際、歯肉や歯髄に対する過熱に対して配慮する必要があり、チェアサイドでは光照射時にエアーブローを併用するとよい（図4）。

⑦ 形態修正、咬合調整、研磨

　各社の研究開発により削り出し直後の形態も天然歯を模しているが、最終的な形態修正および研磨はコンポジットレジン充塡の際と同様に術者が口腔内で行うこととなる。咬合調整と合わせて形態修正、研磨の順で行う。直接法コンポジットレジン充塡の場合と比較して、未重合部分はセメントラインに限られるため、即日研磨は可能であると考えている。使用するバー類は、装着した材料に合わせて適宜選択する。この際、解剖学的形態を意識するあまり、材料の厚みが薄くなりすぎないように注意する必要がある。研磨による修復材料の表面性状および破折強度は、グレーズ焼成と有意差がないこと[8]から、丁寧に研磨を行うことが重要である（図5）。

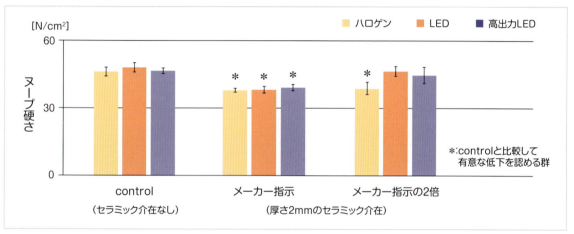

図3　修復物介在によるレジンセメントの硬化への影響
厚さ2mmの修復物が介在する場合、メーカー指示の光照射時間（ハロゲン、LED：20秒、高出力LED：5秒）では十分な硬化が得られなかった。照射時間をメーカー指示のそれぞれ2倍に延長（ハロゲン、LED：40秒、高出力LED：10秒）したところ、ハロゲン照射器以外では十分な硬化が得られ、高出力LED照射器は従来の光照射器と比較して短時間でも十分な硬化が得られた。

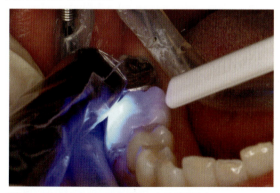

図4　高出力LED照射器による光照射
高出力型LED照射器は長時間照射し続けると高熱になるため、エアーブローを併用するとよい。

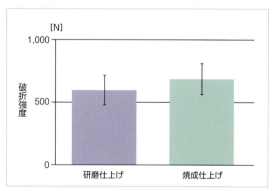

図5　長石系セラミックの仕上げ方法による破折強度の違い
長石系セラミックの仕上げ方法について研磨群は、グレーズ焼成群と有意差を認めなかった。口腔内で長期間機能するための強度を得るためには、丁寧に研磨を行うことが重要である。

（渡部平馬）

参考文献

1）Martin N, Jedynakiewicz NM：Clinical performance of CEREC ceramic inlays：a systematic review, Dent Mater, 15, 54-61, 1999.

2）風間龍之輔，福島正義，岩久正明，他：歯科用CAD/CAM CEREC 2システムにより製作されたオールセラミッククラウンの適合性と辺縁封鎖性, 日歯保存誌, 46, 818-827, 2003.

3）Zimmermann M, Valcanaia A, Neiva G, et al：Influence of different CAM strategies on the fit of partial crown restorations：a digital three-dimensional evaluation, Oper Dent, 2018. doi：10. 2341/17-130-L.〔Epub ahead of print〕

4）渡部平馬，浅井哲也，風間龍之輔，他：CAD/CAMオールセラミックインレーの被着面酸処理が破折強度に及ぼす影響，接着歯学, 28, 61-66, 2010.

5）渡部平馬，浅井哲也，風間龍之輔，他：各種デュアルキュア型レジンセメントの長石系マシーナブルセラミック介在下における硬化度の検討, 日歯保存誌, 56, 223-230, 2013.

6）渡部平馬，風間龍之輔，浅井哲也，他：CAD/CAM用修復材料の組成と厚さがデュアルキュア型レジンセメントの硬化度に与える影響，接着歯学, 31, 141, 2013.

7）Watanabe H, Tetsya A, Ryunosuke K, et al：Efficiency of the dual-cured resin cement polymerization induced by high-intensity LED curing units through ceramic material, Oper Dent, 40, 153-62, 2015.

8）Asai T, Kazama R, Fukushima M, et al：Effect of overglazed and polished surface finishes on the compressive fracture strength of machinable ceramic materials, Dent Mater J, 29, 661-667, 2010.

8 歯冠修復

1) オールセラミッククラウン（レイヤリング法）を用いた審美修復

（1）概要と適応症

オールセラミッククラウンは、金属を使用せずセラミック材料のみで作製された補綴装置である。オールセラミッククラウンの構造と特徴を図1に示す。**レイヤリング法はセラミックフレーム上に前装陶材を築盛・焼成して製作する方法である。** そのため、レイヤリング法で製作したオールセラミッククラウンは、**高い審美性が求められる症例に応用される。** また、金属アレルギーを有する患者に応用可能である。

（2）利点、欠点

オールセラミック修復の利点と欠点を表1に示す。

表1 オールセラミック修復の利点と欠点

利点
・審美性に優れる
・生体親和性に優れる
・着色、変色しにくい
・金属アレルギーを回避できる
・歯根や歯周組織の変色がない
・歯髄への影響が少ない

欠点
・衝撃に対して破折しやすい
・歯質削除量が多い
・対合歯を過度に摩耗する可能性がある
・高価である

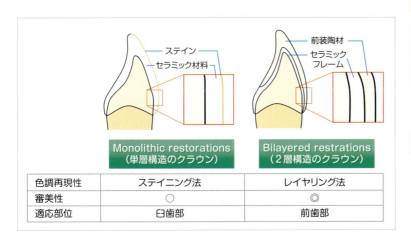

色調再現性	ステイニング法	レイヤリング法
審美性	○	◎
適応部位	臼歯部	前歯部

図1 オールセラミッククラウンの構造と特徴

（3）臨床術式

① 術前準備

補綴処置を行う前に、患者の咬合、歯の状態、歯周状態などの検査、ならびに研究用模型検査、**診断用ワックスアップが必要**である（図2、3）[1]。それらを総合的に判断し、オールセラミック修復が適切か、どのようなセラミック材料を使用するかなどを決定する。必要に応じて、補綴前処置を行う（図4）。

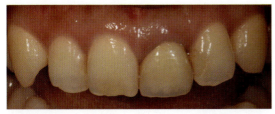

図2 1̲ の歯頸部の変色および歯の長さの不一致による審美障害を主訴に来院した患者の正面観

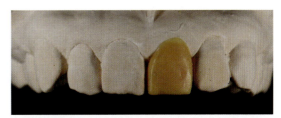

図3 歯冠形態、歯軸などを考慮した診断用ワックスアップ

② 支台歯形成

支台歯形成に先立ち、失活歯の場合は必要に応じて支台築造を行う。その際に、ファイバーポストを使用することで、オールセラミッククラウンの審美性をより高めることが可能となる[2]。

支台歯形態の模式図を図5に示す。前装陶材の築盛のスペースおよび咬合力に耐えうるセラミック材料の厚さの確保などから、全部金属冠に比較して支台歯削除量は大きくなる。基本的に、**支台歯のラインアングルなどは丸く形成する**が、特に CAD/CAM で製作される場合は、より支台歯形態に丸みを付与する必要がある。

③ プロビジョナルレストレーション

審美性を獲得するには、プロビジョナルレストレーションを十分に活用することが必要である。患者の望む歯冠形態、さらには高い審美性の獲得に大切な**歯周組織との調和を得るためには必須**のステップである（図6）。

④ 精密印象採得

補綴装置の予後を左右する重要な因子が、支台歯への適合状態である。良好な適合を得るためには、正確な支台歯の印象採得が必要である。それには、健康な歯周組織、適切な歯肉圧排、シリコーン印象材などの使用、印象材硬化時間の遵守などが求められる。

⑤ 色調選択

審美性の獲得にはこのステップは重要となり、**クラウン製作を担当する歯科技工士に十分でかつ正確な患者の色調に関する情報を記録し、伝達する**。そのためには、**シェードガイド**を取り込んだ口腔内写真（図7）や**測色機器**による記録などを活用する。

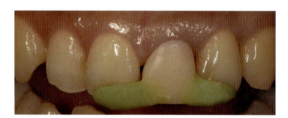

図4 診断用ワックスアップから作製した歯肉切除用インデックス

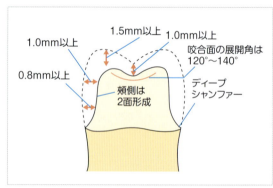

図5 オールセラミッククラウンの支台歯形態の模式図

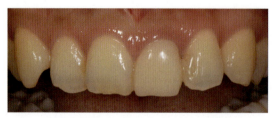

図6 プロビジョナルレストレーション装着

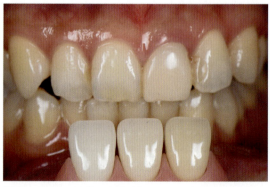

図7 シェードガイドを利用した口腔内写真

⑥ オールセラミッククラウンの製作

　オールセラミッククラウンは、① **耐火模型法**、② **加圧成形法**、③ **CAD/CAM 法**により製作される。耐火模型法は主にポーセレンラミネートベニアの作製に用いる。加圧成形法は、ろう型形成、専用埋没材で埋没後、セラミックインゴットを融解、加圧注入する方法である。CAD/CAM 法は、支台歯のスキャニング、クラウンのデザイン、セラミックブロックを切削加工して製作する。

　歯科用セラミック材料は、シリカを主成分とするセラミックス（silica-based ceramics）とシリカを主成分としないセラミックス（non-silica based ceramics）に分類される。特徴としては、シリカを主成分とするセラミックスは光透過性に優れるが、一方で、機械的強度に劣る。そのため、臨床においては各症例に適したセラミック材料を選択することが重要である。

　シリカを主成分とするセラミックスの代表的な一つである**ニケイ酸リチウム**含有セラミックス（IPS e.max）は、加圧成形法あるいは CAD/CAM 法で製作されるが、シリカを主成分とするセラミックスである**ジルコニア**セラミックスは CAD/CAM 法のみで製作される。それらセラミックスのフレームに、前装陶材を築盛・焼結することでクラウンが製作される（図8～10）。

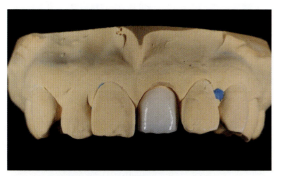

図8　CAD/CAM 法で製作されたジルコニアフレーム

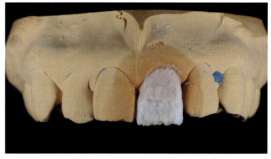

図9　ジルコニアフレームに前装陶材を築盛

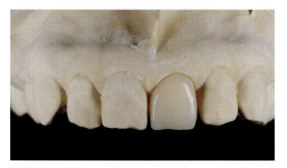

図10　完成したジルコニアクラウン（レイヤリング法）

⑦ オールセラミッククラウンの装着

　基本的には、シリカを主成分とするセラミックスはレジン系装着材料での装着が必須であり、シリカを主成分とするセラミックスでは、レジン系装着材料あるいは従来の歯科用セメントでの装着が可能である[3]。オールセラミッククラウンをレジン系装着材料で装着する際には、**セラミック材料表面に対する適切な処理が必要**であり、図11 に示す方法で行う。

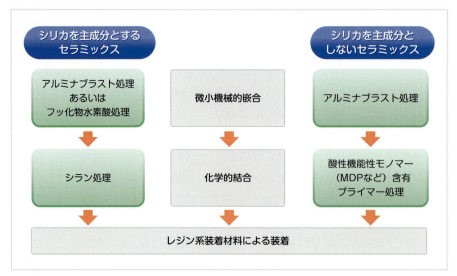

図11 オールセラミッククラウン内面の表面処理方法
セラミック材料とレジン系装着材料の接着には、微小機械的嵌合および化学的結合の獲得が必要である。セラミック材料の違いにより、表面処理方法が異なることに注意する。

　レジン系装着材料には、主に化学重合型あるいはデュアルキュア型コンポジットレジンが使用される。セラミック材料は光透過性に優れ、支台歯の色調の影響を受けやすいため、高い審美性を獲得するには、装着材料の色調選択に注意する必要がある。また、余剰な装着材料の除去を徹底することで、術後の歯周組織に対する装着材料の影響を最小限に抑える（図12）。

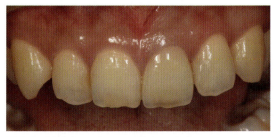

図12 装着後のジルコニアクラウン
歯冠形態、色調、歯肉との調和などに留意する。

⑧ 術後管理

　装着後は、定期的なメインテナンスを実施し、前装陶材の微小破折、歯周組織の反応、咬合関係、歯の術後疼痛などを管理する。必要に応じて歯科衛生士によるPMTCなどのプロフェッショナルケアを行う。また、オールセラミッククラウンの長期経過を確認することで、自身の治療内容をフィードバックすることは重要である。

　オールセラミッククラウンを用いた審美修復治療は、**歯科医師、歯科技工士、歯科衛生士のチームで行うため、それぞれの役割を把握し、円滑で適切な治療を行う**ことが大切である。

（小峰　太）

参考文献
1) 小峰 太，小林一久，齋藤文子，他：診断用ワックスアップに基づく審美歯科治療，歯科審美，22，181，2010.
2) 小峰 太，松村英雄：歯根にやさしい支台構造 支台築造に必要な基礎的事項と臨床におけるキーポイント，歯科審美，27，102-107，2015.
3) 小峰 太，松村英雄：歯冠修復物と固定性補綴装置の接着と合着，日補綴会誌，4，343-352，2012.

2）モノリシックオールセラミッククラウン

（1）概説

① 臨床的意義

モノリシックオールセラミッククラウンは単一材料で解剖学的形態に製作される全部被覆冠で、オールセラミッククラウンの一種類である。

歯科審美補綴やメタルフリー修復といった社会的要求の高まりとCAD/CAMシステムと歯科材料の進歩により近年急速に普及することとなった。

② 特徴

モノリシックオールセラミッククラウンは全部金属冠と比較すると**表1**の特徴が挙げられる（**図1**）。

モノリシックオールセラミッククラウンの色調再現はセラミックブロックの色調を適切に選択する内部ステインと、細部へのステイニング着色による表面ステインにより行う。近年、あらかじめグラデーション配色されたセラミックディスクも登場し（**図2**）色調再現性は改善されてきている。このため、適応部位は主に臼歯部であるが、前歯部でも応用可能な場合がある。

表1　全部金属冠との比較

- ○ 歯冠色材料のため審美的要件に優れる
- ○ 熱伝導率が低く歯髄への影響が少ない
- ○ 金属アレルギー患者に適応が可能である
- ○ 貴金属価格に影響されない

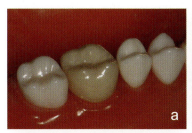
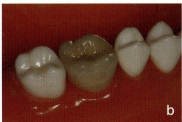
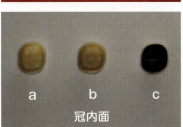

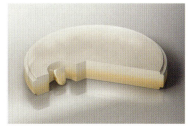

図2　グラデーションされたセラミックディスク

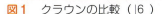

図1　クラウンの比較（I6）
a：モノリシックオールセラミッククラウン（フルジルコニアクラウン）　b：レイヤリングオールセラミッククラウン　c：全部金属冠

表2　レイヤリングオールセラミッククラウンとの比較

- ○ クラウン破損のリスクが低い
- ○ 支台歯形成量が少ない
- ○ 製作工程が簡略
- × 色調再現性に劣る

モノリシックオールセラミッククラウンは**レイヤリング法**を利用したオールセラミッククラウンと比較して**表2**の特徴がある。

また、コンポジットレジンクラウンと比較すると材料学的な理由から**表3**の特徴がある。

モノリシックオールセラミッククラウンに使用される代表的な材料にはジルコニアと**ニケイ酸リチウム**がある。

表3　コンポジットレジンクラウン（CAD/CAMクラウン）との比較

- ○ 耐摩耗性、低吸水性、経時的色調安定性に優れる
- × 耐衝撃性、弾性に劣る

a. ジルコニア

特に、**ジルコニア**で製作されたモノリシックオールセラミッククラウンをフルジルコニアクラウンという。組成は酸化ジルコニウム（ZrO_2）を主成分とし、強度や操作性向上のために酸化イットリウム（Y_2O_3）、酸化ハフニウム（HfO_2）などが含まれる。近年開発されている高透過性ジルコニアと区別するために「従来型ジルコニア、従来型TZP」と表現する場合がある。ジルコニアは高い破壊靱性値を有するため、咬合面でも最小厚さを0.5mm程度で製作することが可能である[1]。これにより、レイヤリングされたオールセラミッククラウンと比較して支台歯形成量を少なくできるため、以前では露髄の危険性などを理由に全部金属冠による治療しか選択できなかった症例に対し、審美歯科治療が可能となった。

・高透過性ジルコニア

モノリシックオールセラミッククラウンの色調再現は、着色による表面ステインと選択する材料の色調（内部ステイン）に大きく依存する。近年、高透過性ジルコニアが開発され審美性が大幅に改善されてきている（図3）。**高透過性ジルコニア**は、組成により高透過性TZPと高透過性PSZの2種類に分類される。

しかし、前装陶材がレイヤリングされたオールセラミッククラウンと比較すると色調再現性に劣るため、適応部位は主に臼歯部である。選択する装着材料については従来型ジルコニアと同様である。

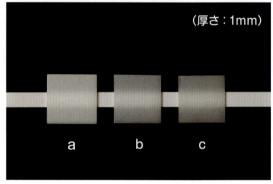

図3　a：従来型ジルコニア（TZP）　b：高透過性ジルコニア（TZP）　c：高透過性ジルコニア（PSZ）

高透過性ジルコニアの分類

高透過性ジルコニアは組成により2種類に分類され、従来型ジルコニアと比較して以下の特徴がある。

・高透過性TZP（tetragonal zirconia polycrystal）

遮光の原因である酸化アルミニウム（アルミナ、Al_2O_3）の配合割合を減らしたもの。従来のジルコニアと比較して破壊靱性値など機械的性質は遜色ない。

・高透過性PSZ（partially stabilized zirconia）

PSZ（partially stabilized zirconia）とは部分安定化ジルコニアといわれ、正方晶のほか立方晶が混在しているジルコニアのことである。立方晶は光散乱が少ないため、割合を増加させることにより透過性が向上する。酸化イットリウム（Y_2O_3）の配合割合を増加させ立方晶を安定して組成した高透過性ジルコニアを高透過性PSZという。曲げ強さは従来型ジルコニアの50～75％程度となっている。

・セリア安定型ジルコニア・アルミナ複合体

従来型ジルコニアの他に酸化セリウム（セリア、CeO_2）により安定化したジルコニアと酸化アルミニウムで組成された複合材料。**セリア安定化ジルコニア**（Ce-TZP）は破壊靱性値が高いことが特徴である[2]。そのため従来型ジルコニアより高い破壊靱性値を示すことから、さらなる支台歯形成量の低減や、ブリッジフレームワーク連結部断面積が小さくできることなどが期待されている。

b．ニケイ酸リチウム

ニケイ酸リチウム（$Li_2Si_2O_5$）はシリカベースセラミックスに分類され、長石系セラミックスやレイヤリング法で用いる前装陶材などと同じカテゴリーに属する（図4）。このためジルコニアなどの酸化物系（ノンシリカベース）セラミックスと比較して高い審美性や色調再現性が特徴である。適応部位は前歯から臼歯まで可能であるが異常咬合圧のかかる部位への適応は推奨されない。

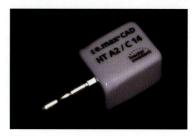

図4　ニケイ酸リチウムのブロック

また大きな特徴としてヒートプレス法（加圧成形法）が利用できることがある。つまりCAD/CAMによる機械切削加工だけでなく、ロストワックス法による補綴装置製作が可能である。

（2）支台歯形成（図5）

① ジルコニアモノリシックオールセラミッククラウン

支台歯形態は**CAD/CAM**で作製するために適したデザインとする。つまりアンダーカットを残さない、スムースで一連性のある冠辺縁とする、などの一般的な支台歯形成の注意点に加え、鋭利な咬頭や辺縁隆線、鋭く深い小窩を残さないようにして、冠辺縁形態はディープシャンファーとし、ショルダーのような線角を付与しないように支台歯形成を行う。また、クラウンの最小厚さは0.5mm程度で作製可能であるが、歯質切削量を0.5mmにすればよいということではなく、対合歯とのクリアランス量に十分配慮した支台歯形態が求められる（図6）。

② ニケイ酸リチウムモノリシックオールセラミッククラウン

支台歯形態は**レイヤリング法**のオールセラミッククラウンのものと同様である（B-第2章-8-1）「オールセラミッククラウン（レイヤリング法）を用いた審美修復」〈p.103〉を参照）。

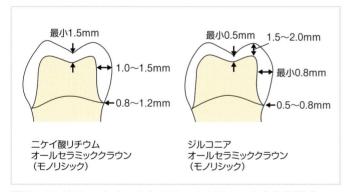

図5　モノリシックオールセラミッククラウンの支台歯形成　　図6　咬合面クリアランス量

（3）製作法

ジルコニアモノリシックオールセラミッククラウンの製作方法は**CAD/CAM法**である。**ステイニング法**で細部色調の再現（キャラクタライズ）を行うことができる。

ニケイ酸リチウムモノリシックオールセラミッククラウンの製作方法はCAD/CAM法とヒートプレス法がある。細部色調の再現はステイニング法で行うことができる。ロストワックス法の一つであるヒートプレス法が可能であることは、ワックスアップを行った方が補綴装置の形態が付与しやすい場合や、作業用模型がCAD/CAMシステムの形状測定機（ラボスキャナー）では正確にスキャニングしづ

B 歯科審美の臨床

らい場合に有利である（B- 第 2 章 -8-5）「審美的な歯冠修復物の製作」〈p.113〉を参照）。

（4）接着面処理と装着操作

① ジルコニアモノリシックオールセラミッククラウン

装着には接着性レジンセメント、セルフアドヒーシブレジンセメント、グラスアイオノマーセメントが選択できる。しかし、色調再現性や接着性などから接着性レジンセメントの使用が推奨される。

このとき、冠内面にはサンドブラスト処理と MDP などのリン酸エステル系接着性モノマーを含む処理材の塗布が必要となる。

② ニケイ酸リチウムモノリシックオールセラミッククラウン

装着には接着性レジンセメント、セルフアドヒーシブレジンセメント、グラスアイオノマーセメントが選択できるが、色調再現性だけでなくレジン築造体などとの一体化により破折を防止するため接着性レジンセメントの使用が強く推奨される。

この場合、口腔内試適時に汚染された冠内面に対しては、リン酸による処理と水洗拭掃、サンドブラスト処理とγ -MPTS を含むシランカップリング処理が必要となる。

オールセラミッククラウンの対合歯エナメル質摩耗

歯科用セラミックスは、ニケイ酸リチウムなどのシリカベースセラミックスも、ジルコニアをはじめとする酸化物系（ノンシリカベース）セラミックスも、いずれもエナメル質と比較して硬いため、対合歯の著しい摩耗が懸念されていた。

近年の報告では対合エナメル質摩耗量は、前装陶材＞ニケイ酸リチウム＞ジルコニアの順であることが分かってきており[3,4] 十分に研磨されたジルコニアによる対合エナメル質摩耗量は、エナメル質同士での摩耗量を下回るという報告もある[4-7]。今後、長期経過観察による報告に期待したい。

ジルコニア表面処理は、グレージングのみと比較して機械的鏡面研磨を行ったほうが対合歯エナメル質摩耗量を低減することが分かってきている[6,8]。そのため咬合調整後には、ダイヤモンド砥粒を含む研磨材などで十分な研磨を行うことが強く推奨される。また、メインテナンス時の一般的な歯磨剤の使用はジルコニアの表面粗さに影響しないこともわかってきている。

（野本俊太郎）

参考文献

1）Tsuyuki Y, Sato T, Nomoto S, et al：Effect of occlusal groove on abutment, crown thickness, and cement-type on fracture lord of monolithic zirconia crowns，Dent Mater J，37, 843-850, 2018.

2）三浦宏之：ナノジルコニアを活かしたオールセラミック修復，東京都歯科医師会雑誌，66，197-204，2018.

3）Hara M, Takuma Y, Sato T, et al：Wear performance of bovine tooth enamel against translucent tetragonal zirconia polycrystals after different surface treatments，Dent Mater J，33，811-817，2014.

4）Kim MJ, Oh SH, Kim JH, et al：Wear evaluation of the human enamel opposing different Y-TZP dental ceramics and other porcelains，J Dent，40，979-988，2012.

5）Burgess JO, Janyavula S, Lawson NC, et al：Enamel wear opposing polished and aged zirconia，Oper Dent, 39, 189-194, 2014.

6）Janyavula S, Lawson N, Cakir D, et al：The wear of polished and glazed zirconia against enamel，J Prosthet Dent, 109, 22-29, 2013.

7）Preis V, Behr M, Handel G, et al：Wear performance of dental ceramics after grinding and polishing treatments, J Mech Behav Biomed Mater, 10, 13-22, 2012.

8）Sabrah AH, Cook NB, Luangruangrong P, et al：Full-contour Y-TZP ceramic surface roughness effect on synthetic hydroxyapatite wear，Dent Mater, 29, 666-673, 2013.

3） CAD/CAM クラウン

　CAD（computer aided design）とはコンピュータを用いて設計や製図を行うソフトウェアであり、CAM（computer aided manufacturing）とは CAD による設計データを基に、パソコン上でコンピュータ数値制御（CNC）された工作機械を操作するための加工プログラムを作成するソフトウェアである。この工業技術を応用した歯科用 **CAD/CAM** システムにより製作されたクラウンを **CAD/CAM クラウン**という。鋳造操作によらないため、物理的特性の優れた、均一かつ高品質な補綴装置の製作が可能である[1]。歯科用 CAD/CAM システムで用いられる材料には、セラミックス、コンポジットレジン、チタン、コバルトクロムなどがあるが、一般的には金属よりもセラミックスやコンポジットレジンが臨床応用されている。本項では歯科用 CAD/CAM システムを用いたコンポジットレジンクラウン（図1）について解説する。

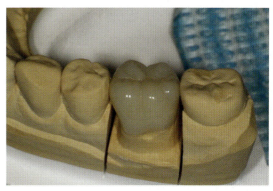

図1　CAD/CAM システムで製作したコンポジットレジンクラウン

4） 歯科用 CAD/CAM システムを用いたコンポジットレジンクラウン

　近年のコンポジットレジンは、無機フィラー含有量が増加したこと（70～90wt%）により機械的強度が高まっている。歯科用 CAD/CAM システムでは、高温・高圧でブロック状に成形加工された均質性および表面性状が向上したブロック（図2）を削り出し、切削加工を行う。このため、機械的性質が向上し、審美性にも優れたメタルフリー修復が可能である。

　ブロックは、小臼歯用（Ⅰ）と大臼歯用（Ⅱ）の2種類に分類される（表1）。色調は各社 A 系統（赤茶系）が発売されており、二層構造でエナメル質と象牙質の色調を再現したブロックもある。

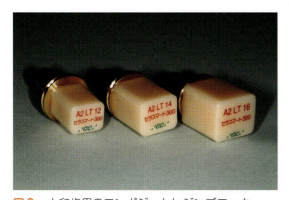

図2　大臼歯用のコンポジットレジンブロック

表1　材料（Ⅰ）と（Ⅱ）の比較

	小臼歯用（Ⅰ）	大臼歯用（Ⅱ）
シリカ微粉末とそれを除いた無機質フィラー	合計が60%以上	合計が70%以上
ビッカース硬さ	—	75Hv 0.2 以上
37℃の水中の7日間浸漬後の3点曲げ強さ	—	240MPa 以上
37℃の水中の7日間浸漬後の吸水量	—	20μg/mm³ 以下

（1）症例選択

① 適応症例

　支台歯は維持力に十分な歯冠高径があり軸面の十分な厚みを確保できること、また過度な咬合圧が加わらない症例が適応となる[2]。

② **推奨されない症例**

咬合面クリアランスが確保できない症例、顕著な咬耗やブラキシズムのある症例は、推奨されない[2]。

部分床義歯の支台歯や最後臼歯への適用は、術前検査を十分に行ったうえで適用の可否を判断する必要がある。また高度な審美性の要求がある場合には、セラミックスで対応するほうがよい。

（2）支台歯形成

適切な**クリアランス**、潤沢かつ単純な形態、丸みをもった凸隅角部、円滑で明確なマージン形態と**フィニッシュライン**が求められる。削除量は咬合面1.5〜2.0mm、軸面1.5mm以上、辺縁部は1.0mm以上のクリアランスが必要である。軸面テーパーは片面6〜10°、辺縁形態は**ディープシャンファー**であることが望ましい[2]。

咬合面クリアランスは、支台歯形成前に製作した**シリコーンインデックス**の使用や、ワックスやシリコーンを用いてその厚さをメジャリングデバイスで計測することにより確認する。口腔内で形成量確認用インスツルメントを使用することでも、簡便に削除量の確認が可能である（図3）。

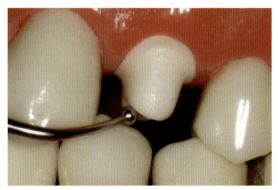

図3　形成量確認インスツルメントを用いたクリアランスの確認

（3）スキャニング（模型）

支台歯形成後は印象採得を行い、作業用模型を製作する（図4）。**スキャナー**（形状測定装置）を使用し、作業用模型、対合歯列模型、咬合採得材の三次元形状計測を行う（図5）。それらの計測データから、CADソフトを用いてクラウンの設計を行い、クラウン形態を決定後、CAMソフトによって制御された切削機械により自動的にブロックが加工される。削り出されたクラウンは、把持部を切断して作業用模型上で形態修正および研磨を行い、クラウンを完成させる。

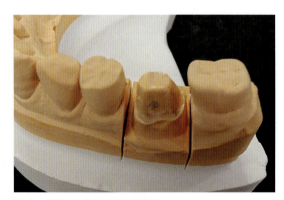

図4　印象採得後の歯列模型

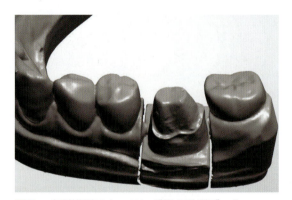

図5　歯列模型スキャニング後の計測データ

（4）試適・調整・研磨

クラウンの試適および調整は通法に従って行う。調整後の研磨は、口腔外にてセラミックス材料と同様のステップで行い、ダイヤモンド砥粒を含むペーストを使用してバフによる仕上げ研磨を行う。

（5）接着面処理と装着

装着には、歯質とクラウンの一体化を図るため、レジンセメントの使用が推奨される。装着直前にクラウン内面に弱圧下でアルミナブラスト処理を行い、シランカップリング剤を塗布する。また支台歯には、ノンフッ素のペーストを用いて歯面清掃を行い、使用するセメントに付属したプライマーを塗布する。支台歯にメタルコアが装着されている症例では、メタル色を遮蔽する目的で、オペーク色のレジンセメントを選択することが望ましい。

（三浦賞子）

参考文献

1) 日本補綴歯科学会編：歯科補綴学専門用語集，第4版，医歯薬出版，東京，26，2015．
2) 日本補綴歯科学会：保険収載されたハイブリッドレジンでのCAD/CAM冠の診療指針，http://hotetsu.com/files/files_212.pdf（2018年8月30日アクセス）

5) 審美的な歯冠修復物の製作

審美的な修復物とは、非常に広義な言葉であるが、筆者は「患者個々の顔貌に調和し、かつ口腔内で長期にわたり機能する修復物である」という解釈のもと、臨床のルーティンワークのなかで常に心がけている。ここでは、修復物の大きさで区別し、それぞれについて説明を加えていきたい。

（1）オールセラミックスの症例

① インレー

二ケイ酸リチウム含有ガラスセラミックによる修復例である。図1はプレス用のインゴットを使用したケース、図2はCAD/CAMによるミリングタイプのインゴットを使用したケースである。

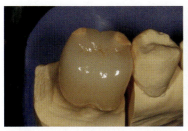
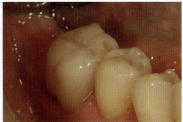

図1 プレスインゴットによる症例

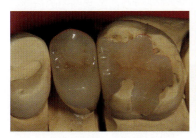
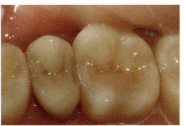

図2 CAD/CAM用インゴットによる症例

② ジルコニアモノリシック クラウン・ブリッジ

【CASE 1】

　超高透光性ジルコニア（5Y-TZP）によるクラウンの修復例である。それぞれ半焼結時にある程度の形態修正を行い、シンタリング焼成後にコンタクトポイント、咬合接触点を調整し、ステイン・グレーズ焼成を行っている。特に、2」の内面には支台歯のメタル（図3）による透過色を遮断するために、ミリング後の半焼結状態時に内面に白色とグレーをミックスしたステインを塗布し（図4）、1」との支台歯の違いによる明度調整を試みた。多少の明度の違いはあるが金属色の遮断に成功した症例である（図5）。

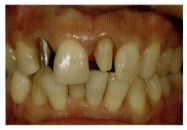 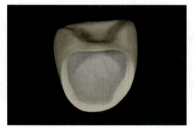 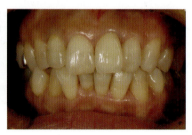

図3　印象前の口腔内　　　図4　2」への内面ステイン　　　図5　セット後の口腔内

【CASE 2】

　歯質削除量を最小限とし、**高透光性ジルコニア**（3Y-TZP）を使用したブリッジの症例である。2ポンティック部の厚みによる暗さをステイン法（白色・カーキ・オレンジブラウンをミックス）にて明度を再現した（図6〜8）。

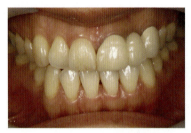 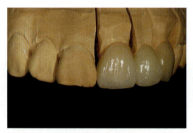 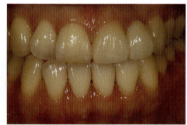

図6　初診時の口腔内　　　図7　模型上での完成修復物　　　図8　セット後の口腔内

【CASE 3】

　同じく、高透光性ジルコニア（3Y-TZP）を使用したブリッジの症例である。4」はプロビジョナル製作の段階から歯肉部に圧痕を付与し、**オベイト型ポンティック**にて歯肉部の自然観を再現した。また咬合面は、ステイン法を用いず研磨仕上げとし、対合歯の摩耗を少なくするように考慮し製作した（図9〜11）。

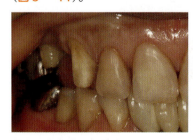 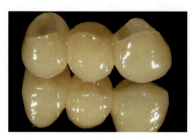 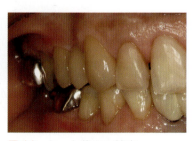

図9　印象前の口腔内　　　図10　オベイト型ポンティックの形態　　　図11　セット後の口腔内

③ ジルコニアレイヤードセラミックス

低透光性ジルコニア（TZP）にてフレームを製作し、唇側面のみ専用陶材を築盛し、審美性回復を試みた症例。セット後1年半を経過したが、歯周組織と調和している（図12〜14）。

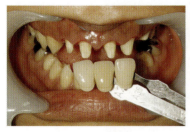

図12 印象前の口腔内

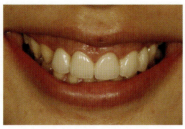

図13 セット後1年6カ月後の口腔内

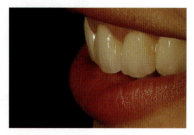

図14 セット後1年6カ月後の側方面観

（2）その他

① 陶材焼付冠（ポーセレンフューズドメタルクラウン；P.F.M.）

P.F.M. による臼歯部 |5 6 、前歯 1| の症例。すべてが CAD/CAM を用いたオールセラミック修復に転換したわけではなく、従来法の P.F.M. による修復物が、審美性に劣るわけではない。金属支台歯と生活歯支台が混在する場合には色調再現において、また接着操作においても優位性がある症例も多く存在する（図15〜18）。

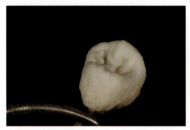

図15 築盛後

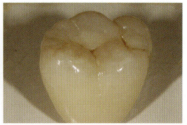

図16 完成した修復物

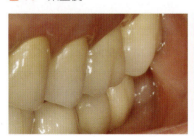

図17 口腔内症例（|5 6）

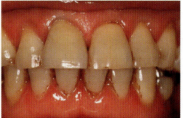

図18 口腔内症例（1|）

② ラミネートベニア

図19〜20 は、ニケイ酸リチウム結晶含有ガラスセラミックの CAD/CAM によるミリングタイプを使用し、ステイン法で仕上げた症例である。

図21〜24 は、リフラクトリーモデル上で、リューサイト結晶含有ガラスセラミックスを築盛法にて 1|1 の**アディショナルベニア**を製作した症例である。

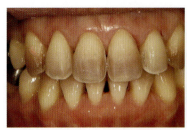
図19　1̲+̲3̲ 支台歯形成後

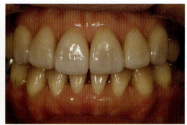
図20　1̲+̲3̲ ラミネートベニアクラウンのセット後

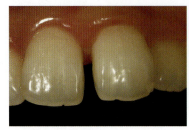
図21　初診時の状態

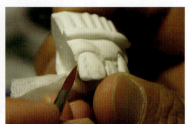
図22　セラミック築盛

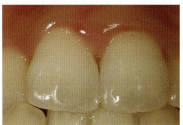
図23　セット後の口腔内

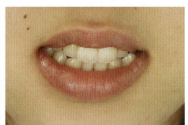
図24　セット後の顔貌

（3）まとめ

　本項ではCAD/CAMによるデジタル技術を用いた修復物、従来法によるアナログ技法での修復物を紹介した。それぞれの技法の特性を活かし適材適所で歯科医師と相談しながら歯科技工物を製作していくことが、修復物の口腔内での審美的かつ機能的な永続性に大きく関係していくと考えている。

（鍛治田忠彦）

9 欠損補綴

1) 前歯部審美補綴としてのブリッジ

　ブリッジは欠損に隣接する歯またはインプラントを支台とする少数歯欠損の補綴手法であり、支台装置、ポンティック、連結部で構成される。前歯部少数歯欠損の審美補綴手法としてインプラント補綴が隆盛を極めている昨今でも、多くの症例では、残存歯を支台としたブリッジが選択されている。ブリッジの分類として固定性ブリッジ、半固定性ブリッジ、可撤性ブリッジの3つに分けられる。本項では、天然歯支台の固定性ブリッジによる審美補綴に関して解説する。

（1）適応症

　1歯あるいは少数歯の欠損に対して、形態・機能とともに審美性の回復を目的に適応される。支台歯の骨植が良好であり、残存歯質量が支台装置を施すのに十分適している必要がある。有髄歯と無髄歯ともに支台歯として選択できる。ブリッジによる修復は前歯部、臼歯部ともに適応できるが前歯部に適応する場合は、特にポンティック部の自然感を創出するために、欠損顎堤の増大もしくは抜歯時に顎堤のボリュームを温存することを考慮する。

（2）修復術式

① 残存歯歯周組織の歯周初期治療

　すべての修復治療と同様に、歯周組織やインプラント周囲組織の環境を整えることが重要となる。

② 診断用ワックスアップ

　歯冠形態の修正にあたり、最終外形を想定したワックスアップを行う（図1）。残存歯の形態回復予想としての重要性はもちろんであるが、ポンティック部分の歯冠形態を理想的に回復、配置した際の顎

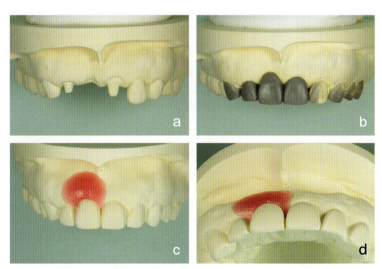

図1　診断用ワックスアップ
a：不良補綴装置を除去後の診断用模型
b：歯冠形態のワックスアップ。ジンジバルラインの対称性が得られない。
c.d：不足している顎堤部も形態回復し、必要とされる増大量を3次元的に把握する。

堤欠損も、ワックスアップにより回復する必要がある。すなわち、欠損顎堤に施されたワックスの量は、理想的な形態回復に要する硬軟組織の増大量となる。ワックスアップをもとに患者への説明を行い、回復すべき量と形態によってどのような術式を選択できるかを説明する。前歯部の欠損では、ほとんどの場合に顎堤の狭小化が生じるため顎堤増大手術が必要となるが、患者が受け容れない場合や全身状態などから手術を回避したい場合には、審美的には妥協した結果となる。

③ 形成、プロビジョナルレストレーションの装着

ブリッジの支台歯の選択は、支台歯の負担能力によって決定される。ブリッジの抵抗性と支台歯の抵抗性指数をその目安として用いる[1]。しかし、個々の支台歯の歯周疾患の程度や患者の咬合力など考慮すべき事項は多い。したがって、概形成後にプロビジョナルレストレーションを装着し、仮着セメントの溶出状態やプロビジョナルクラウンの破損、脱離の程度を注意深く観察して、最終的なブリッジデザインと支台歯の選択を行う。

支台装置としては全部被覆冠が基本となるが、一部被覆冠も適用される。近年では**ジルコニア**を用いた接着ブリッジなども応用されている（図2）。慎重な症例選択が必要となるが、歯質の切削量を抑える観点から有効な選択肢の一つといえる[2]。

プロビジョナルレストレーションによる歯冠外形決定後、最終形成を行う（図3）。支台歯の平行性に注意しつつ保持力の確保にも努める。

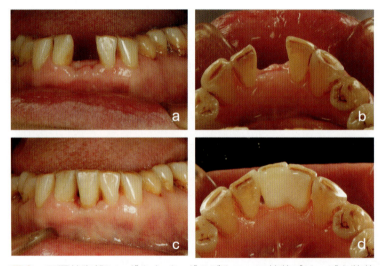

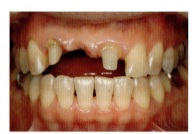

図3　ジルコニアブリッジ製作のための支台歯形成

図2　下顎前歯部シングルウイングのジルコニア接着ブリッジを装着。症例選択と接着操作に注意する
a：術前の唇側面観　b：術前の舌側面観　c：術後の唇側面観　d：術後の舌側面観

④ ポンティック形態の選択と粘膜のスカルプティング

欠損部顎堤の幅や高さ、粘膜の厚みによってポンティック基底面形態が決定される。ポンティック基底面と接する歯槽粘膜の骨頂までの厚径は1mm以上必要とされている[3,4]。顎堤の形態調整としては、プロビジョナルレストレーションを用いてポンティック部の**スカルプティング**を行う方法と、ダイヤモンドポイントにて粘膜を形成する方法、あるいはそれらを複合的に用いて行う方法がある（図4）。

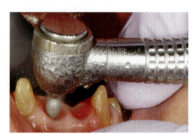

図4　粘膜に十分な厚みがある症例では、フットボール型のダイヤモンドバーでオベイト型ポンティック嵌入部分の顎堤を形成する

ポンティックの基底面形態

理想的な審美性を有するポンティック基底面形態は**オベイト型**、**改良オベイト型**となる（図5〜7）[5]。基底面は凸状を呈しており、顎堤へ嵌入している。そのため、自然な萌出感を呈する。また、凸状形態はデンタルフロスを使用した清掃も効果的となる。しかし、欠損部顎堤の形態や粘膜の厚径が十分でない場合には適用できず、改良リッジラップ型を選択することも多い。

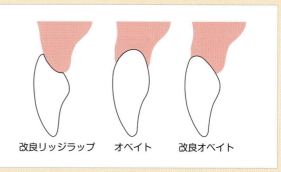

図5　審美歯科領域に適用するポンティック基底面の形態と顎堤の関係

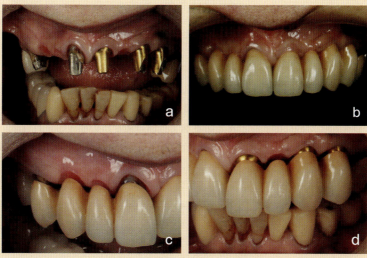

図6　ポンティック基底面と歯頸部の調和
a：右側天然歯支台ブリッジのポンティック基底面は改良リッジラップ型を選択し、左側インプラント支台ブリッジはポンティック基底面形態をオベイト型とした。
b：右側は顎堤の増大を施さなかったため、骨造成を施した左側と比較しポンティック歯頸部付近の審美性に不調和が認められる。
c,d：改良リッジラップ型とオベイト型の粘膜接触形態。

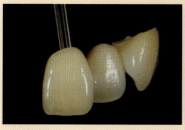 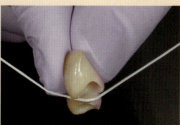 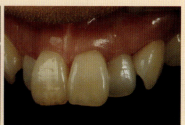

図7　オベイト型ポンティック
a：側切歯のポンティック基底面はオベイト型を選択した。
b：凸状形態のためデンタルフロスの接触に死角はなく、良好な清掃性となる。
c：萌出感を備えた良好な審美的結果が得られる。

⑤ **印象採得、咬合採得**

　支台歯の最終形成とプロビジョナルレストレーションの十分な調整および経過観察の後、精密印象採得を行う。支台歯の印象採得は通法のクラウン印象と同様に行う。プロビジョナルレストレーションによって調整された欠損顎堤粘膜は、印象採得の数分間でも変形するので、印象採得や模型製作の際にプロビジョナルレストレーションのポンティック形態をトランスファーする工夫が必要となる。

⑥ **装着**

　接着性レジンセメントを用いて装着する。使用した材料に応じた接着処理を施すことはクラウンと同様であるが、ブリッジは連結部のセメント残留が生じやすいので細心の注意を払う。あらかじめ連結部にデンタルフロスを結んでおくことで、余剰セメントの除去が行いやすくなる。

⑦ **メインテナンス**

　連結部の清掃は歯冠上方からのフロスが挿入できないため、専用のフロスを用いて側方から挿入する。ポンティック基底面のフロスによる清掃が推奨されている[6]。一方、ポンティック基底面と粘膜上皮との間に接着があるとの考察のもと、フロスの使用を避ける考えもある[7]。症例ごとに慎重な経過観察を行い、清掃方法を決定する必要がある。

欠損部顎堤に対する処置

　前歯が欠損すると、主として唇側骨の吸収に由来して顎堤の幅が減少する。オベイト型、改良オベイト型のポンティック適用のためには、ほとんどの症例で抜歯直後からの顎堤の保存（ridge preservation）（図8）[8]、あるいは、すでに欠損している顎堤へ硬軟組織移植などの増大処置（ridge augmentation）が必要となる（図9）[9]。

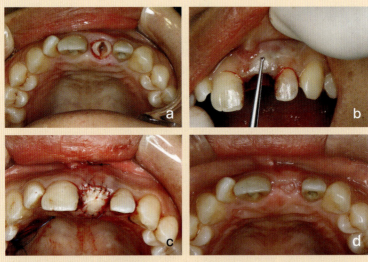

図8 ridge preservation
a：唇側の骨への侵襲を避けた抜歯術式を計画する。
b：唇側骨の高さの確認。
c：抜歯窩へ骨補塡材を塡塞し、結合組織で封鎖する。
d：抜歯から6カ月の顎堤。顎堤の幅は十分に温存できている。

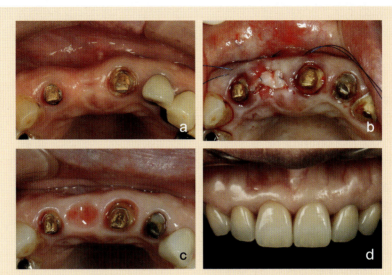

図9 結合組織移植による ridge augmentation
a：術前の顎堤。唇側に陥凹面が生じている。
b：口蓋と上顎結節から採取した結合組織を移植する（connective tissue graft；CTG）。
c：術後6カ月の顎堤。術前と比較して顎堤の幅が増大した。
d：装着された最終補綴装置。

（佐藤洋平）

参考文献

1) 内山洋一：ブリッジの適応症と設計，日補綴歯会誌，38，929-936，1994．
2) Chen J, Cai H, Ren X, et al：A systematic review of the survival and complication rates of all-ceramic resin-bonded fixed dental prostheses, J Prosthodont, 27, 535-543, 2018.
3) Dylina TJ：Contour determination for ovate pontics, J Prosthet Dentist, 82, 136-142, 1999.
4) Orsini G, Murmura G, Artese L, et al：Tissue healing under provisional restorations with ovate pontics：a pilot human histological study, J Prosthet Dent, 96, 252-257, 2006.
5) Johnson GK, Leary JM：Pontic design and localized ridge augmentation in fixed partial denture design. Dent Clin North Am, 36, 591-605, 1992.
6) Tripodakis AP, Constantinides A：Tissue response under hyperpressure from convex pontics. Int J Periodont Rest Dent, 10, 408-414, 1990.
7) 木林博之：審美修復における欠損部歯槽堤への対応を検証する 第1回：考慮すべき事項とポンティック，ザ・クインテッセンス，32，2158–2173，2013．
8) Nevins M, Camelo M, De Paoli S, et al：Int J Periodontics Restorative Dent, 26, 19-29, 2006.
9) Studer SP, Lehner C, Bucher A, et al：Soft tissue correction of a single-tooth pontic space：a comparative quantitative volume assessment. J Prosthet Dent, 83, 402-411, 2000.

2) 前歯部シングルインプラント治療におけるインプラント埋入ポジションについて

　前歯部のインプラント治療の診断すべきポイントとして、埋入部位の骨形態、歯肉のバイオタイプ、歯頸線の位置、歯肉のスキャロップタイプ、咬合、インプラントの3次元的埋入位置、インプラント埋入のタイミング、インプラントサイズ、インプラントの形態、補綴装置の形態などがある。これらについて適切に診断を行えば、前歯部の**シングルインプラント**治療は、予知性の高い処置であることがこれまで多くの論文で述べられてきた。

本項では、前歯部のインプラント治療におけるこれらの診断すべきポイントのなかで、審美的な結果に直結し、かつ術者がコントロールすることができるインプラントの3次元的埋入位置について述べる。

（1）近遠心位置（図1）

Esposito[1]らは、エックス線検査での後追い研究で、**インプラントのプラットフォーム**の位置と隣接する歯根の位置が 2.0mm 以下となった場合に、隣接部の歯槽骨の吸収が大きくなることを報告した。Tarnow ら[2]は、エックス線検査での後追い研究で、隣接するインプラント間の距離と骨吸収について報告し、インプラント周囲の水平的な骨吸収が 1.34～1.40mm であることを示した。これらの報告から、インプラントの近遠心位置は、インプラント周囲の水平的骨吸収を考慮することが重要で、インプラントのプラットフォームの位置と隣接する歯頸部歯根の距離が最低でも 1.5mm 必要であるとした[3,4]。

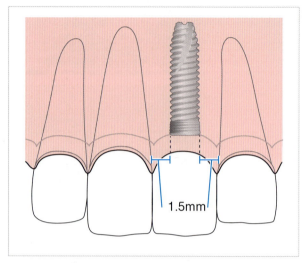

図1　インプラントの近遠心位置
インプラントのプラットフォームの位置と隣接する歯頸部歯根の距離が最低でも 1.5mm 必要であるとした。

その後、Lazzara ら[5]は 2006 年に、**platform switching** のコンセプトを発表した。Rodriguez ら[6]は、Tarnow らの研究[2]と同じ研究デザインで、隣接する **platform switching** インプラント間の距離と骨吸収について報告を行い、platform switching インプラント周囲の水平的な骨吸収が 0.59～0.60mm であることを示した。platform switching インプラントを用いた場合は、インプラントのプラットフォームの位置と隣接する歯頸部歯根の距離が 1.5mm より近接しても、隣接部の歯槽骨を保持できることが示唆された[6]。しかし、補綴処置を考慮した場合、インプラントのプラットフォームの位置と隣接する歯頸部歯根の距離は、1.5mm あることが望ましい。

（2）唇口蓋側位置（図2）

Spray ら[7]は、インプラントの唇側に存在する骨の幅が 1.8mm 以上であれば、唇側骨の吸収が生じにくいことを報告した。Grunder ら[4]は、インプラントの唇側にも隣接面と同じく 1.5mm の骨吸収が生じるため、最低でも唇側骨より 2mm の骨幅が必要であることを示した。

platform switching インプラントでは、Rodriguez[6] らは platform switching インプラント周囲の水平的な骨吸収が、0.59～0.60mm であることを示したが、Roe[8] らは、前歯部シングルインプラントの immediate placement における唇側骨の変化を CT で測定を行ない、インプラントのプラットフォーム周囲の唇

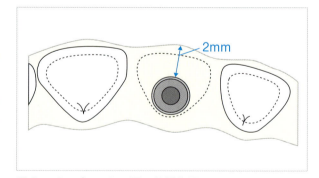

図2　インプラントの唇口蓋側位置
インプラントのプラットフォームの位置が、最低でも唇側骨より 2mm、可能であれば、2.5mm の骨幅が必要であることが示唆された。

側骨が、1年後に1.23mm吸収することを報告した[8]。これらの結果から、platform switchingインプラントであっても、唇側骨の経年的な吸収を考慮すると、最低でも唇側骨より2mm、可能であれば2.5mmの骨幅が必要であることが示唆された。

（3）歯冠歯根側位置（埋入深さ）（図3）

Piattelliら[9]は、インプラントの埋入深度が深すぎた場合、垂直的な骨吸収が認められ、それに伴う歯肉の退縮について報告した。Buserら[3]は、埋入深度が浅すぎると自然な**エマージェンスプロファイル**の獲得が困難となることを報告した。また、Kanら[10]は、術後の前歯部シングルインプラントに**ボーンサウンディング**にてインプラント周囲粘膜の測定を行い、辺縁歯肉中央部の平均値が3.6mmであったことを報告した。これらの報告から、歯冠歯根側位置（埋入深度）は、予測される最終補綴装置の、辺縁歯肉の歯頸部中央部の位置より3mm[11,12]、または、3～4mmの深さに埋入することが示唆された[13]。

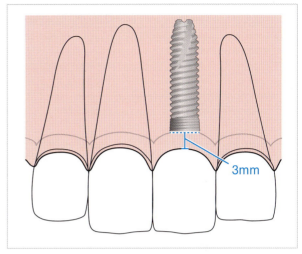

図3　インプラントの歯冠歯根側位置（埋入深度）
予測される最終補綴装置の、辺縁歯肉の歯頸部中央部の位置より3mm、または、3～4mmの深さに埋入することが示唆された。

（4）インプラントの埋入角度（図4）

角度をつけすぎたインプラントは、軟組織の退縮を引き起こす可能性があることや、自然なエマージェンスプロファイルを有した修復が困難になることが報告されている[3]。Funatoら[14]は、インプラントの長軸が最終補綴装置の切端より若干、口蓋側に位置することを提案した。

これらの報告から、理想的なインプラントの埋入角度は、予測される最終補綴装置の切端より1mm口蓋側に位置させることが示唆された[12]。

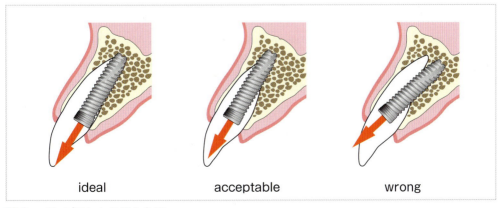

図4　インプラントの埋入角度
予測される最終補綴装置の切端より1mm口蓋側に位置させることが示唆された。

（脇　智典）

B 歯科審美の臨床

参考文献

1）Esposito M, Ekestubbe A, Grondahl K：Radiological evaluation of marginal bone loss at tooth surfaces facing single Branemark implants, Clin Oral Implants Res, 4, 151-157, 1993.

2）Tarnow DP, Cho SC, Wallace SS：The effect of inter-implant distance on the height of inter-implant bone crest, J Periodontol, 71, 546-549, 2000.

3）Buser D, Martin W, Belser UC：Optimizing esthetics for implant restorations in the anterior maxilla：anatomic and surgical considerations, Int J Oral Maxillofac Implants, 19 Suppl, 43-61, 2004.

4）Grunder U, Gracis S, Capelli M：Influence of the 3-D bone-to-implant relationship on esthetics, Int J Periodontics Restorative Dent, 25, 113-119, 2005.

5）Lazzara RJ, Porter SS：Platform switching: a new concept in implant dentistry for controlling postrestorative crestal bone levels, Int J Periodontics Restorative Dent, 26, 9-17, 2006.

6）Rodriguez-Ciurana X, Vela-Nebot X, Segala-Torres M, et al：The effect of interimplant distance on the height of the interimplant bone crest when using platform-switched implants, Int J Periodontics Restorative Dent, 29, 141-151, 2009.

7）Spray JR, Black CG, Morris HF, et al：The influence of bone thickness on facial marginal bone response：stage 1 placement through stage 2 uncovering. Ann Periodontol, 5, 119-128, 2000.

8）Roe P, Kan JY, Rungcharassaeng K, et al：Horizontal and vertical dimensional changes of peri-implant facial bone following immediate placement and provisionalization of maxillary anterior single implants：a 1-year cone beam computed tomography study, Int J Oral Maxillofac Implants, 27, 393-400, 2012.

9）Piattelli A, Vrespa G, Petrone G, et al：Role of the microgap between implant and abutment：a retrospective histologic evaluation in monkeys. J Periodontol. 74, 346-352, 2003.

10）Kan JY, Rungcharassaeng K, Umezu K, et al：Dimensions of peri-implant mucosa：an evaluation of maxillary anterior single implants in humans, J Periodontol, 74, 557-562, 2003.

11）Kan JY, Rungcharassaeng K：Implant diameter selection in the esthetic zone, Practical procedures & aesthetic dentistry：PPAD, 19, 380, 2007.

12）Chappuis V, Martin W：ITI treatment guide, Implant therapy in the esthetic zone, current treatment modalities and materials for single-tooth replacements, 111-113, 2017.

13）Kois JC, Kan JY：Predictable peri-implant gingival aesthetics: surgical and prosthodontic rationales, Practical procedures & aesthetic dentistry：PPAD, 13, 691-698, 2001, quiz 700, 721-692.

14）Funato A, Salama MA, Ishikawa T, et al：Timing, positioning, and sequential staging in esthetic implant therapy：a four-dimensional perspective, Int J Periodontics Restorative Dent, 27, 313-323, 2007.

3）インプラント：複数歯欠損

（1）臨床的意義

　複数にわたる歯の欠損により失われた、咬合、咀嚼、発語、表情、微笑みなどの口腔機能を回復するためには、口腔インプラントは一つの治療手段である。インプラント治療を適切に行うには、口腔内全体での治療目標を適切に設定し、欠損部の回復だけではなく、咬合状態および残存歯を含めた適切な検査診断により、咬合の安定・歯列弓の保全など口腔内全体の機能回復を目標とすることが重要である。インプラント治療は外科術式だけでなく、歯周病学、歯科矯正学、補綴学的な包括的能力と歯科技工士・歯科衛生士との連携も重要である。

（2）治療術式

① 術前診断

　インプラント治療に先立ち、各種口腔内検査（歯周組織検査、エックス線検査、口腔衛生状態）、全身状態（血液検査、心電図、感染症）の検査が必要である。研究用模型検査で歯列・咬合状態を把握し、**診断用ワックスアップ**を行い、欠損部歯冠形態だけでなく欠損部歯槽骨の吸収、軟組織の不足部位など、

硬組織・軟組織の回復の必要性も検討が必要である。咬合崩壊して全顎的な治療が必要な場合は、診断用ワックスアップが治療計画の患者説明に有用なツールとなる（図1）。CT検査による歯槽骨の状態と診断用ワックスアップによる治療目標を組み合わせ、補綴設計を考慮したインプラント埋入本数・サイズの選択、骨造成、ソフトティシュマネージメントなど**トップダウントリートメント**が重要である。そのためには、**コンピュータシミュレーション**にて治療計画を立案する（図2）。

上部構造のデザインも、固定式、術者可撤式、インプラントオーバーデンチャー（IOD）など、さまざまな選択が可能であるが、患者のライフステージに応じた選択が重要である。

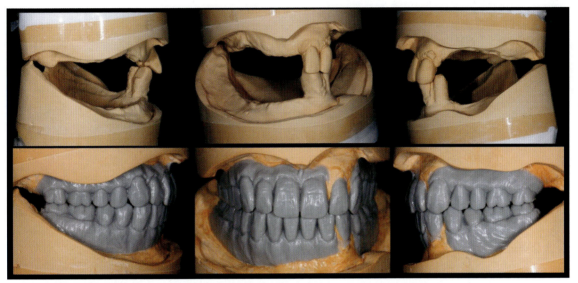

図1　研究用模型と診断用ワックスアップ（技工：原 研一氏）

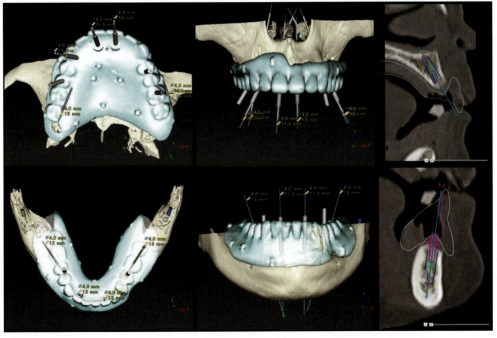

図2　診断用ワックスアップとCTデータによるコンピューターシミュレーション

② 埋入手術

インプラント埋入は外科手術であるため、手術環境を整備し、術者だけでなく介助者も十分な外科手術の知識・手技を理解する必要がある。CAD/CAMによる**ガイディッドサージェリー**の応用により、補綴主導型インプラント埋入計画をより正確・確実に行うことが可能である（図3）。結合組織が不足している場合は、結合組織移植・遊離歯肉移植などの歯周外科療法を併用する。

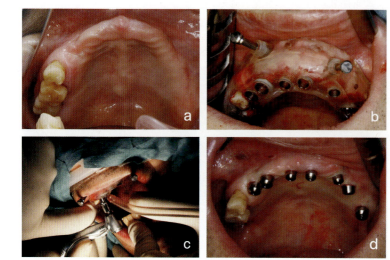

図3　ガイディッドサージェリー
a：術前の口腔内。
b：CAD/CAMにより製作したサージカルテンプレートを口腔内に固定する。
c：ガイディッドサージェリーによりインプラント埋入手術を実施している。
d：術直後の口腔内写真。

③ 上部構造の製作

上部構造製作に先立ち、プロビジョナルレストレーションを装着することにより、口腔機能の回復だけでなく適切な咬合関係の模索、プラットフォームからの**エマージェンスプロファイル**の調整と審美性を考慮した軟組織形態の誘導、インプラント周囲への清掃道具の使用方法も訓練し、**クレンザビリティ**の向上を確立させる（図4）。インプラントメーカーにより、結合様式やアバットメントの形態が異なるため、使用しているインプラントコンポーネントを熟知する必要がある。多数歯欠損症例では連結固定することも多い。そのため、高い適合精度を得るためには、精度の高い印象採得から歯科技工士と連携した精密な歯科技工が必須である。上部構造の固定方法がスクリュー固定の場合は、上部構造の**パッシブフィット**が求められる。パッシブフィットの確認には、エックス線写真による確認のほか、**ワンスクリュー試験**や締結感覚による適合確認も重要である。不適合が確認された場合、ろう着で適合補正を行う。

近年、上部構造材料にCAD/CAM技術によりジルコニアが使用できるようになった。しかし、ジルコニアはろう着ができないため、精密な印象採得が望まれる（図5）。セメント固定式はスクリュー固定のようなアクセスホールがないので、審美的で咬合の付与も容易である。しかし、歯肉縁下に装着用セメントの残留によるインプラント周囲炎の原因になり得るので、セメント残留には注意が必要である。埋入部位の骨が大きく欠損し歯冠長が長くなる場合は、歯肉色の材料で補綴することで不調和を回復することができる（図6）。顎堤吸収が著しい場合はIODを応用することにより、固定式上部構造では回復できなかった、リップサポート、清掃困難などの問題も解決することができる。

2 治療と管理

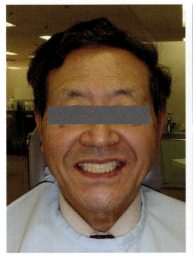
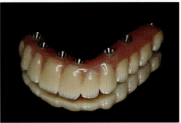
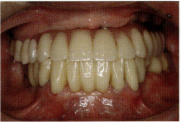

図4　プロビジョナルレストレーション

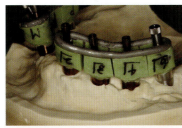
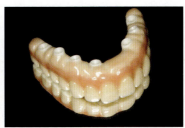
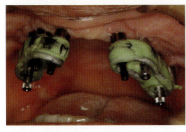
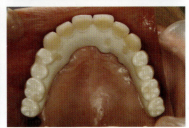

図5　精密な印象採得とジルコニア上部構造

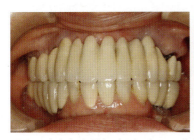
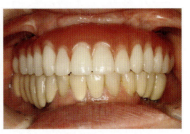

図6　歯肉色を付与することで、歯冠形態の審美性を回復

127

（3）メインテナンス

　上部構造装着後、長期にわたり安定した状態で使用するために、定期的なチェックとメインテナンスが必要である。インプラントは天然歯に比べ、細菌感染に対する抵抗性が弱い。また、上部構造はオーバーカントゥアーであることが多く、プラークコントロールが困難なことが多い。歯科衛生士と協力して口腔衛生指導を徹底し、咬合の変化、コンポーネントの緩み、上部構造の破折などを確認する。

（4）術後対応

① 上部構造の破損

　上部構造が破損すると、口腔機能低下・審美障害を招く。そこでプロビジョナルレストレーションを保存し、緊急時に対応できることも重要である。スクリュー固定法のように**リトリバビリティ**がある上部構造が、容易に対応が可能となる。セメント固定式はリムーバーでの撤去が困難なこともあり、確実な撤去が行える設計を付与することが望ましい。セメント固定式でアバットメントスクリューが緩んだ場合は、リムーバーによる撤去が困難なことが多く、上部構造にアクセスホールを付与してアバットメントスクリューを緩めなければならないこともあり、注意が必要である。

② インプラント周囲炎

　インプラント周囲炎に対する、科学的根拠に基づく治療法は確立していないのが現状である。適切なメインテナンスと早期治療が重要ではあるが、発症時は機械的クリーニング、殺菌療法、外科手術等の各種方法を組み合わせて対応する。

（仲西康裕）

4) 審美性に配慮した有床義歯による補綴歯科臨床

（1）適応症（欠損歯列症例、顎欠損症例）

　う蝕、歯周疾患などが原因で部分的あるいは全顎にわたり歯列の欠損を生じた場合には、形態的、機能的、審美的な改善・回復を目的とした有床義歯による補綴歯科治療が適応される。部分床義歯は、全部床義歯とは異なり1歯欠損から1歯残存にいたる多様な欠損様式を呈するため、支台装置となる残存歯と欠損部顎堤への機能運動時の負担様式（歯根膜負担、粘膜負担、歯根膜粘膜負担）を考慮した診断と設計が重要である。特に設計においては、① 支持と把持機構を有効に活用した義歯の動揺度の最小化、② 義歯やフレームワークの剛性、③ 口腔衛生、④ 生体の変化に対する追従性への配慮が求められる[1,2]。また、**人工歯排列**位置は**リップサポート**（**口唇支持**）に影響することから、舌圧・唇・頬圧の筋群との調和が求められる。人工歯の色調や形態は、口元を含む顔貌の審美的改善・回復、コミュニケーションには大きな影響を及ぼす。したがって、欠損歯列症例に対して部分床義歯を装着することは、残存組織の保護、継発疾患への予防、機能性、審美性、心理的側面の改善・回復が図られることになる。さらに、超高齢社会へ突入した日本では、近年では低栄養や肺炎リスクの改善につながることが報告されており、有床義歯補綴治療は全身の健康状態の延伸には重要な位置づけといえる[3]。

　一方、腫瘍、外傷、炎症、先天奇形などが原因で、顎骨とその周囲組織に生じた欠損に対しては顎義歯が装着される。上顎の**顎欠損**症例の場合には顎欠損部を閉鎖することが、下顎の顎欠損症例の場合には咬合の再構築が目的となる。

　本項では、欠損歯列症例に対する部分床義歯補綴、顎欠損症例に対する顎義歯補綴の2つに大別し、歯科審美の観点から臨床例を基に有床義歯補綴治療を概説する。

（2）臨床例

① 症例1：欠損歯列に対する上下顎部分床義歯補綴

a．概要
　63歳の女性。食事のときに上下顎義歯が動いて咀嚼が困難であること、さらに見た目が気になることを主訴として来院した症例である。

b．症型分類
　Kennedyの分類：上顎はⅠ級1類、下顎はⅡ級2類。Eichnerの分類：B3。

c．口腔内所見
　残存歯はすべて歯冠補綴治療が施されており、歯頸部にう蝕が認められた。歯周組織状態は安定していた。歯科審美の観点からは、前歯部歯冠補綴装置と義歯人工歯の**色調**は不調和であり、患者自身も気にしていた。残存歯の咬合接触状態は、すれ違い咬合に近い状態であった（**図1**）。欠損部顎堤の形態は、特に上顎両側の上顎結節の膨隆が大きく（**図2**の作業用模型参照）、閉口時に臼後隆起と接触するために義歯床スペースの不足が確認された。

d．旧義歯所見
　上下顎には金属床義歯が装着されており、義歯本体の剛性は保たれていたが、人工歯である臼歯部レジン歯の咬耗が認められた。義歯装着時の咬頭嵌合位は、義歯の動揺による回転偏位が認められやや不安定な状態であった。そして、義歯装着時の咬合平面は「7 にかけて咬合彎曲が強く、前方・左右側方運動時に咬合干渉を認めた（**図1**）。

e．前処置
　前処置は、基本的原則に則り、①歯冠補綴装置を撤去し、同時に義歯人工歯の咬合面再構築を含めた義歯治療を行い、咬合平面を修正し、下顎位と咬合の安定・回復を図った。②歯周初期治療、う蝕治療についても同時に施行した。③修正した咬合平面に合わせて支台歯咬合面の高さを決定し、**プロビジョナルレストレーション**による治療を行った。

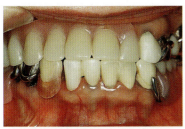
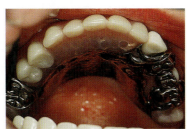
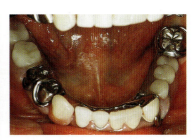
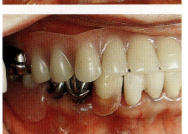
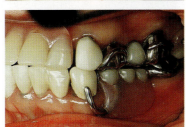

図1　初診時

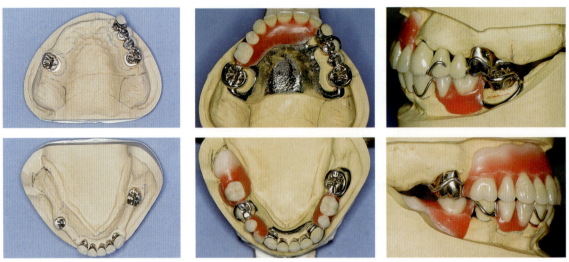

図2 上下顎作業用模型咬合面観、上下顎ろう義歯咬合面観と左右側ろう義歯側面観
上顎両側の上顎結節の過度な膨隆により、閉口時に臼後隆起との義歯床スペース不足が確認できる。上顎大連結子の後縁設定位置は上顎結節前方に設置している。

f. 新義歯製作

　上顎は、上顎結節の膨隆のため、義歯床の被覆が困難であったことから、上顎最後方臼歯部から前方にかけて義歯床範囲を決定する必要があった。そこで、最終義歯は、限られた義歯床面積にて支持・把持・維持機構を備えたフレームワークを設計し、支台歯と義歯を強固に連結したリジッドサポートとした（図2）。本症例のように、上顎結節まで義歯床による被覆が困難な場合には、① 大連結子の口蓋部被覆面積が小さくなること、② 大連結子、義歯床による支持効果、顎堤部の側面部を用いた把持効果を期待できないことが問題となる。したがって、審美性への配慮と同時に、支持・把持・維持機構に配慮した金属床義歯のフレームワークによる義歯設計を検討することが重要となる。そこで、上顎義歯設計に際しては、上顎左側ブリッジ以外は単独歯で歯冠補綴装置を設計し、舌側部は把持機構の効果（義歯の動揺による離脱を抑制するための摩擦維持効果）が得られるようにミリング処理を施し、**リジッドコネクション**とした。

　一方、下顎欠損歯列形態は、片側遊端欠損のほかに中間欠損を有することから、支台歯は単独歯での歯冠補綴設計とし、義歯の支持・把持機構を活かした設計とすることで義歯の動揺による回転偏位を抑制することが可能となった。このように、上下顎の部分床義歯はクラスプを用いた設計ではあるが、歯科審美の観点からは歯冠補綴装置と調和した**人工歯排列**、**形態**、**色調**が可能となった。さらに、上顎義歯の義歯床の大きさには制約があったが、歯周組織が良好な支台歯を適正に設定（レスト、舌側部のミリング処理）することで、**リジッドサポート**を考慮した義歯フレームワークの設計が可能となった（図2、3）。

　最終義歯装着から11年経過後、⑤ブリッジの支台歯が歯根破折により抜歯に至った。義歯の支持・維持機構の低下を防止するために、③は**根面アタッチメント**（Oリングアタッチメント）に交換し、増歯増床修理を施行しながら、現在20年が経過した長期経過症例である（図4）。

g. 症例のポイント

　遊離端義歯症例においては、機能圧負担を支台歯と顎堤粘膜の両者に配分させ、義歯を沈下させる咬合力や浮上させる離脱力、さらには水平的な力による水平的動揺・回転変位が起こることを予測

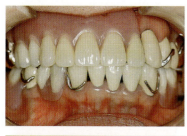
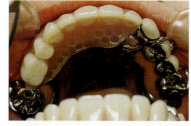
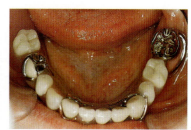
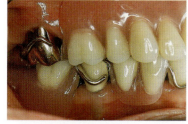
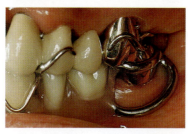
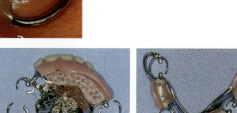
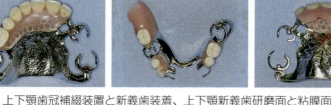
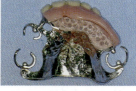

図3 上下顎歯冠補綴装置と新義歯装着、上下顎新義歯研磨面と粘膜面

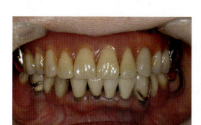
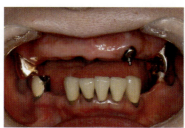
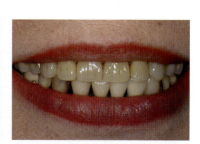
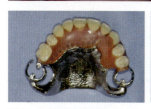
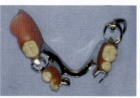
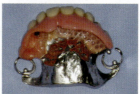
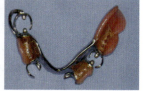

図4 長期経過観察中における義歯装着時、義歯非装着時、微笑時の正面観、上下顎義歯研磨面観と粘膜面観
義歯|3 4 5 には増歯増床修理、|3 にはアタッチメント装着。

し、常に義歯が安定するよう経過観察は重要である。すなわち、義歯の動揺による回転偏位の抑制を図るためには、支持（主な部位：レスト、義歯床、大連結子）・把持（主な部位：クラスプ、隣接面板、大連結子、小連結子、義歯床）・維持（主な部位：クラスプ）の3つの機構を義歯の各構成要素に組み込んで設計することが重要である。

　本症例のように、全顎的に補綴歯科治療を行う場合には、最終義歯を想定して構造設計の概念にて各支台歯となる歯冠補綴装置のワックスパターン形成を行い、頰側クラスプ走行を想定した**サベイング**の施行、適切なアンダーカット領域の付与を行う。さらに、舌側部は把持機構の効果が得られる設計とする。同時に本症例では両側性のクラスプ義歯であることから、義歯の着脱方向、義歯の動揺に

B 歯科審美の臨床

よる回転偏位を抑制するための**ガイドプレーン**を形成する。そして、支台歯と顎堤粘膜の両者の被圧変位量を考慮した基本原則に沿った義歯設計を心掛けることが重要である[2]。

さらに、**ライフサイクル**に応じた患者の日常生活における快適性、**審美性・機能性（機能美）** に配慮した設計、口元の形態美という観点からは**微笑線（スマイリングライン）**、**笑線（スマイルライン）** と口唇支持（リップサポート）への配慮[3]も義歯設計の際には考慮が必要である。加齢に伴う生体の変化は避けることは困難であるが、有床義歯装着後においても経年的に対応できる義歯設計としておくことで、長期経過観察のなかで患者のQOLが損なわれることなく維持できるものである。

② 症例2：顎欠損症例に対する顎義歯補綴

a. 下顎欠損による審美・機能障害

図5の症例は、下顎前歯相当部に限局したエナメル上皮腫の症例である。補綴科診療部顎顔面補綴外来への初診時では、下顎骨辺縁切除10日目であったため、欠損部には抗菌薬含浸ガーゼの留置を認めた（図5a）。下顎前歯部から臼歯部にかけて歯および歯槽骨欠損を生じていた（図5c）ことから下唇内翻を認めた（図5d,e）。咀嚼障害、審美障害が認められ、下顎骨辺縁切除部位の歯槽骨が安定してきた時期（本症例では約3カ月経過後）から、下顎顎義歯製作を開始した。顎欠損部を十分に含むようにアルジネート印象材を用いて概形印象採得を行い、研究用模型を製作後、個人トレーを製作してモデリングコンパウンドによる筋圧形成を行い、シリコーンゴム印象材による精密印象採得を施行した。下唇内翻を認めリップサポート改善が必要であったこと、口底部付近まで顎欠損を認め、舌運動との調和を図る必要があった。そこで、義歯の**ニュートラルゾーン**の決定を行うために**フレンジテクニック**を応用し、さらにソフトプレートワックスによる印象採得後に、**オルタードキャスト**法を用いて作業用模型の改造を行い、支台装置製作、人工歯排列、下顎顎義歯製作、装着した（図6、7）。

b. 症例のポイント

下顎欠損を認めたが、限局していたことから通常の義歯製作のステップに沿って行うことが可能であった。本症例のように顎欠損が限局している場合には、高度歯槽骨吸収と同様の概念で有床義歯補綴治療を行うことが可能である。精密印象採得を施行するにあたり、下顎前歯部、小臼歯部の歯および歯槽骨欠損部位においては、個人トレーを用いて事前に適合試験材料で欠損部顎堤から下唇内側への移行部を十分に確認しておく必要がある。義歯辺縁部の厚みがオーバーとなると、**リップサポート**

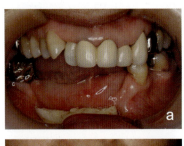
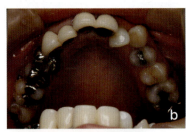
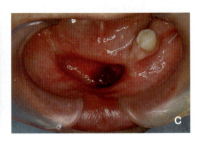
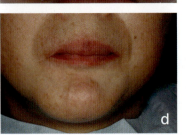
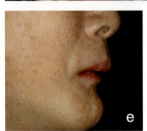

図5　下顎前歯相当部に限局したエナメル上皮腫摘出による顎欠損症例

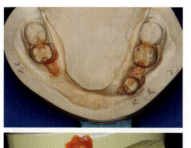
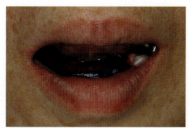
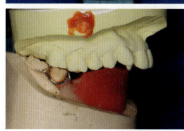
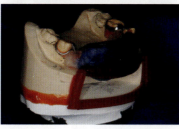
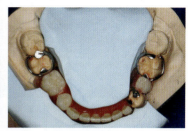

図6　下顎作業用模型と下顎咬合床側面観、フレンジテクニック応用、オルタードキャスト法による模型改造、ニュートラルゾーンへの人工歯排列

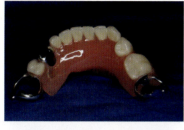
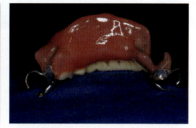
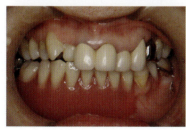
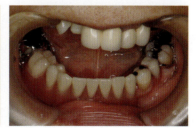

図7　下顎顎義歯と口腔内への装着状態

が適切ではなくなり、下唇の筋力で義歯の離脱現象が生じるため、注意が必要である。これは、通常の有床義歯補綴治療における筋圧形成時と同様の概念である。したがって、義歯の設計においては、支持（レスト）を多数歯に設置すること、把持（義歯隣接面板）の設計に際しては、支台歯**ガイドプレーン**との摩擦維持効果を期待すること、孤立歯が存在する場合には舌側部の義歯床辺縁部を残存歯舌側面部と接触させて床アップを図ることで義歯の把持効果を期待することが可能となる。

図8は義歯製作にあたり、咬合床試適前の下唇内翻状態（図8a）に比較して、咬合床（図8b）とろう義歯（図8c）の試適時、下顎顎義歯装着時（図8d）ではリップサポートは改善されていることが分かる。さらに、下顎のろう義歯試適時（図8e）と下顎顎義歯装着時（図8f）の開口状態では、義歯の離脱現象は認められないことが分かる。下顎顎義歯装着時（図8g）における人工歯の排列状態、形態は良好であることから、審美的、機能的な改善・回復が図られた症例である。

（武部 純）

B 歯科審美の臨床

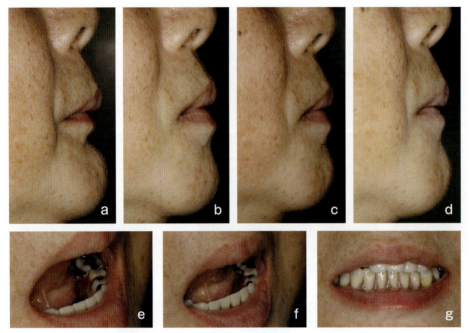

図8 各治療ステップ時の下唇リップサポートの状態
a：咬合床試適前　b：咬合床試適時　c：ろう義歯試適時　d：顎義歯装着時
e：ろう義歯試適時の開口時　f：顎義歯装着時の開口時　g：顎義歯装着時

参考文献
1) 三谷春保［原書］，赤川安正，岡崎定司，志賀博，他編：歯学生のパーシャルデンチャー，第6版，医歯薬出版，東京，66-105,128-163,192-227,235-242，2018.
2) 武部 純，熊野弘一，星合和基：クリニカル 欠損歯列症例におけるパーシャルデンチャーの基本的事項と設計，日歯医会誌，70，636-644，2017.
3) 市川哲雄，大川周治，平井敏博，他編：無歯顎補綴歯科学，第3版，医歯薬出版，東京，57-85,181-210，2016.

5) 有床義歯製作において心がける審美とは

　審美という言葉を聞くと多くの歯科従事者は歯冠補綴を思い浮かべると思う。しかし、超高齢社会を向かえた今日では、高齢者が社会活動を営むうえで有床義歯において機能だけでなく見た目も含めたQOLの向上は必要不可欠である。

　日本歯科審美学会の目的として「国民の健康増進および福祉の向上、活力のある円滑な社会生活の実現ならびに人々の幸福感の向上に貢献すること」をあげている。有床義歯における審美とは、**形態美・色彩美**はさることながら**機能美**を考慮することをあげたい。

　有床義歯において、見た目、審美のポイントとなるのは、やはり人工歯の排列、特に前歯部の排列がポイントとなる（図1）。

　印象も含めて全部床義歯の難しさは基準のないところにあるが、患者を直接見ることが難しい技工室において、排列の基準とするのは咬合床である。咬合床には、上下顎の咬合高径、正中線、前歯部における**リップサポート、口唇ライン**、口角などを口腔内において記録しておくことが必要である（図2）。人工歯の選択に際し、患者によっては好みを主張する方もおられるが、患者の顔貌の形、大きさに合った物を選択することが望ましい。その際、**トゥース・インディケーター**のような計測器を使用するとよ

り説得力が増す（図3、4）。また、選択した人工歯の形態により、矢状面観では切歯乳頭から前歯部唇側までの距離、咬合面観においては前歯部唇側より犬歯遠心部までの距離を変える工夫が必要である（図5、6）。

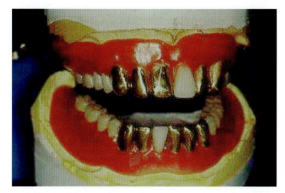

図1　これも審美？

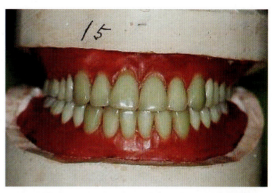

図2　適切な咬合床を基準に排列された試適義歯

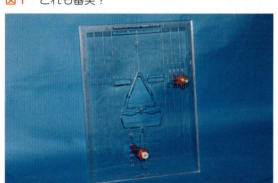

図3　デンツプライ　ツルーバイト社製トゥースインディケーター

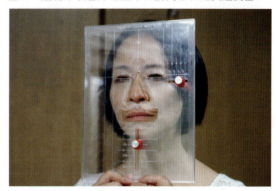

図4　トゥースインディケーターを使用し、患者の顔のサイズを計測する

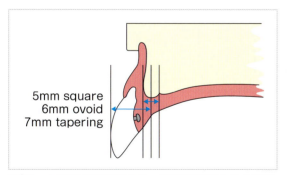

図5　人工歯の形態により、切歯乳頭部より中切歯唇面までの距離を変化させる

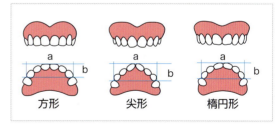

図6　人工歯の形態により、犬歯遠心部より中切歯唇面までの距離にも工夫が必要である

　また、有床義歯、特に全部床義歯を機能させるためには口腔内において安定を求める必要がある。つまり、顎位・咬合高径を考慮した咬合採得、与えられた咬合様式を機能させるための安定、維持された床形態が求められる。そのためには、患者の口腔内の機能を取り込んだ**機能印象**が必要不可欠であるが、全部床義歯の難しさは採られた印象が適切かどうかの判断がつきにくいことにある。
　その判断の一つとして、床形態は周囲筋により形づくられるため、口腔周囲筋の機能を取り込んだ解

剖学的な考察をあげることができる。有歯顎の印象は「印象を採る！」あるがままの形を再現するための印象である。しかし、全部床義歯の印象は「印象を形作る！」イメージである。恩師の村岡 博先生が常におっしゃっていた「**義歯には姿がある**」という言葉を忘れることはできない（図7）。ロダンの彫像に、フランスの文豪バルザックがマントをまとっているバルザック像がある。しかし、バルザック像はマントを羽織ったものだけでなく、腕をくんだ裸像の習作が存在する。

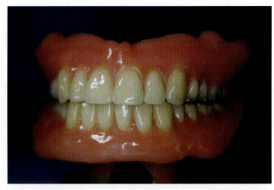

図7　機能印象を取り込んだ適切な義歯の姿

　つまり、マントの下にある身体の形の認識を行い、まさに裸像にマントを羽織らせた彫像を製作しているわけである。全部床義歯の印象も現れた形の認識だけでなく、印象を形づくっている解剖学的な知識も必要とされる。全部床義歯における審美とは、前歯の排列などの見た目だけでなく、機能を取り込んだ適切な印象の形態も機能美であり、まさに審美を情緒的なものと捉えるのではなく、歯科学として捉えていることになるであろう。

　知識、経験によってイメージされた最終的な形を目指し、印象、治療用義歯の製作を行うことが成功への秘訣であろう。

　先に取り上げたロダンの作品で「ラ・パンセ」という彫刻があるが、こちらも好きな彫刻の一つであるが、大きな大理石の塊の上に女性の頭部のみが現れている奇妙な彫刻である。パンセとは思索と訳され、この彫刻はすべてを完成させて美しさを表現するのではなく、あえて未完にすることにより「想い」を表現しているような気がする。歯科における審美もただ見た目を表現するだけでなく、患者の「想い」を汲み、形にすることも大きな責務であろう。

　　　　　　　　　　　　　　　　　　　　　　　　　　　　　　　　　　　（石川功和）

10 予防管理・メインテナンスとSPT

1) 予防管理とSPT

　審美歯科処置を成功させるためには、**う蝕の予防管理**と歯周病の予防管理が不可欠である。まずは、患者自身が自分の口腔内環境の状態を把握することが大切である。

(1) う蝕の予防管理

　う蝕は、多くの因子が関与する感染症である。1969年に**Keyes**は、**宿主**、**微生物**、**基質**（糖質の摂取）の3つの因子が重なることにより、う蝕が発症すると報告した[1]。この3つの輪は「Keyesの輪」と呼ばれている。その後、1978年には、**Newbrun**がKeyesの輪に「**時間**」の因子を追加した（**図1**）。患者のう蝕のリスクファクターを知ることは、治療計画の立案、う蝕予防方法の選択、メインテナンスの間隔の決定に有効である。

① う蝕リスクの診断

　う蝕のリスク診断は、唾液やプラークを検体とする。検査項目は、唾液分泌量、唾液緩衝能、ミュータンスレンサ球菌数、乳酸桿菌数、プラークスコア、医療面接の項目として、全身疾患の有無、薬剤の服用状況、食事の回数（間食を含む）、フッ化物の使用頻度などが挙げられ、総合的に評価する。評価には、検査キットが市販されており、患者への説明やモチベーションの向上にも役立つ。

② リスクファクターの改善

　う蝕のリスクファクターである宿主、微生物、基質要因に対する予防策（**図1**）は、歯科医師の指導のもと患者自身が行う**セルフケア**と、歯科医師・歯科衛生士が行う**プロフェッショナルケア**に分けられる。

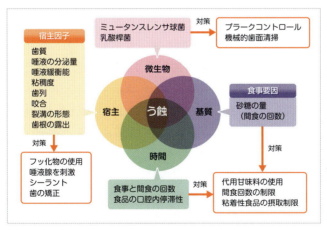

図1　う蝕のリスクファクターと改善策

a. セルフケア
　・食事や生活習慣の指導
　　口腔内は食物を摂取することにより酸性に傾くが、唾液が口腔内のpHを中性に戻す方向に働く。この作用を唾液緩衝能という。歯質が脱灰を始めるpHを臨界pHといい、成熟した永久歯の**エナメル質の臨界pH**は5.5である。しかし、幼若永久歯や歯根のセメント質や**象牙質の臨界pH**は5.7

～6.2であり、エナメル質よりも中性に近いpHで脱灰が始まる。食物摂取によりプラークのpHが下降するため、間食回数を減らすことはう蝕リスクを下げるために有効である。また、甘味の制限がストレスとなる場合は、キシリトールなどの**代替甘味料**の使用を推奨する。

・プラークコントロールとフッ化物の応用

　日常生活にフッ化物の使用を取り入れることは、う蝕リスクを下げるために有効である。**フッ化物配合歯磨剤**に配合されているフッ化物は、フッ化ナトリウム（NaF）、モノフルオロリン酸ナトリウム（MFP）、フッ化スズ（SnF_2）であり、日本では1,500ppmF以下と規定されている。**フッ化物洗口**には、225ppmFフッ化ナトリウム溶液を毎日1分間含嗽する1日1回法と、900ppmFフッ化ナトリウム溶液を週1回1分間含嗽する週1回法がある。1日1回法は、公衆衛生的に効率の良いう蝕予防法として小学校等で導入されている。

・耳下腺・顎下腺・舌下腺マッサージ

　加齢による唾液の分泌量の低下は、う蝕の大きなリスクとなる。耳下腺・顎下腺・舌下腺マッサージを指導し、唾液分泌を促す[2]。

b．プロフェッショナルケア

・修復処置や不良修復物の改善

　う窩が認められる場合は、歯髄および歯質を保護するために修復処置が優先される。また、不良修復物もプラークコントロールの妨げになるので、プロビジョナルクラウンなどに変更する。

・シーラント予防填塞

　乳臼歯や幼若永久歯の小窩裂溝をレジン系またはグラスアイオノマー系シーラントで封鎖することによって、う蝕を予防する方法である。

・フッ化物の歯面塗布

　歯科医院では、高濃度フッ化物が局所応用され、通常9,000ppmFが用いられる。

・抗菌薬の利用（3DS）

　dental drug delivery system（**3DS**）は、オーダーメイドのドラッグリテーナーに1％クロルヘキシジンなどの抗菌薬を入れ、歯列に装着してう蝕原性細菌を含めた口腔内細菌に対する除菌法である。歯周病治療にも応用されている。

・**機械的歯面清掃**（**PMTC**；professional mechanical tooth cleaning）

　PMTCとは、歯科医師、歯科衛生士のような専門家による歯面清掃のことで、歯面清掃器具を用いて外因性着色、**バイオフィルム**を除去する。定期的なPMTCは、ホワイトニング効果の後戻り予防にも有効である。

（2）歯周病の予防管理

　歯周病は、口腔内の局所因子や全身的因子など多くの因子が関与する慢性疾患である。歯周病を発症させる因子には、**細菌因子**（病因関連因子）と**宿主関連因子**、**環境関連因子**がある（図2）[3-5]。この3

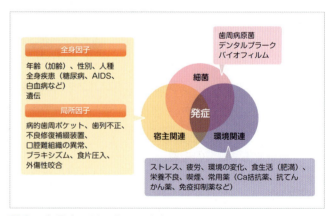

図2　歯周病のリスクファクター

つの因子が重なることによって歯周病が発症する。

　歯周病の予防は、発症・再発の予防を行う一次予防と、疾病の進行防止のための維持管理を行う二次予防に大きく分類される。2012 年に日本歯周病学会は、「生涯を通じての歯周病対策－セルフケア、プロフェッショナルケア、コミュニティケア－」で、ライフステージ別歯周病予防項目をまとめている（**表1**）[6]。

表1　ライフステージ別歯周病予防のまとめ

	要点	セルフケア	プロフェッショナルケア	コミュニティケア
学齢期	・健康な環境づくり	・ブラッシング習慣の確立 ・口腔への関心、観察力の養成 ・食の選択力の獲得	・歯周病の遺伝子診断 ・GO、G の的確な判定と事後措置	・学級担任、養護教諭への知識、技術支援 ・学校保健委員会への積極的参画
青年期	・歯肉炎予防（特に歯肉出血の予防）	・デンタルフロスの使用 ・電動ブラシの使用 ・歯周組織の自己評価能力の養成	・歯肉炎（BOP）の的確な判定 ・侵襲性歯周炎患者の早期発見 ・禁煙支援	・脱タバコ委員会 ・学級担任、養護教諭への知識、技術支援
妊娠期	・健康に対する意識が高まり、口腔衛生に関心をもつ絶好の機会	・歯ブラシの種類、時間帯の工夫	・産科ならびに心理カウンセラーとの連携 ・禁煙支援	・母子健康手帳による知識普及 ・「歯周病と早産」についての啓発 ・脱タバコ教育
壮年期	・共通リスク因子のコントロール ・将来の歯の喪失防止	・歯間ブラシの使用 ・歯周病予防歯磨剤、洗口剤の活用	・専門職との連携 ・定期的な PMTC ・禁煙支援	・質問紙によるふるい分けや医科検診との同時の対策 ・セルフケアや検診受診を促す社会環境整備 ・禁煙週間（5月31日）と歯の衛生週間（6月4日）との連携
更年期	・プラークコントロールの重要性についての再確認と動機付けの強化	・口腔清掃（舌清掃）用具の使用 ・生活習慣の改善（食生活、喫煙、飲酒等） ・知覚過敏症薬剤の使用 ・補助的療法（サプリメント、アロマケア等）	・口腔清掃への対応 ・骨粗鬆症の把握 ・心身医学領域医療機関との連携 ・口臭予防 ・禁煙支援	・健康医療に基づく広報戦略の策定 ・歯科用パノラマエックス線写真を併用した骨粗鬆症骨折のスクリーニング事業
高齢期	・健康な歯を多く残す ・要介護にならないための方策	・口腔清掃 ・血糖コントロール ・栄養素（食物、サプリメント）の摂取	・運動機能の確認 ・口腔乾燥への対応（定期的な唾液量検査に基づく早期対応） ・全身疾患状態の把握 ・菌血症の予防 ・禁煙支援	・口臭予防 ・QOL 評価 ・わかりやすい検診票
要介護者	・家族・社会が対応する基盤体制の確立 ・介護者の口腔清掃に対する認識、知識、技術の向上	・多くを期待しづらい ・介護者によるケア	・口腔清掃の支援 ・全身状態の把握 ・誤嚥性肺炎の予防 ・咀嚼・嚥下機能の把握	・介護者への教育的指導 ・地域における歯科的教育、講話の場の設定 ・地域の特色を反映したスローガンの設定 ・在宅、訪問医療の推進および一般化 ・不測事態への危機管理マニュアルの作成 ・行政との連携

（文献 6 より引用改変）

（3）SPT

SPT（supportive periodontal therapy）とは、歯周病治療により病状安定となった歯周組織を維持することを目的とした治療で、治癒した歯周組織の維持を目的としたメインテナンスと分けて考えるようになった。歯周治療の流れを図3に示す。

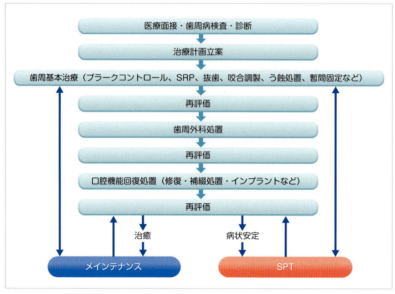

図3　歯周治療の流れとSPT

① SPTに移行する基準

4mm以上の歯周ポケット、分岐部病変、歯の動揺は認められるが病状が安定していると診断した場合は、SPTへ移行する。また、全身疾患のため観血的処置が困難な症例や、時間的制約、患者の希望などの理由でも、病状が安定していればSPTに移行する。

② SPTの内容

病状安定となった歯周組織を維持するため、口腔衛生指導、機械的歯面清掃（PMTC）、**歯周ポケット内洗浄**（ポケットイリゲーション）、SRP、咬合調整を定期的に行う。十分な患者教育を行うことでモチベーションを維持することも大切である。

（大森かをる）

参考文献
1) Keyes PH：Present and future measures for dental caries control, J Am Dent Assoc, 79：1395-1404, 1969.
2) 阪井丘芳：ドライマウス－今日から改善・お口のかわき，医歯薬出版，東京，20-25, 2013.
3) Page RC, Kornman KS：The pathogenesis of human periodontitis：an introduction, Periodontology, 14, 9-11, 1997.
4) 五味一博：口腔内所見からの病因抽出と病状安定の基準，日歯保存誌，60，229-234，2017.
5) 沼部幸博，梅田 誠，齋藤 淳，他編：ザ・ペリオドントロジー，第3版，永末書店，京都，200-204, 252-256, 2019.
6) 日本歯周病学会健康サポート委員会監修：生涯を通じての歯周病対策－セルフケア、プロフェッショナルケア、コミュニティケア－，日歯周誌，54, 352-374, 2012.

2 治療と管理

2) メインテナンス

（1）メインテナンスとは

『歯周治療の指針 2015』（日本歯周病学会編）によると、**メインテナンス**は、再評価検査で治癒と判定された患者に対して、再発を防止するために行う管理である。目的は歯周病再発の予防、新たな歯周病発症部位の早期発見、良好な歯周組織環境の長期にわたる維持である[1]。時間をかけて歯科治療を行い終了しても、一生涯健康な口腔内環境で過ごすことは非常に困難である。健康な口腔内環境を維持するためには、歯科医院での定期的なメインテナンスが重要不可欠である。

メインテナンスの間隔は、患者の状態により2カ月から6カ月程度のリコールが多いようであるが、患者の疾患状態や全身状態の程度、口腔内状態、補綴装置など、個人によって変化する。患者背景やセルフケアでの技術などを含め、歯科衛生士として患者を理解し、患者との信頼関係を築くことが患者の長期的な健康維持に必要である。

（2）メインテナンスの流れ

① 医療面接

前回受診後から来院時まで変化がないか確認する。初診時に全身状態などに対し詳しく**医療面接**を行うが、それをもとに口腔内の情報だけでなく、全身状態、服用薬の変更の有無、喫煙の変化や妊娠期・更年期などを確認をする。ここでの患者との信頼関係の構築が、以後のメインテナンスに関係する。

② 歯周組織検査（エックス線検査、歯周ポケット検査、動揺度検査）

エックス線検査はリコールの間隔にもよるが、毎回ではなく必要時に撮影する。プロービング時の出血は、炎症状態を表しているため、出血があれば処置が必要である。動揺度も状態により治療が必要となることがある。また、う蝕の有無や義歯を装着している場合には、適合状態、粘膜の状態、洗浄剤の使用状況なども確認する。

③ ブラッシング習慣の再確認

毎日のセルフケアがどのように行われているのか、どのような道具を使用しているのかなど、最新の習慣を確認する。1日何回、どこの場所で、手鏡の有無、どの清掃用具でどれくらいの時間磨いているか、それらの道具は交換されているか、などを確認する。来院時には現在使用されているものを持参してもらい、清掃用具の現状の把握、および必要に応じて清掃用具の追加を考慮する。

④ ブラッシングの再指導

必要に応じて染め出しを行い、患者に実際のプラークの付着状態を確認し理解してもらう。日頃しっかり磨いているつもりでも、来院間隔が開くと磨き癖が出てしまい、磨き残しを作ってしまうことも多い。その場合、どのようにブラシを当てたり動かしたりすることで汚れが落とせるのか、患者と歯科衛生士がともに確認をする。

⑤ 咬合の確認

歯周組織に負担をかける早期接触などは咬合性外傷を起こす可能性があるため、確認が必要である。歯の動揺、骨吸収が進んでいる場合など必要に応じて対応する。

⑥ 生活習慣の指導

喫煙、食生活、飲酒など生活面の指導を行う。この場合、患者との信頼関係が重要なポイントとなる。医療面接時も含め会話のなかで心を開いてもらい、色々な情報を入手することで、患者個人にあった指

導ができる。ホワイトニング後であれば、ホワイトニングの効果は永久ではないことを指導する。また、効果を長続きさせるためにも着色しやすい食品を避け、歯科医院での定期的なメインテナンスが重要であることを伝える。

⑦ PMTC（プロフェッショナルケア）

歯科衛生士などによる専門家によるクリーニングを行い、歯面の**バイオフィルム**、**色素沈着物**を除去する。術後口腔内がスッキリし気持ちが良いことを体感してもらうことで、継続的な来院や**ホームケア**の動機付けとなる。このとき、補綴装置の種類に則して、それぞれ適切なクリーニングを行うことが重要である。

⑧ 抗菌薬の貼薬・フッ化物塗布

患者個人の口腔内に合わせて行う。

（3）定期的なメインテナンスの重要性

口腔内環境は、毎日の生活で少しずつ変化し続けている。例えば、歯ぎしりをしたり、**加齢**や**オーバーブラッシング**での歯肉退縮、歯列に変化が生じたりもする。その環境の変化についていけないと、セルフケア不足でプラークが蓄積し、歯肉炎、歯周炎、う蝕が発生する。

近年ではインプラントが埋入されている患者も多い。しかしながら、埋入後のプラークコントロールの重要性が理解されていないこともある。インプラント治療を希望された段階でメインテナンスが重要であることを説明し、同意を得ることは必須である。高齢化社会が進み、**セルフケア**が行き届かなければインプラント周囲炎を起こすリスクが増加する。それを阻止するためにも、定期的なメインテナンスは重要である。

また、補綴装置製作の技術も進み審美性の良いものも多い。しかしながら、セラミックを用いた補綴治療後、日常生活で欠けてしまう、亀裂が入る、歯並びが変わる等のトラブルも多い。さらに、ホワイトニングの後戻り、ラミネートベニアの破損など、いずれも定期的なメインテナンス時に確認することが重要である。

定期的にメインテナンス来院することで、自分の口腔内に興味をもち、毎日の生活でセルフケアを心がけるようになる。少しでも口腔内が健康な状態で快適な食生活を送れるように、患者と信頼関係を築き、その長期の見守りを提供することが大切である。

(森 和美)

参考文献

1) 日本歯周病学会編：歯周病治療の指針 2015，医歯薬出版，東京，74, 2016.
2) 茂木美穂：メインテナンス・SPTにおける3つのポイント，日歯周誌，57，130-133，2015.

3 機器

3 機器

1 歯科医療機器

1) レーザー治療（硬組織）

（1）歯科用レーザー

① レーザーと生体組織との相互作用

レーザーを生体組織に照射すると、そのレーザーの波長に依存して組織に反応が生じる。すなわち、レーザーの波長により吸収される組織とその吸収率が異なる（図1）。したがって、照射の効果はレーザーと照射した組織との相互作用であり、用いるレーザーの波長ならびに照射条件、すなわち光強度（エネルギー密度）と照射時間（相互作用時間）に影響される。

レーザーを吸収した生体組織では、一般に炭化・蒸散・凝固・変性・活性化などの反応が生じる。歯科用のレーザーには、高いエネルギーと生体との相互作用による炭化・蒸散・凝固・変性などを利用した治療（**HLLT**；high reactive level laser treatment）、および低いエネルギーと生体との相互作用による活性化を利用した治療（**LLLT**；low reactive level laser treatment）に用いるものがある。前者は、歯も含めた組織の切開、切削・切除、止血、凝固、蒸散などに用いられ、後者は創傷の治癒促進、鎮痛緩和や消炎などに利用される。

レーザー照射治療を行う際には、使用目的に合ったレーザー（波長）とその照射条件（光強度や照射時間）を選択することが重要である。なお、歯科領域におけるレーザーの応用で生体組織を対象としない利用法として、レーザー溶接、CAD で用いるスキャナーや 3D プリンターなどがある。

② 各種レーザー機器

歯科用レーザー照射機器として承認を受けたレーザーには、**Er：YAG レーザー**、**CO$_2$（炭酸ガス）レーザー**、**半導体レーザー**および **Nd：YAG レーザー**がある。これらは、軟組織や硬組織の表面でエネルギーの大部分が吸収されて深部にまで透過しない**組織表面吸収型レーザー**と、組織を透過し途中で吸収されながらも深部にまでエネルギーが到達する**組織透過型レーザー**に分類され、前者は波長が長いレーザーで、後者は波長が短いレーザーである（図1、2）。

a．Er：YAG レーザー

波長 2.94μm の組織表面吸収型レーザーである。水への吸収率がきわめて高く（図1、2）、**う蝕除去**や**歯石除去**、**象牙質知覚過敏**の緩和などに用いられる（後述）。また、**再発性アフタ性口内炎**の疼痛緩和や歯肉の**色素沈着**改善などにも使用される。

b．CO$_2$ レーザー

歯科用レーザーのなかで最も波長が長い（10.6μm）組織表面吸収型レーザーである。水およびハイドロキシアパタイトへの吸収特性を有するので（図1、2）、歯の切削に適する。本レーザーは 10.6μm 以外の波長をいくつか発振できるが、なかでも 9.3μm の波長は Ca や P への吸収率が高く、耐酸性向上など歯質改質への応用が期待される。また、口腔の軟組織への熱影響は表層に限局され、

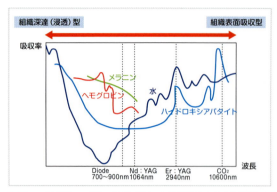

図1 各種レーザーの波長により吸収される組織とその吸収率
（文献1より引用）

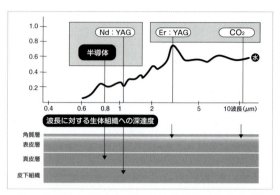

図2 各種レーザーの水に対する吸収特性と波長による生体組織への深達度
（文献1より引用）

出血もほとんど伴わないので、いわゆる低侵襲のレーザーメスとして古くから使用されている。

c．半導体レーザー

波長0.6～0.9μmの組織透過型レーザーである。媒体がダイオードであるため、他のレーザーに比べ小型軽量で安価である。低出力照射による露出歯根の知覚過敏の緩和（LLLT）や、高出力照射による軟組織の切開、止血、凝固、蒸散（HLLT）などに応用される。また、波長655nm（赤色の可視光）の半導体レーザーは、**レーザー蛍光法**を応用したう蝕の検査・診断に用いられる。

d．Nd：YAGレーザー

波長1.064μmの組織透過型レーザーである。黒色色素や二酸化チタンに吸収されやすい特徴を有する。照射時の熱による副作用を減ずるため、歯科用機種はすべてパルス波発振である。組織の凝固作用に優れ、止血や血管腫の焼灼など腫瘍の摘出に主として応用される。また、組織透過性を利用して、象牙質知覚過敏や関節炎などの疼痛緩和にも利用される。

③**患者・術者の防護と安全管理**

レーザー機器は、「眼に対する危険度」でクラス分けされており、歯科用レーザーは最も危険度が高い「**クラス4**」に属する（JIS）。組織表面吸収型レーザー（Er：YAG、CO_2）は角膜や水晶体に熱傷が起こり、また組織透過型レーザー（半導体、Nd：YAG）は網膜に熱傷が生じる。したがって、レーザー使用時には、**眼への障害**を防ぐため患者→介助者→術者の順で専用の**防護メガネ**の着用が義務付けられている（外すときは逆順）。このとき、**OD値**（optimal density）が5以上の防護メガネの着用が望ましい。

また、厚生労働省は、医療法や薬機法などに基づき、医療機関でレーザーを使用する際の管理区域、管理方法、設備や備品の設置・整備などについて定めている。医療機関は、レーザー機器の**安全管理者**を配置し、**管理区域**の設定と管理（**危険表示板**の掲示）や鍵の管理など、レーザー機器の適切な取り扱いや安全管理に務める義務を負う。

（2）Er：YAGレーザーを用いた歯の硬組織治療

水への吸収率が非常に高いEr：YAGレーザーを歯質に照射すると、アパタイト結晶を取り巻く水分にエネルギーが選択的に集中する。その結果、水分が急激に膨張して小爆発が生じ、組織が崩壊し取り除かれる（蒸散）。すなわち、照射部位の歯質が切削される。Er：YAGレーザーのエネルギーは歯質

表層に存在する水分にのみ集中するので、歯髄への影響は非常に少なく、また歯面における熱的損傷も少なく炭化や亀裂はほとんど発生しない。なお、歯の切削に関して、**薬機法（医薬品、医療機器等の品質、有効性及び安全性の確保等に関する法律：医薬品医療機器等法**とも略称される）による承認が得られているものは、Er：YAGレーザーのほかCO₂レーザーがある。

① **う蝕の無痛的除去**

回転切削器具による切削に比べ、切削時の振動や音ならびに疼痛が非常に少ないため、患者の不快感や恐怖心が比較的生じにくいことが特徴である。また、歯肉縁〜縁下のう蝕は、回転切削器具によるう蝕除去中に出血をきたすことが多いが、レーザーはそのような心配はほとんどない（図3）。しかし、種々の窩洞形態を効率よく切削することは難しく、レーザーによる窩洞形成後はレジンやグラスアイオノマーセメントを用いた直接修復となる。

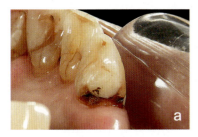 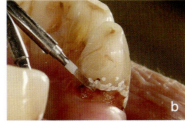 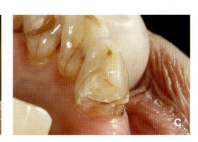

図3 う蝕の無痛的除去
a：術前
b：う蝕除去中。Er：YAGレーザーによる罹患歯質の蒸散。歯肉に照射されても出血しないことに注意。
c：窩洞形成後
（文献1より引用）

Er：YAGレーザー照射象牙質面には、スミヤー層は形成されず象牙細管が開口しており（図4）、また、照射条件にもよるが表層には**熱変性層**が生成されるので、レジンの接着性が低下する場合もあるので注意を要する。レーザー照射歯面に対する専用のレジン系接着材の開発が望まれる[2]。

② **歯根面の歯石除去**

Er：YAGレーザーによる歯石除去と病的歯根面のデブライドメントは（特に、歯肉剝離搔爬手術や歯周組織再生誘導手術時）、熱傷害が非常に少なく、安全かつ効率的に行うことができる。スケーラーなどによる従来の機械的除去法に比べ不快感が少なく、根面や歯周ポケットの消毒や周囲組織の活性化も期待できる。

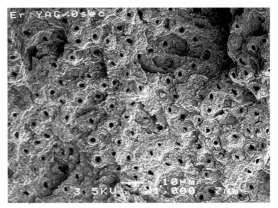

図4 Er：YAGレーザー照射した象牙質面のSEM像（50mJ/1pulse）
（文献1より引用）

③ **象牙質知覚過敏の緩和処置**

疼痛緩和には、象牙細管口の封鎖、象牙細管内組織液の凝固、歯髄神経の鈍麻の3つの治療法[3]がある。Er：YAGレーザーは、患部に直接照射し細管内組織液の凝固を図ることで疼痛緩和を期待する。そのほかに、患部に直接照射し細管口封鎖を図るCO₂レーザー、患部に直接低エネルギー照射してLLLTによる鈍麻を図る半導体レーザー、および患歯の根尖相当部の粘膜に低エネルギー照射してLLLTによ

B 歯科審美の臨床

る鈍麻を図る Nd：YAG レーザーなどが用いられる[4]。

④ 根管内の消毒

通法に従った機械的根管拡大と超音波洗浄が終了した根管に極細の根管専用チップを挿入し、Er：YAG レーザーを照射することにより、歯髄組織の除去、根管拡大、スミヤー層の除去、根管壁表面の消毒などを行う。ほかに、Nd：YAG レーザーや半導体レーザーも同様の効果が期待できる。

(冨士谷盛興)

参考文献

1) 冨士谷盛興：第5章 診療設備・器材 5．レーザー（laser）/田上順次，奈良陽一郎，山本一世，他監修：保存修復学21，第5版，永末書店，京都，96-101，2017.
2) 冨士谷盛興，千田 彰：第2章1．修復治療におけるEr：YAGレーザーの臨床 3) 被照射象牙質へのレジンの接着/石川 烈：Er：YAGレーザーの基礎と臨床，第一歯科出版，東京，67-71，2011.
3) 冨士谷盛興，千田 彰編：象牙質知覚過敏症―目からウロコのパーフェクト治療ガイド，第3版，医歯薬出版，東京，2-8,22-25，2017.
4) 日本レーザー歯学会編：レーザー歯学の手引き，デンタルダイヤモンド，東京，52-53，2015.

2) レーザー治療（軟組織）

（1）軟組織の審美修復に用いられるレーザー

軟組織の審美修復は色と形態の修正に集約される。しかしながら、歯肉の色は歯の色、また、形態は歯槽骨、歯の形および歯軸と密接な関係があるので、術前の検査が重要である。レーザーは色および形態の修正に有用である。

① 軟組織に使用されるレーザー

すべてのクラス4の歯科用レーザー機器は、止血、蒸散、切開、凝固において軟組織治療に有用である。軟組織治療にレーザーを用いる利点と欠点を以下に記す。

a. 利点

① 無麻酔での処置も可能である。

② 止血効果がある。

③ 電気メスに比べ、軟組織への侵襲深度を推測しやすい。

④ 電気メスに比べ、術後の予測が比較的容易である。

⑤ 軟組織への侵襲深度が浅いため、術後疼痛が軽減される傾向がある。

b. 欠点

① 使用するにあたり、十分な知識とトレーニングが必要である。

② 安全管理が煩雑である。

③ 機器の点検および管理が煩雑である。

レーザーは波長の違いによる適応の区別がされているが、昨今では、同一波長でも機器によって出力の設定やチップの性状が異なるため、たとえ同一波長であっても同じように使用できるわけではないので、注意が必要である。**使用するレーザー機器の波長、出力設定、先端チップの性状および目的とする組織の状態から、適切なパラメーターを設定する**ことが重要である。

② 軟組織のレーザー治療に必要なパラメーター

軟組織処置で必要なレーザーの波長や出力設定の違いについて以下に記す。

a. 波長（図1）

① 0.4〜0.45μm …… メラニン、ヘモグロビンに非常によく吸収される。青から緑色の可視光線。

② 0.45〜0.7μm …… 上記波長域よりもメラニン、ヘモグロビンへの吸収率は落ちる。

③ 0.7〜1.2μm …… さらにメラニン、ヘモグロビンへの吸収率が落ち、吸収体への影響が少ない。組織を透過しやすい不可視赤外線光。

④ 3μm付近 ………… 水およびハイドロキシアパタイトに結合したOH基への吸収率がピークである。

⑤ 10μm付近 ………… ハイドロキシアパタイトへの吸収率がピークである。水にもよく吸収される。

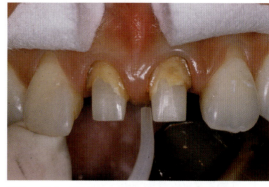

図1　Nd：YAGレーザーを用いた歯肉排除
歯科審美修復治療時の軟組織処置は、歯に近接あるいは接触した歯肉を扱うことが多い。0.7〜1.2μmの波長域のレーザーを使用すると、最終形成した支台歯のマージンや天然歯にダメージを与えることなく、歯肉の整形、蒸散、切開を行うことができる。この波長域では、半導体レーザーやNd：YAGレーザーが臨床応用されている。チップ先端は細い石英グラスファイバーが使用されることが多く、軟組織に軽く接触させて処置を行う。色素、ヘモグロビンが吸収体なので、軟組織の状態をよく観察して出力を調整する。

　軟組織のおよそ60〜70重量％は水分であるので、④と⑤の波長域が効率のよい処置を行うことができる。多くの半導体レーザーとNd：YAGレーザーを含む③の波長域は高出力を使用するか、チップの先端を加工して軟組織の処置を行う必要がある。歯科審美修復では歯に近接した軟組織処置を行うことが多い。④と⑤の波長域のレーザー光は歯に当たると歯の表面の変性が容易に起こるので、注意が必要である。その点において、③の波長域は硬組織表面に変性を起こさないため、審美的歯肉マージン整形や歯肉メラニン除去に有用である。①の波長域の切開・蒸散能力は非常に高いが、可視光用の視覚情報をさえぎる保護ゴーグルを着用するため、精密な外科処置には不向きである。

b. 出力

　出力（パワー）は大きくすると切開効率が上がる。しかし、軟組織に過度の熱変性を起こし、表面に炭化層ができると切開効率が下がる。処置に必要な組織温度に留意する。

① 〜42℃ ………… 生体への温熱刺激はあるが可逆的反応。
② 42〜60℃ ……… 加熱が起こり組織の溶融が始まる。
③ 60〜65℃ ……… 変性・凝固の不可逆的な侵襲、組織の崩壊が起こる。
④ 90〜100℃ …… 水分の蒸発による乾燥、および組織の収縮が起こる。100℃で蒸散が起こる。
⑤ 100℃以上 …… 組織の蒸散温度を超えると炭化・燃焼・気化が起こる。

c. 出力形態

　連続波発振とパルス発振に大別される。パルス発振は連続波発振に比べて熱変性量が軽減され、チップの移動速度を緩やかに行うことができる。審美修復治療は精密さが要求されるので、パルス発振が使用されることが多い。

d. パルス数

　パルス発振はレーザーのON、OFFが繰り返される。ON、OFFの照射時間や照射回数を調節す

ることで炭化のない、組織侵襲深度の浅い照射を心がけることで予後の予測が容易になる。パルス数が上がるほど切開線はスムーズになるが、総照射エネルギー量が増えるため、熱蓄積や透過光による組織変性が予後の評価を低くするので十分な注意が必要である。効率のよい出力（パワー）に設定することが肝要である。

e. 先端チップの性状

さまざまなチップがあるので、それぞれの特徴に熟知する。先端の面積に応じて出力（パワー）を調節する。おおよその先端チップは先端からのみ光が照射されるので、チップの組織に対する角度が切開・蒸散効率に寄与する。

f. 先端チップの移動速度

パルス発振で使用する場合、スムーズな切開・蒸散を行うには照射面が少しずつ連続するように移動させる。

g. エネルギー密度

先端チップの先端径の変更、および非接触照射時に照射面からの距離で照射面の面積を変えると、エネルギー密度が変化する。面積が狭いほど鋭く深い切開・蒸散になる。

h. ビームプロファイル

導光路から出たレーザー光を解析すると、照射面に一様にエネルギーが分布しているわけではないことがわかる。機器によって照射光の中心が強かったり、中心部が抜けドーナツ状になっている機器もある。使用する機器のビームプロファイルで軟組織の切開・蒸散に影響が出る。チップごとに異なる場合もあるので、使用機器に特化したトレーニングが必要である。

i. 冷却

照射される組織を冷却することで、過度の熱変性を避ける。噴霧注水が最も効率がよい。ただし、$0.7 \sim 1.2 \mu m$ の波長域は組織への吸収率が悪いので、注水冷却を行うと組織の温度の上昇が得られず、切開・蒸散を行うためには非常に高い出力（パワー）が必要とされる。そのため、この波長域では、切開・蒸散時、口腔内バキュームによる組織の冷却が推奨される。

（2）レーザーを用いた歯肉整形術

クラス4のすべての波長のレーザーが適応される。術中および術後に出血が少なく、処置の評価が容易である。適切なパラメーターとチップの動かし方で炭化層や厚い熱変性層を制御することにより、良好な結果が得られる。レーザーを使用することで無麻酔で行うことも可能である。炎症のないコラーゲン繊維に富んだ歯肉であれば、波長が$3 \mu m$域のEr：YAGレーザーは低い出力（パワー）で軟組織の切開・蒸散を行うことができる。CO_2レーザーも水分に吸収し軟組織の切開・蒸散に優れるが、非接触で切開・蒸散することが多い。精密な作業が必要とされる術式では接触照射が望ましい。近赤外線域の波長のレーザーを使用する場合は、パルス発振と接触照射を行うことで過度の蓄熱を回避する。

審美領域における歯肉のマージンラインは0.5mm程度の幅であっても審美的な印象が違ってくるので、精密なラインを描くように心がける（図2）。出力をパルス発振にすることで精密な作業が可能となる（図3）。歯肉整形術にレーザーを使用することで審美的で健康的な歯肉ラインを比較的容易に獲得できる（図4）。歯が白くなるほど歯肉とのマージンラインが明瞭になる傾向がある。歯の漂白等で歯の色を変えるときには、歯肉の色や辺縁形態の検査も怠らないことが肝要である。

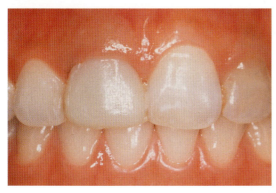
図2　1｜はプロビジョナルレストレーション。術前

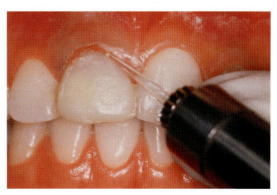
図3　Er：YAGレーザーを使用し、無麻酔で歯肉整形術を行っている

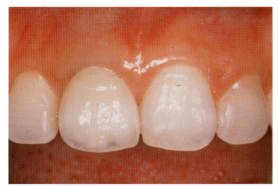
図4　歯冠修復後の状態。歯肉整形にレーザーを使用することで審美的で健康的な歯肉ラインを獲得した。2｜は失活歯であったので、ウォーキングブリーチを行った

（3）レーザーを用いたメラニン色素沈着除去術

　歯肉のメラニンによる着色は歯の色と密接な関係がある。歯を漂白すると歯肉のメラニンによる着色が相対的に目立つようになる。**術前の検査で着色の原因や、悪性腫瘍等との鑑別診断を行い、除去すべき範囲を特定する**（図5）。レーザーを使用することで蒸散深さが明瞭になり、的確なメラニン色素沈着部の除去を行うことができる。Er：YAGレーザーやCO_2レーザーを使用した広範囲の歯肉の蒸散には幅の広いチップを使用したり、非接触デフォーカス照射による蒸散が行われている。メラニン色素顆粒の多くは歯肉上皮の基底部に集中している。近赤外線域の半導体レーザーやNd：YAGレーザーは、血管のない透明な歯肉上皮を蒸散して基底部のメラニン顆粒層に到達するには不向きである。しかし、メラニン色素には吸収するので、チップ先端を上皮に潜り込ませ基底層に向け平行に位置づけて直接的に上皮基底部のメラニン着色を蒸散する。めくれ上がった透明な上皮は術後に剥離しておく。

　口腔内バキュームは術中、組織の冷却に有用である（図6）。ただし、歯肉表面が乾燥しすぎないように生理食塩水などで保湿を行う。術中術後の出血は少なく、4～5日で術野に上皮が再生され、およそ1週間で治癒する（図7）。術後にペリオパックを行う必要はないが、的確な術後指導を行う。

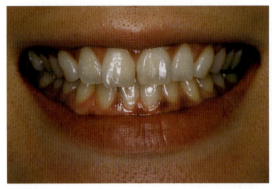
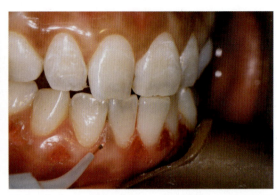

図5 オフィスブリーチのタッチアップで来院し、下顎歯肉のメラニン色素沈着部位の除去も希望した

図6 術中、口腔内バキュームは組織の冷却に有用である。表面麻酔下で処置を行った。レーザー照射時間は約60秒で処置を終えた

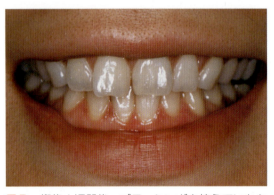

図7 術後1週間後。ブラッシングを控えていたために炎症がみられるが、蒸散した部位の治癒経過は良好であった。新生上皮で覆われているのでブラッシングの再開を促した

(永井茂之)

参考文献
1) 粟津邦男監修：次世代光医療—レーザー技術への橋渡し，シーエムシー出版，東京，2010．
2) 通商産業省工業技術院監修，光産業技術振興協会編：レーザ安全ガイドブック，第3版，新技術コミュニケーションズ，東京，1992．
3) 加藤純二，粟津邦男，篠木 毅，他編著：一からわかるレーザー歯科治療，医歯薬出版，東京，2003．

3) 歯の色彩の記録

　審美歯科治療では、歯の色を正確に記録し伝達することが重要となる場合が多い。歯の色彩は、光源の種類や周囲色とのコントラストなどにより異なって見えるため、目視で記憶することは困難である。通常は口腔内写真撮影のほかに、適切な条件下でのシェードガイドを用いた**視感比色法**や、歯科用測色計による**物理測色法**などで歯の色彩を記録する。

(1) シェードガイドを用いた視感比色法

　視感比色法とは、基準となるシェードガイドを用いて、タブの中から測色部位との色差が最も小さいものを肉眼で選択し記録する方法である。補綴装置や歯冠修復材のシェードを決定する際には、**シェードテイキング**あるいはカラーマッチングとも称される。

① 視感比色法の環境と方法

照明光源は、標準昼光光源である D65 かこれに準ずる高演色性の蛍光灯を用い、照度は 1,000～2,000lx 程度とする。自然光は時間や天候に左右されるので避ける。歯科用ユニットの無影灯は消灯して観察する。シェードタブの切縁を測色部位の切縁に当てて、上下に並べると比較しやすい（図1）。観察距離は約 30cm とし、45°方向からの照明では真上から、真上からの照明では 45°方向から観察する。比色は同化現象を避けるために短時間で素早く（5秒以内）行う必要がある。シェードが決定したら、口腔内写真撮影にて選択したシェードタブを一緒に写し込んで記録しておくとよい。

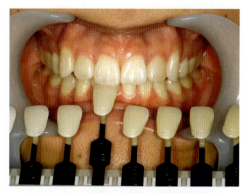

図1 シェードガイドを用いた視感比色
シェードタブの切縁を測色部位の切縁に当てて、上下に並べると比較しやすい。

② 視感比色法の注意点

視感比色法は、術者の主観、経験、色彩感覚などに左右されやすい。さらに、光源の種類や背景色などによって、違う色が同じに見えたり同じ色が異なって見える**条件等色（メタメリズム）**が生じるので注意が必要である。また、用いられるシェードガイドの大半は天然歯のすべての色彩範囲を網羅しているわけではない。このため、実際にはシェードガイドには存在しない色を記録することになり、うまく伝達できない場合がある。

③ 基準となる主なシェードガイド

a．補綴装置や歯冠修復材のシェードテイキング

最も一般的に使用されているのは、ビタ クラシカルシェードガイド（VITA Zahnfabrik／白水貿易）（図2）であり、以前より標準的なシェードガイドとして用いられている。本製品はA系統（reddish - brownish）5色、B系統（reddish - yellowish）4色、C系統（grayish）4色、D系統（reddish - grayish）3色の4グループ計16タブで構成されおり、A1－D4の順に配列している。一般的には、まずマッチングさせる歯が4グループのうちどの色相に属するかを決め、次いで彩度順に並んでいるそのグループの中で最も近似したシェードタブを選択するという方法で使用する。彩度の数字は大きいほど彩度が高くなるしくみである。他社のシェードガイドやセラミックス、レジンなども、このA－Dのアルファベットと数字の組み合わせで色を表すことが多く、その場合も色相と彩度の関係性はほぼ同じになっている。ただし、同じシェード番号でも、メーカーが違えば微妙に色の異なる場合が多いので注意が必要である。本シェードガイドは、ほとんどの歯科医療機関で所有しているため利便性は高いが、発売後すでに半世紀以上が経過しており、歯科審美に対するニーズが高まっている現在では審美歯科領域のシェードをカバーしきれないなどの問題点も指摘されている[1]。

近年では、よりシステマティックにシェードテイキングができるシステムとして、ビタ シェードガイド 3D マスターやビタ リニアシェードガイド 3D マスター（いずれも VITA Zahnfabrik／白水貿易）（図3）のような 3D マスターシェードガイドシステムも登場している。本システムでは、シェード番号は 3M2 のように数字とアルファベット3桁で表されており、最初の数字が明度、中央のアルファベットが色相、最後の数字が彩度を示す。数字は大きいほど明度は低く、彩度は高くなる。アルファベットは M を中心として、L が黄色寄り、R が赤寄りの色相を表す。新たに明度の基準を設定しているため、シェード数も計 29 タブに増えている。ビタ リニアシェードガイド 3D マスターの場

合、まずバリューガイド6タブから対象歯の明度を決定し、次に選択した明度のクロマ／ヒューガイドから色相と彩度を選択する。このように、明度と色相・彩度を切り離して観察することができるので、他の色彩情報に惑わされることなく、適切にシェードテイキングを行うことが可能である。

補綴装置や歯冠修復材によっては、その材料専用のシェードガイドを準備しているものもあり、その場合は必ず付属のシェードガイドあるいは同一メーカーのものでシェードテイキングを行う。

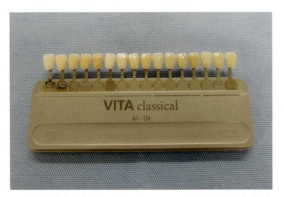

図2 ビタ クラシカルシェードガイド（VITA Zahnfabrik／白水貿易）

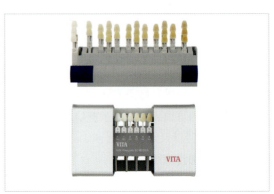

図3 ビタ 3D マスターシェードガイドシステム
上：シェードガイド 3D マスター　下：リニアシェードガイド 3D マスター（いずれも VITA Zahnfabrik／白水貿易）

b. ホワイトニングにおける色彩記録

ホワイトニングでは、術前から術後に至る経時的な色彩記録は必須である。以前はビタ クラシカルシェードガイドをメーカー指示の明度順配列（B1、A1、B2、D2、A2、C1、C2、D4、A3、D3、B3、A3.5、B4、C3、A4、C4）に組み直して歯の色彩を記録し、明度上昇ステップ数（Δsgu）でホワイトニング効果を表現することがよく行われていた。しかし、元来ビタ クラシカルシェードガイドは補綴装置のシェードテイキングのために提供されたツールであり、ホワイトニング効果の判定に用いるには色彩学的に問題点が多い[2]。ホワイトニング効果の評価をより正確に行うには、ビタ ブリーチシェードガイド 3D マスター（VITA Zahnfabrik／白水貿易）（図4）のようなホワイトニング専用シェードガイドを用いる必要がある。本シェードガイドは、色相を固定して明度と彩度のパラメーターのみ変化させた計15タブから構成されている。各タブの白色度（W）がほぼ直線的に等間隔で配列されており、高明度領域も十分にカバーされているため、色彩学的により正確な評価が可能である[3]。

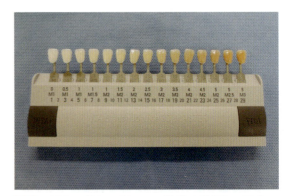

図4 ビタ ブリーチシェードガイド 3D マスター（VITA Zahnfabrik／白水貿易）

（2）歯科用測色計による物理測色法

物理測色法とは、歯科用測色計を用いて歯の色を数値化して記録する方法で、より客観的に歯の色彩を表示することができる（図5）。物理測色の方法は、**刺激値直読方法**と**分光測色方法**の2種類に大別される[4]。刺激値直読方法は色彩色差計を用いて、ヒトの目に対応する分光感度とほぼ同一の感度をも

つ3つのセンサーで対象部位を測定し、三刺激値と呼ばれる X、Y、Z の3つの値を直接測定する方法である。一方、分光測色方法は分光測色計を用いて、対象部位から反射された光を回折格子等で分光し、これを複数のセンサーで受光して各波長の反射率を測定、そのデータをもとに積分計算を行い三刺激値 X、Y、Z の値を算出する方法である。近年では、高精度で色を詳細に分析できる分光測色方法が主流となっている。

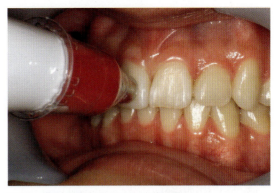

図5　歯科用測色計による物理測色
測定チップを歯面に垂直に当てて測色する。

① 表色の方法

物体色は一般に**色相（hue）・明度（value）・彩度（chroma）**からなる色の三属性で表現される。色相とは色味の性質、明度とは色の明暗の度合い、彩度とは色味の強さの度合いのことである。表色の方法はマンセル表色系や XYZ（Yxy）表色系などいくつか存在するが、ここでは歯科領域で主に用いられる方法について紹介する。

a. $L^*a^*b^*$ 表色系

色の三属性の相互関係は色空間として、三次元的に表すことができる。国際照明委員会（CIE）は、1976年にこの色空間における座標系をCIE 1976 $L^*a^*b^*$（CIELAB）として規格化した。**$L^*a^*b^*$ 表色系**では明度を L^*、色相と彩度を示す色度を a^*、b^* で表示する（図6）。a^* は赤方向、$-a^*$ は緑方向、b^* は黄方向、$-b^*$ は青方向を示しており、絶対値が大きくなると色あざやか

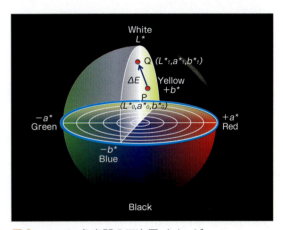

図6　$L^*a^*b^*$ 色空間の三次元イメージ
L^* は明度、a^* と b^* は色相と彩度を示す色度を表し、a^* は赤方向、$-a^*$ は緑方向、b^* は黄方向、$-b^*$ は青方向を示している。絶対値が大きくなると色あざやかに、0で無彩色になる。
（文献4より引用改変）

に、0で無彩色になる。$L^*a^*b^*$ 色空間は、空間上での距離・間隔が知覚的な色の距離・間隔に類似するよう設計された均等色空間（uniform color space）であり、色の物理的な差異よりも人間の知覚上での差異に主眼を置いている。色の知覚的な相違を色差といい、$L^*a^*b^*$ 色空間の場合、これを ΔE^*_{ab}（ΔE）として定量的に数値で表示することができる。たとえば、色空間上のP（L^*_0, a^*_0, b^*_0）とQ（L^*_1, a^*_1, b^*_1）2色の色差 ΔE は、以下の式により算出する。

$$\Delta E = \sqrt{(L^*_1 - L^*_0)^2 + (a^*_1 - a^*_0)^2 + (b^*_1 - b^*_0)^2}$$

ところで、$L^*a^*b^*$ 色空間は、人の目の色覚を元に計算式が定義されたが、色によっては色差 ΔE と人の目視による評価が異なるという問題点が指摘されていた[4]。この原因は、人の目の色識別域の形状が、$L^*a^*b^*$ 色空間で定義されている色差範囲の形状と大きく異なる部分があるためと考えられている。これらの問題点を修正した計算式として、CIE DE2000 色差式による色差 ΔE_{00} が使用されることもある。

b. *L*C*h* 表色系

*L*C*h* 表色系は *L*a*b* 色空間をベースに考案された表色系で、*L* は同様に明度を表している。*C* は彩度を表しており、値が大きいとあざやかさが増し小さいとくすんだ色になる。*h* は色相角度を表しており、*a* 赤方向の軸を 0° として、反時計方向の色相に対して移動した角度で色の位置がわかるようになっている。90° であれば黄方向、180° であれば緑方向ということになる。*a*、*b* との関係は以下の式で表される。

$$C^* = \sqrt{(a^*)^2 + (b^*)^2}、\quad h = tan^{-1}(b^*/a^*)$$

② 主な歯科用測色計

補綴装置などのシェードテイキングやホワイトニングにおける色彩記録に使用できる主な歯科用測色計は以下のとおりである。

a. シェードアップナビ（松風）（図7）

ホワイトニングにおける色彩記録に特化した色彩色差計（刺激値直読方式）で、本来数値化しにくい天然歯の色を数値化することで、ホワイトニング効果を明確に判定することができる。専用のシェードガイド（計9タブ）が付属しており、測色結果の数値（0.5 〜 9.0：0.5 間隔 18 段階）はこのシェードガイドの番号に対応している。光源は白色 LED で、校正キャップをつけて 1 回のキャリブレーションを必要とする。測色径は φ 5 mm で、測色対象は上顎中切歯の歯頸部となっている。

b. イージーシェードV（VITA Zahnfabrik／白水貿易）（図8）

天然歯や補綴装置のシェード情報を正確に自動測定できる分光測色計（分光測色方式）である。測色結果は、ビタ クラシカルシェードガイドや 3D マスターシェードガイドシステム、ブリーチシェード（ADA 規格）、VITA ブロックに対応しており、*L*C*h* 表色系および *L*a*b* 表色系で表示することも可能である。信号色表示（緑・黄・赤）で選択されたシェードの適合状況を知ることができる。光源は白色ハイパワー LED で、測色径は φ 5 mm、計測モードは 1 点計測・平均値計測・3 点計測・修復物計測などの多様なモードを備えている。また、専用のアプリを利用すると、測定結果を Bluetooth 通信で転送できるため、歯科技工所とシェード情報を共有することが可能である。

c. レプリカ（BOREA／デンタリード）（図9）

6色LED によるマルチスペクトル分析で天然歯および補綴装置を高精度に測定できる分光測色計（分光測色方式）で、独自の画像処理によってトランスルーセント域も表示できる。測色結果は、VITA のシェードガイド以外にもノリタケシェードガイド（クラレノリタケデンタル）やクロマスコープシェードガイド（Ivoclar Vivadent）など、多くのシェードガイドに対応している。専用ソフトウェアの使用により、技工指示書の作成から歯科技工所への送信、患者管理まで行うことが可能となっている。

（金子 潤）

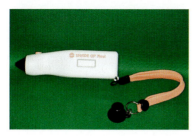 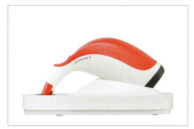 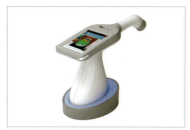

図7　シェードアップナビ（松風）　　図8　イージーシェードV（VITA Zahnfabrik／白水貿易）　　図9　レプリカ（BOREA／デンタリード）

参考文献

1) 日本歯科色彩学会編著：歯の色の話, クインテッセンス出版, 東京, 41-53, 1999.
2) 花田静佳, 金子 潤：視感比色によるホワイトニング効果の評価法の検討, 明倫紀要, 17, 12-18, 2014.
3) 加藤純二, 金子 潤, 大槻昌幸, 他編著：これで納得！デンタルホワイトニング, 医歯薬出版, 東京, 45-51, 2012.
4) コニカミノルタジャパン：色色雑学, https://www.konicaminolta.jp/instruments/knowledge/color/index.html （2018年8月9日アクセス）

4) CAD/CAM法に用いる機器の特徴

　歯科用CAD/CAMシステムは歯列形態をコンピュータに取り込み、クラウン、ブリッジ、インレー、アンレー、コーピング、ラミネートベニア、アバットメント等をソフト上でデザインした後、切削加工にて補綴装置を製作するシステムである。利点は、補綴装置の高品質化や均質化、製作工程の効率化に加え、新しい材料の加工が可能で審美補綴領域においてもハイブリッド型コンポジットレジンやジルコニア、PEEK材などのメタルフリーで審美性に優れた材料が選択肢として加わることである。また、顔貌や色の情報をコンピュータ上で統合することで、歯列や顔貌に調和した補綴装置の設計が可能となっている。

　歯科用CAD/CAMシステムを用いた**補綴装置製作のワークフロー**は、歯列や形成した支台歯のスキャニング、ソフト上での補綴装置のデザイニング、加工機を用いたブロックやディスクの切削加工の3ステップからなる（**図1**）。その後、適合調整や形態修正、陶材築盛等の技工操作が必要となる。本項では、このCAD/CAMワークフローに関わる機器やソフトウェアの特徴について説明する。

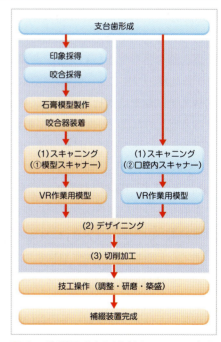

図1　歯科用CAD/CAMシステムを用いた補綴装置の製作ワークフロー

（1）スキャニング（三次元形状計測）

　スキャニングは、補綴装置を製作するために必要な歯列や歯冠形態、支台歯のマージン形態、上下顎の歯列位置（被蓋関係、咬合状態）などをコンピュータ上に取り込む操作である。3Dスキャナーは歯列を三次元形状計測する機器であり、対象物に光を照射し、反射した光をカメラで測定することによ

り得られた点群から対象物の三次元モデルを生成する。3Dスキャナーには、模型スキャナーと口腔内スキャナーがあり、その特徴について述べる。

① 模型スキャナー

印象採得により得た歯列石膏模型をスキャニングする機器である（図2）。撮影原理は三角測量法を用いた点群の座標取得であり、光源とカメラ、歯列模型を設置するステージと外枠から構成される。ステージに固定した歯列石膏模型が回転して、歯列全体の三次元形状を取得する方法が一般的である。**模型スキャナー**は歯列石膏模型をスキャニングするため、印象や石膏注入による変形がある場合はその変形も再現されてしまう。

② 口腔内スキャナー

口腔内を直接スキャニングして三次元モデルを取得する機器である（図3）。撮影原理は三角測量法や共焦点法であり、機器は光源とカメラ、片手で保持可能なペン型の外枠から構成される。また、呼気によりカメラやミラーが曇らないようにヒーターが組み込まれている場合もある。**口腔内スキャナー**のヘッドは口腔内に挿入できる大きさであるため、1回の撮影エリアが狭く、多くの画像を逐次重ね合わせをしてデータ再構成を行う必要があり、三次元モデルの変形が生じる可能性が指摘されている[1]。光沢度の高い金属やエナメル質に対して適切なスキャニングが難しい場合、反射を抑えるためパウダーを口腔内に噴霧する必要がある。また、歯肉縁上のマージンはスキャニングが可能であるが、歯肉縁下の場合は歯肉圧排が必須となる。

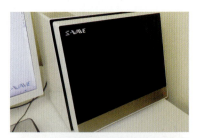

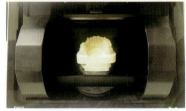

図2　模型スキャナー（D900, 3Shape）

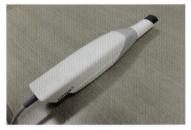

図3　口腔内スキャナー（TRIOS, 3Shape）

（2）デザイニング（設計／CAD）

スキャニングにより得た歯列形態および支台歯の三次元モデル上にて、CADソフトウェアを用いた補綴装置の**デザイニング**を行う。CADソフトウェアの製品によって機能は異なるが、基本的なデザイニングの手順とその特徴を示す。

① 補綴装置着脱方向、フィニッシュライン、セメントスペースの設定

着脱方向に対してアンダーカットが存在する場合、ソフト上で自動的にブロックアウトされるため、可能なかぎりアンダーカットのない着脱方向を設定する。フィニッシュラインはセミオートでの設定が可能であり、不明瞭なフィニッシュラインの場合は手動で決めることもできる（図4）。セメントスペースはパラメータにより数値で設定する（図5）。

② 補綴装置のデザイニング

歯冠形態をクラウンライブラリ（歯冠形態のテンプレート）から選択して配置し（図6）、歯列に調和した形態となるよう平行移動・回転・拡大縮小や、変形を行ってデザインする（図7）。咬合接触や隣在歯とのコンタクトはパラメータで調節することができる。ライブラリを使用する方法以外にも反対側の歯冠形態（ミラーコピー）や任意の歯冠形態（ダブルスキャン）を使用する方法がある。また、コーピングを製作する場合は、あらかじめソフト上で最終的な歯冠形態からカットバック量を設定すること

で形態を設計する（図8）。前歯部のデザイニング時には必要に応じて顔貌情報を可視化し、スマイルラインや顔貌に調和した設計も可能である（図9）。

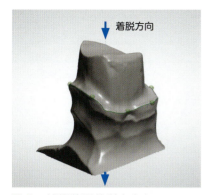

図4 補綴装置着脱方向とフィニッシュラインの設定

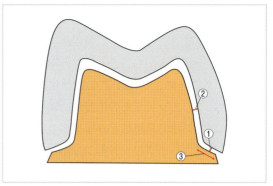

図5 セメントスペースの設定
①マージン部スペース
②セメントスペース
③フィニッシュラインからマージン部スペースを付与する距離

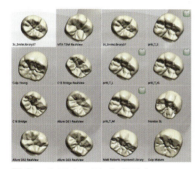

図6 クラウンライブラリ

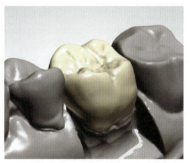

図7 CADでデザインした補綴装置の三次元モデル

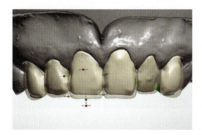

図8 カットバックした前歯部補綴装置のデザイニング

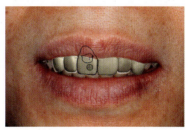

図9 顔貌情報を可視化した状態での補綴装置デザイン

（3）切削加工（CAM）

切削加工は設定した軌跡（NCデータ、numerical control）に従って、回転する刃物で材料を削り取る機械加工である。材料はブロックまたはディスク状であり、これをCADで設計した形態に削り出すことから、均質な材料で加工物を製作することが可能となっている。CAMソフトウェアは加工に必要なサポートピンの位置決めや、加工機に送るNCデータを作成する。デザインした補綴装置の三次元モデルを取り込み、加工材料の選択、サポートピンの位置決め等を行う（図10）。

NCデータは、切削工具（エンドミル）の形状や大きさ、回転数・送り速度や加工パスを含むデータであり、これらのパラメータは加工機による製作効率や精度に影響を及ぼす。また、加工機はエンドミルや主軸、材料を固定するテーブル、位置決めをするガイド、マシンの安定性を保つコラム等から構成される（図11）。そのため、切削加工の精度に影響を与える要因として、エンドミルの位置決め精度や摩耗、機械やスピンドルの発熱などが挙げられる。

加工材料はワックス、ハイブリッド型コンポジットレジン、PMMA、半焼結ジルコニアなど多種（図12）が使用でき、クラウンやブリッジ、コーピングなどの最終補綴装置や、プロビジョナルレストレーション、診断用ワックスアップなどの多様な補綴装置を製作できることもCAMの利点である。また、グラデーションが事前に施された半焼結ジルコニアディスク、ハイブリッド型コンポジットレジン材料もあり、歯冠色を再現できる幅は広がってきている。

図10 CAMソフトウェアを用いた加工条件の設定

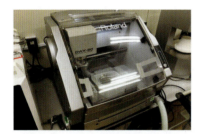
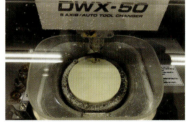

図11 加工機（DWX-50, Roland）

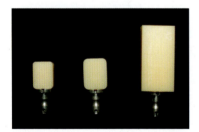
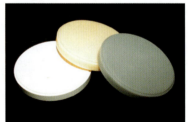

図12 ブロック材（ハイブリッド型コンポジットレジン）、ディスク材（左から半焼結ジルコニア、PMMA、ワックス）

（小川 匠、木原琢也）

参考文献

1) Patzelt SB, Emmanouilidi A, Stampf S, et al：Accuracy of full-arch scans using intraoral scanners, Clin Oral Invest, 18, 1687-1694, 2014.

C

歯科審美の関連事項

1. 医療連携
2. 医療倫理と個人情報
3. 感染予防対策
4. EBMと生涯学習

1 医療連携

1 チーム歯科医療

1) チーム歯科医療とは

　患者に良質の歯科医療を提供するためには、多職種の医療関係者が各分野の専門の役割を担って連携し、包括的なチームアプローチをする必要がある。矯正や歯周、歯内、口腔外科分野などの高い専門性をもつ歯科医師との連携をはじめ、保健や介護関係者との連携、診診連携、病診連携、臨産学官連携など、必要に応じて最適なチームを組織する。しかし、いかなる場合にも核となるのは、歯科医師、歯科衛生士および歯科技工士が三位一体となったチームであり、特に審美歯科治療においてはこのチームワークが医療の質を左右する。

2) 審美歯科におけるチーム歯科医療の理念

　審美歯科とは「顎口腔における形態美・色彩美・機能美の調和を図り、患者の幸福に貢献する歯科医療（日本歯科審美学会）」である。この「審美歯科治療を通して患者の幸福に貢献する」ことをチーム理念の中心に置き、行動の規範とすることが重要である。審美歯科治療の結果の評価は主観によるところも大きく、患者の期待との乖離からトラブルが生じやすいという特徴がある。しかし、治療のあらゆる段階で常に患者と対話しながら、その求めに応じることが患者の幸福に貢献し得るか否かを判断して行動していれば、理不尽な要求には毅然と対応でき、また患者の理解も得られる。

3) チームが共有すべき目標と情報

　チームの理念を共有したうえで、次に治療の目標を明確にする。目標は単に口腔の健康美を回復するだけでなく、それを長期間維持していくことにあり、治療だけでなくメインテナンスが不可欠であることを患者も理解している必要がある。治療を開始するときには、患者も含めたメンバー全員が治療の目標、すなわち治療ゴールのイメージやその後のメインテナンス計画を具体的に把握し、同じ目標に向かって積極的に取り組む姿勢ができていなければならない（図1）。

　チームが目標を設定し、治療やメインテナンスに取り組むためには、メンバーが治療に関わるさまざまな情報を共有する必要がある。

（1）一般的項目の検査

　患者の年齢・性別・職業・主訴・患者希望・性格・家庭環境・医科既往歴・常用薬・歯科既往歴・現病歴・口腔外所見・口腔内所見・顎関節、顎運動所見・歯周病所見・エックス線所見・咬合所見など一般的項目について詳細に検査してチームで共有する。術中や術後のメインテナンス期においても、これらの項目に注意を払い、変化があればチームで更新情報を共有し、計画変更の必要性の有無を検討する。

(2) 審美的項目の検査

審美的項目を顔貌、骨格、咬合、歯列、歯周、歯牙単位で全体から局所へ系統的に検査し、チームのメンバーがそれぞれの立場から問題点を抽出して結果を共有する。項目は多岐にわたるが、近年急速に発達しているデジタル機器を用いることで、より容易で正確な検査や診断、チームの情報共有やコミュニケーションが可能になってきている。

(3) 理想的治療・メインテナンス計画と現実的治療・メインテナンス計画

一般的検査と審美的項目の検査結果に基づき、① 審美障害をきたすに至った原因の除去、② 周囲組織と調和し、口腔の健康美を維持することができる審美的形態と機能の付与、③ 健康美を維持できるメインテナンス、④ 患者の審美的欲求の充足、の4つの要件を満たす治療計画を立案する。患者の訴える部分にのみ着目するのではなく、矯正や口腔外科をはじめとする多職種連携も含め、要件を満たす理想的な治療とメインテナンスの計画を最初に立案する。しかし、現実には、治療期間や費用、患者の現在のライフステージや歯科審美の理解度など、さまざまな要因によって理想的計画が受け入れられないことも多い。そこで、歯科医学的に許容できる範囲で妥協点を探り、現実的治療・メインテナンス計画を立案する。メンバーはそれぞれの立場で妥協から生じる問題の解決策を検討し、チェアサイドワークとラボサイドワークを明確にして共有する。患者が強く望んだとしても、またたとえ一歯の治療であっても、4つの要件を満たさなければ結果的に患者の幸福に資することにならないため、計画してはならない。

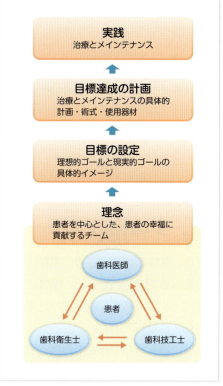

図1　チーム歯科医療の概念
チームは理念・目標をはじめ、治療に関わるさまざまな情報を共有し、良好なチームワークで計画を実践する。

(4) 治療術式と使用器材

治療目標が定まり、目標達成のための計画が決まれば、その術式や使用器材をチームで共有する。施術者やアシスタント、技工物製作者が、術式や器材の取り扱いを熟知・熟達していなければならないことはいうまでもないが、治療の準備や術前術後の患者の指導管理などの場においても、メンバーの連携が治療の質に大きな影響を与える。

(5) メインテナンス

口腔の健康美の回復後、それを長期間維持することが患者も含めたチームの次の目標になる。一般的に歯科技工士がメインテナンス期の患者に関わることは少なくなるが、**メインテナンス**を考慮して作製した技工物の経過をラボサイドワークにフィードバックするために、この時期も積極的に連携すべきである。前述した一般的検査項目を常にチェックし、変化を認めればチームでその情報を共有し、メイン

テナンス計画の変更や治療介入の必要性の有無を検討する。

4) チームワーク

個人の能力だけでは成し得ない仕事を、メンバーがそれぞれの専門性を発揮・補完しあって大きな目標を達成するのがチームであり、メンバーの連携がチームワークである。歯科医師、歯科衛生士および歯科技工士からなるチームが理念と目標を共有し、目標達成に必要な自分の役割を明確に認識してスキルアップに努めることが、患者にとって満足の得られる治療結果を生み、チームに大きな喜びを与える。お互いを信頼、尊重して協調する良好なチームワークが大切である。

（日野年澄）

2 多職種の連携

近年、前歯部のみならず臼歯部においても天然歯に近似した形態と色調をもつ補綴処置が求められるようになってきた。そこで、患者の顎口腔の審美性に対する要求の高まりに応えるために、近色調と光透過性をより天然歯に近似させた高強度のオールセラミッククラウンなどメタルフリー修復材料が急速に進化・普及している。

機能と審美を共存させた健康的で美しい口腔を回復させ、予知性をもってこれを維持させるためには、歯科医師・歯科技工士・歯科衛生士の三者が患者の生体情報について双方向的に常に共有し、アップデートし合うことが重要である。

本項では、審美歯科治療を成功させるために、歯科医師・歯科技工士・歯科衛生士がどのようにチーム医療を進めていくのか、臨床におけるワークフローについて具体例をもとに説明する。

1) 歯冠修復治療

患者の歯に対する審美的要求は年々高まっており、近年では前歯部のみならず臼歯部の治療においても天然歯に近似した形態と色調をもつことが求められるようになってきた。しかし、ただ単に歯科技工士に石膏模型を送り、補綴装置の製作を歯科技工士に任せるだけでは、長期的に良好な予後を期待する補綴装置を作ることは難しい。予知性の高い審美的歯冠修復治療を成功させるためには、まず歯科医師の適切な診断のもとに歯科衛生士により歯周組織をコントロールしたうえで、歯科技工士が歯周組織に調和した歯冠形態（エマージェンスプロファイル：図1）の補綴装置を製作する必要がある。そのためには、歯周ポケット測定（probing depth；PD）やプロービング時の出血（bleeding on probing；BOP）、動揺度などの歯周検査値や口腔内写真のデータを共有し、歯科医師、歯科衛生士および歯科技工士が双方向的に情報を伝達し合うことが重要である。

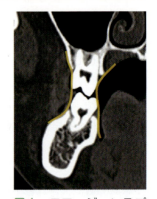

図1　エマージェンスプロファイル

2) 矯正歯科治療

わが国では、う蝕の数が減少している一方、不正咬合に対しての関心が年々増しており、小児、成人

問わず矯正歯科治療を望む患者が増加している。歯列矯正では、矯正歯科専門医を含め各分野の専門医により、全顎的治療計画を立案・実行する包括的歯科治療が必要とされる。複数の専門医が関わるため、治療を円滑に進めるために歯科衛生士は従来の業務に加え、「患者の心のケアを含めた患者支援」「歯科医師の補助」「スタッフ間および院内外のコーディネート」の3つの役割を担い、治療全体を管理していく必要がある。

3) 口腔インプラント治療

　口腔インプラント治療は審美・機能回復と長期間の機能が期待できることが認知されてきた。しかし、高額医療であるため、初診からインプラント埋入手術を経て、補綴装置を装着した後も、継続したメインテナンスを円滑かつ安定的に行うことがより一層求められる。

　また、口腔内スキャナーやオープンソースの3Dプリンターおよびインプラントシミュレーションソフトの普及により、歯科医師と歯科技工士が手術のプランニングや最終上部構造体の形態などをディスカッションできるようになった。したがって、治療や技工に関する技術のみならず、パソコン操作などのICT技術に関しても、日常的に使いこなすために、研鑽を積む必要がある（図2、3）。

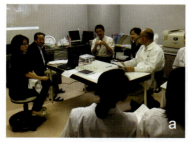 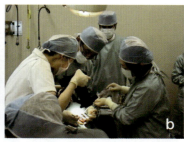 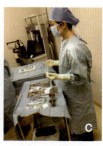

図2　口腔インプラント治療におけるチーム医療の実際
a：専門医を交えたカンファレンス　b：外回りの歯科衛生士による写真撮影　c：内回りの歯科衛生士

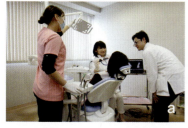 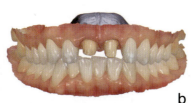 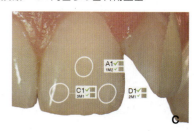

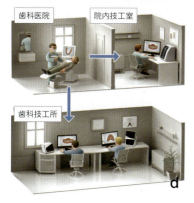

図3　補綴治療におけるチーム医療の実際
a：光学印象スキャニングによるデジタル印象採得。
b：スキャンデータ（写真提供：3Shape）
c：シェードデータ（写真提供：3Shape）
d：歯科医院と歯科技工所間でデータの送受信が簡単・迅速に行うことができる（写真提供：3Shape）。

C 歯科審美の関連事項

4) 訪問歯科診療

　日本は2010年に超高齢化社会へと突入し、ますます訪問歯科診療が必要とされる時代を迎えた。口は食べることだけではなく、生命や社会的生活を営む根本的な役割を担っているため、歯科医療が人々の健康に寄与する役割は非常に高い。今後は**訪問歯科診療**においても審美歯科治療が求められる機会が多くなってくるため、高齢者の多様なニーズに応えられるように整備しなければならない。また、現状における歯科医療へのインプラントの普及から判断すると、訪問歯科診療で今後ますますインプラント装置を装着した患者への対応が必要になってくることが予想される。これからの訪問歯科診療は、口腔ケアや簡単な義歯の調整だけではなく、有病者への対応も含めた**多職種連携**や、口腔ケアの技術にもますます専門性が求められていくだろう（図4～6）。

　審美歯科治療のゴールは、局所的な口腔内における審美性の獲得だけでなく、口腔周囲および顔貌、さらに全身との調和まで包括的な視野をもちながら、その過程において歯内療法、歯周治療、矯正歯科治療、インプラント治療など、歯科医師は必要に応じて専門性をもって対応していく必要がある。また、歯科医師には歯科治療におけるチームリーダーとして、高度な治療技術とチーム医療の実践、感染予防対策および偶発症発生時の対応を含む安全管理などが基本的な資質・能力として求められている。そして、治療結果に患者が満足したときの喜びの声を共有することが、チーム医療において最も重要と考える。

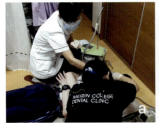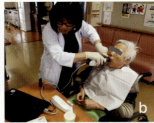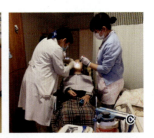
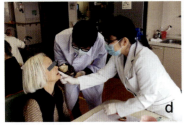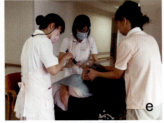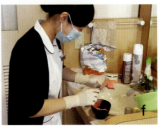

図4　訪問歯科治療の実際
a：歯冠形成　b：3Dスキャナによる光学印象　c：根管治療と義歯試適
d：歯科技工士とともに咬合採得　e：施設職員による体位保持　f：洗面台での印象練和

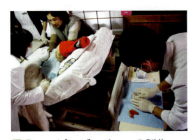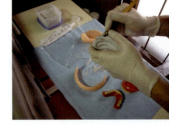

図5　コピーデンチャーの製作

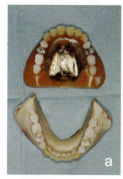 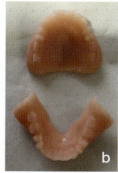 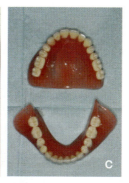
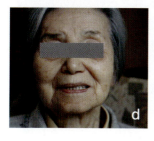 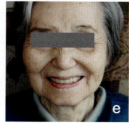

図6 訪問歯科治療の実際
a：旧義歯　b：旧義歯のコピー　c：新義歯
d：旧義歯装着時の顔貌　e：新義歯装着時の顔貌

5) ホワイトニング

B- 第2章 -3「歯のホワイトニング」（p.46）を参照。

6) 歯周治療

B- 第2章 -4「歯周治療（ピンクエステティック）」（p.59）を参照。

（木暮ミカ）

2 医療倫理と個人情報

1 医療倫理

1) 伝統的な医の倫理から現代の医療倫理へ

医療は人の生命・健康に関わるものだけに、古くから「ヒポクラテスの誓い」に代表される医の倫理「医師は医師自身の能力と判断に従って、患者の生命と健康を守ることによって患者の利益を促進し、患者に害を与えない」という医師の職業上の責務が定められてきた。世界医師会が1948年に採択した「ジュネーブ宣言」は「ヒポクラテスの誓い」の20世紀版である。

しかしながら、20世紀後半になって、医療技術の発達や多職種連携によるチーム医療の普及、さらには患者中心の医療といった観点から、従来の伝統的な医の倫理が見直されるようになって、患者の利益を促進し（善行原則）、患者に害を与えない（無危害原則）ことに加えて、患者の自己決定を尊重し（自律尊重原則）、医療の社会的側面についても配慮する（正義原則）ことが医師のみならず、あらゆる医療従事者に求められるようになった。これら4つの原則は「医療倫理の4原則」、あるいは「生命倫理の4原則」と呼ばれて広く普及している。

医療倫理の4原則 [1]

① 自律尊重原則 autonomy
　医療従事者は、治療を受けるか否かに関する患者自身の自己決定を、また医学研究の場合には、研究に参加するか否かに関する被験者自身の自己決定を尊重しなければならない。

② 無危害原則 non-maleficence
　医療従事者は、患者や被験者に意図的に危害を加えてはならない。

③ 善行原則（仁恵原則） beneficence
　医療従事者は、医療を通じて患者や被験者の福利を積極的に促進しなければならない。

④ 正義原則 justice
　医療従事者は、患者や被験者を公平・平等に扱うとともに、医療資源を公正に配分し、法令を順守しなければならない。

---

2) 診療行為の3要件とインフォームド・コンセント

医師や歯科医師、その他の医療者が行う行為が法律的・倫理的に正当な診療行為とみなされるためには、以下の要件を満たさなければならない[2]。

・治療を目的としていること　　・承認された方法で行われていること
・患者の同意が得られていること

初めの2つの要件は、伝統的な善行原則と無危害原則に基づくものであり、3つ目の要件は自律尊重

原則に基づくものである。診療に際して医療者が患者から得なければならない同意とは、「同意能力のある患者が、自分に対して行われる診療行為について、医療者から適切な情報を与えられ、それについて理解し、納得したうえで、自発的に医療者に与える同意」、すなわち**インフォームド・コンセント**[3]を意味している。また、医療者が説明すべき項目や範囲は、治療の性質によって異なってくる。例えば、救急治療のように緊急を要する場合には、説明すべき事項は少なくなる。

　一方、審美歯科治療のように、緊急性は低いが効果の程度に個人差が出やすいようなものについては、施術の効果や想定される副作用、他の施術方法の有無、使用する薬剤や機器などの安全性・有効性について、説明はより時間をかけて詳細になされるべきであり、そのためにも医療者側に高いコミュニケーション能力が要求される。さらに、審美歯科治療は多くの場合自由診療で行われるため、施術に要する費用や解約条件などの契約内容についても丁寧に説明するとともに、患者がそれらの内容を十分に吟味・理解し、納得したうえでの同意であることを示す同意文書を患者から得ておくことが重要である。

3) 患者の権利

　伝統的な医の倫理は医師の義務に関するものであったが、20世紀半ば以降の人権意識の高まりを背景に、今日の医療倫理では患者の権利の尊重がすべての医療従事者に求められるようになった。患者の権利に関する国際的な規範は、1981年に世界医師会総会で採択された「**患者の権利に関するリスボン宣言**」である。その後、2005年に世界医師会理事会で修正された。

> ### 患者の権利に関するリスボン宣言（2005年）で謳われた患者の基本的権利[4]
>
> ① 良質の医療を受ける権利、② 選択の自由の権利、③ 自己決定の権利、④ 情報に対する権利、⑤ 守秘義務に対する権利、⑥ 健康教育を受ける権利、⑦ 尊厳に対する権利、⑧ 宗教的支援に対する権利

4) 人を対象とする医学研究の倫理

（1）国際規範としてのヘルシンキ宣言

　今日に至る「人を対象とする医学研究の倫理原則」の出発点は、第二次世界大戦中にナチス・ドイツで非人道的な人体実験を行った医師らを裁くために開かれた裁判の判決文のなかで示された「許されうる医学実験」のための10の原則（「ニュルンベルグ綱領」1947年）である。その基本精神は世界医師会が1964年に採択した「**ヘルシンキ宣言**」（正式名称：**ヒトを対象とする医学研究の倫理的原則**）に受け継がれた。この宣言は、その後、いくつかの改訂や修正が重ねられ、世界中の医学研究に関する法制度や指針に影響を与えている。

> ### ヘルシンキ宣言（2013年）で謳われた倫理原則[5]
>
> ① 一般原則（被験者の自己決定権の尊重をはじめとする被験者保護のための原則）、② 研究によってもたらされるリスク・負担・利益の事前評価、③ 社会的弱者への配慮、④ 科学的要件の遵守と研究計画書の作成、⑤ 研究倫理委員会による審査、⑥ 被験者のプライバシーと秘密保持、⑦ インフォームド・コンセントの取得、⑧ 研究におけるプラセボの使用、⑨ 研究終了後の取決め、⑩ 研究の登録と成果の公表および普及、⑪ 有効性が証明されていない治療法の実施

（2）わが国の指針

わが国における人を対象とする医学研究は、主として国の指針によって規制されてきた。2001年に「ヒトゲノム・遺伝子解析研究に関する倫理指針」、2002年に「疫学研究に関する倫理指針」、2003年に「臨床研究に関する倫理指針」、「遺伝子治療等臨床研究に関する指針」が出され、2015年には疫学研究と臨床研究の指針を統合して「人を対象とする医学系研究に関する倫理指針」（医学系研究指針）が施行された。これらの指針は幾度か改正され、2017年には「個人情報保護法」の改正に伴い、一部改正のうえ、施行されている。

（3）法律

2013年、薬事法が「医薬品、医療機器等の品質、有効性及び安全性の確保等に関する法律」（薬機法）として改正（2014年施行）され、従来の医薬品および医療機器に加えて、再生医療等製品が治験の対象となった。

また、薬事法の改正と同時に「再生医療等の安全性の確保等に関する法律」（再生医療等安全性確保法）が公布・施行され、再生医療（治療・臨床研究の両方を含む）を実施しようとする場合は、この法律の遵守が求められることとなった。本法では、再生医療が人の生命および健康に与える影響の程度に応じて、第1種、第2種、第3種の3つに分類され、再生医療を実施しようとする者は、これらの分類に応じた認定再生医療等委員会（厚生労働大臣の認定を受けた委員会）の審査を受けることが義務づけられている。

さらに、臨床研究に係る不正事案の多発をふまえ、2018年に「臨床研究法」が施行された。薬機法における未承認・適応外の医薬品等の臨床研究、および製薬企業等から資金提供を受けて実施される当該製薬企業等の医薬品等の臨床研究が「特定臨床研究」とされ、これを実施する者は研究計画書を作成して、認定臨床研究審査委員会（厚生労働大臣の認定を受けた審査委員会）の審査を受けたうえで、厚生労働大臣に届け出ることが義務づけられている。研究の適正性や品質管理のチェックを行うためのモニタリングや監査の実施、また製薬企業等との利益相反管理は医学系指針においてすでに求められているが、これらは本法によって法律上義務づけられることとなった。

臨床研究における利益相反管理[6]

利益相反（conflict of interest；COI）とは、一般に、ある行為が一方の利益になると同時に他方の不利益になることをいう。研究者が企業から寄付や私的利益の供与を受けることそれ自体は問題にならないが、場合によっては、研究の適正実施（被験者の利益の保護および研究の公正な実施）に疑いの目が向けられかねないだけでなく、実際に研究が不適切に実施されかねない。したがって、利益相反は適切に管理されなければならず、論文などによる成果発表に際しては、COI状態を開示してその透明性を担保することが求められるようになった。

わが国では2006年に文部科学省から、また2008年に厚生労働省から、臨床研究に関する利益相反管理に関する指針が表され、2011年には日本医学会によって「医学研究のCOIマネジメントに関するガイドライン」が、2014年には日本歯科医学会によって「歯科医学研究等のCOI指針策定に関

するガイドライン」が公表され、それぞれに所属する各分科会に対して、指針を策定してCOIを管理するよう要請がなされている。

近年では、未承認・適応外の医薬品等を使用した臨床研究は学術誌に採択されない傾向にあるが、臨床研究法の遵守により、臨床研究の質の向上が期待される。また、歯科における特定臨床研究は多くはないと考えられるが、歯科審美領域でも医療機器や医薬品を使用した臨床研究が行われていることから、研究の内容によっては今後一層、計画段階からの慎重な配慮が求められる。

また、未承認・適応外の医薬品・医療機器を治療目的で使用する場合についても、すべての責任が医療従事者に課せられるので、その有効性や安全性、実績等について、医療従事者本人が深い理解をもつ必要がある。医療従事者においては、治療上緊急性があり、国内に代替品が流通しておらず、自己責任のもと患者の診断や治療に供することを目的とする場合において、輸入した医薬品・医療機器を患者に使用することが許可されている（医師・歯科医師免許提示による個人輸入）。しかし、**個人輸入**される未承認医薬品・医療機器には美容を目的としたものも多く、歯の漂白剤など歯科領域においても例外ではない。なお、医療上必要性が高いものについては、厚生労働省が専門の検討会議（医療上の必要性の高い未承認薬・適応外薬検討会議）を設けて審議を行っている。

2 個人情報の保護

医療情報を保護することは、医療従事者の職業倫理として古くから確立されてきた。「ヒポクラテスの誓い」のなかでは、「医に関するか否かに関わらず、他人の生活についての秘密を遵守する」と述べられており、また「ジュネーブ宣言」においては、「医療専門職の一員としての任を得るにあたり、私は、たとえ患者が亡くなった後であろうと、信頼され打ち明けられた秘密を尊重する」と謳われている。

医療情報には個人の人格に関わるものや、他人に知られたくない情報も数多く含まれるため、診療録等、診療情報について記載された文書や画像は、個人情報保護法によってその取り扱いが規定されている。

1) 個人情報保護法の改正

「個人情報保護法」（正式名称：**個人情報の保護に関する法律**）は、高度情報化社会の進展やプライバシー問題の認識、また個人情報保護法制定の世界的潮流を背景として2003年に制定された。また、その後の個人情報に関わる環境変化に伴い、2015年には「**改正個人情報保護法**」が公布され[7]、2017年から施行されている。改正法では、**個人識別符号**および**要配慮個人情報**の新設によって、個人情報の定義が明確化されるとともに、情報の保護がより強化されている。診療や研究に、特に関わる改正点は以下のとおりである。

（1）個人情報の定義の明確化

個人情報について、従来の「生存する個人に関する情報であって、当該情報に含まれる氏名、生年月日その他の記述等により特定の個人を識別することができるもの（他の情報と容易に照合することができ、それにより特定の個人を識別することができることとなるものを含む）」を維持しつつ、「個人識別符号が含まれるもの」が個人情報に含まれることとなった。個人識別符号は、以下① ②のいずれかに該当するものであり、政令・規則で個別に指定されるものとされている。

> **個人識別符号**
>
> ① 身体の一部の特徴を電子計算機のために変換した符号（DNA、顔、虹彩、声紋、歩行の態様、手指の静脈、指紋・掌紋）
> ② サービス利用や書類において対象者ごとに割り振られる符号（旅券番号、基礎年金番号、免許証番号、住民票コード、マイナンバー、各種保険証等）

（2）要配慮個人情報

本人に対する不当な差別・偏見が生じないように、特に配慮を要するものとして政令で定める個人情報は要配慮個人情報とされ、身体障害・知的障害・精神障害等があること、健康診断その他の検査の結果、保健指導、診療・調剤情報は要配慮個人情報とされた。

（3）トレーサビリティの確保

個人情報の第三者提供が実施される場合、提供の確認および記録の作成が、法律上の義務とされた。

2) 研究における個人情報の保護

医療で扱われる個人情報は、基本的に要配慮個人情報である。したがって、そうした情報の安全管理については特段の配慮が求められる[8]ことはいうまでもないが、研究に関する個人情報の保護については、以下の点に注意する必要がある。

① 一定のDNAデータが個人識別符号として個人情報とされたことにより、研究に関する国の指針[9]で従来から用いられてきた「連結可能匿名化」「連結不可能匿名化」という用語が廃止された。

② あらかじめ本人に対して、個人データを第三者に提供することについて通知または認識しうる状態にしておき、本人がこれに反対をしないかぎり同意したものとみなし、第三者提供することを認めることを「**オプトアウト**」という。改正個人情報保護法では、診療情報等の要配慮個人情報の第三者提供についてオプトアウト方式は認められていないが、研究は同法の対象外であるため、研究に関する国の指針により、一定の条件を満たした場合には、オプトアウト方式による診療情報等の第三者提供（研究のために他機関に提供すること）が認められている。また、研究のために診療情報等を他機関に提供する場合は、提供の確認と記録の作成および保存（提供元で3年間、提供先で5年間の保存）が研究に関する国の指針で義務づけられている。

③ 症例報告について、特定の個人を識別できないように匿名化して報告する場合には患者の同意は不要であるが、そのような匿名化が困難な場合は患者本人またはその親権者から同意を得る必要がある（図1）。なお、報告が研

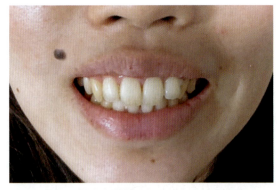

図1　特定の個人を識別しうるような症例写真
患者本人またはその親権者から同意を得ておく。

究の一環として行われる場合には、学会等の関係団体が定める指針に従うものとされる。

(山本一世)

参考文献

1) Beauchamp TL, Childress JF：永安幸正，立木教夫監訳：生命医学倫理，成文堂，東京，79-367，1997.
2) 樫 則章：第3章 インフォームド・コンセント 2．正当な診療行為の三条件/松井恭平，他編：歯科医療倫理学，第2版，医歯薬出版，東京，33-34，2018.
3) 星野一正：インフォームド・コンセント－患者が納得し同意する診療，丸善，東京，42-78，2003.
4) 日本医師会：患者の権利に関するWMAリスボン宣言，http://www.med.or.jp/wma/lisbon.html（2018年7月30日アクセス）
5) 日本医師会：ヘルシンキ宣言，http://www.med.or.jp/wma/helsinki.html（2018年7月30日アクセス）
6) 伏木信次：第17章 医学研究 4．科学者の行動規範と不正行為，利益相反/伏木信次，樫 則章，霜田 求：生命倫理と医療倫理，改訂3版，金芳堂，京都，180-182，2014.
7) 個人情報保護委員会：個人情報保護法ハンドブック，https://www.ppc.go.jp/files/pdf/kojinjouhou_handbook.pdf（2018年8月18日アクセス）
8) 平田創一郎：5 診療情報・診療記録 3．個人情報の保護に関する法律（個人情報保護法）/石井拓男，尾崎哲則，平田創一郎，他編著：スタンダード社会歯科学，第7版，学建書院，東京，86-88，2018.
9) 文部科学省・厚生労働省・経済産業省：個人情報保護法等の改正に伴う研究倫理指針の改正について，https://www.kantei.go.jp/jp/singi/kenkouiryou/genome/dai7/siryou5_1.pdf（2018年8月18日アクセス）

3 関連法規

　歯科治療に関しては、医療法、歯科医師法、歯科衛生士法、歯科技工士法、健康増進法、歯科口腔保健の推進に関する法律など多くの法律で規制されており、審美歯科治療もその例外ではない。近年、いわゆる美容医療についてのトラブルが増加し、その対応が法令の改正等によってなされている。美容医療のほとんどが健康保険適用外の自由診療で、治療費が一律でないことに起因する金銭的なトラブルが生じやすい。また、美容治療の結果は主観的に評価されることが多く、治療結果に対する不満に関するトラブルも発生しやすい。審美歯科治療は、顎口腔の形態美・色彩美・機能美の調和が図られた歯科医療の実践である[1]とされており、審美歯科治療を単なる美容を目的とした美容医療とすることには議論の余地があるが、いずれにしても、関連する法令を遵守し、患者が安心して安全な医療を受けられるように心がけなければならない。

　ここでは、クーリング・オフ、医療広告、医療機器等の承認について述べる。

1) クーリング・オフ

　クーリング・オフは、消費者（患者）が、一定期間であれば無条件で、一方的に契約を解除できる制度であり、**特定商取引法**によって定められている消費者を守る特別な制度である[2]。

　「特定商取引に関する法律施行令の一部を改正する政令」と「特定商取引に関する法律施行規則の一部を改正する命令」（2017年6月30日公布、2017年12月1日施行）によって、美容医療がエステティックや語学教室などとともに特定継続的役務に指定され、「いわゆる美容医療」として、歯の漂白（ホワイトニング）も含まれることとなった。1月を超え、かつ、5万円を超える契約が対象であり、消費者（患者）が契約をした場合でも、法律で決められた書面を受け取った日から数えて8日間以内であれば、消費者は事業者（歯科医師）に対して、書面により契約の解除（クーリング・オフ）をすることができる。

　また、特定商取引法では、誇大広告の禁止（第43条）、「事実と違うことを告げること」「故意に事

C 歯科審美の関連事項

実を告げないこと」「相手を威迫して困惑させること」等の行為の禁止（いずれも第44条）も定めている。

2) 医療広告

　医療法によって病院等の広告は厳しく規制されてきたが、ウェブページは当該医療機関の情報を得ようとする目的を有する者が検索等を行ったうえで閲覧するものとして、原則として、規制の対象となる広告とはみなさないこととしてきた。しかしながら、美容医療サービス等の自由診療を行う医療機関について、ホームページに掲載されている情報を契機として発生するトラブルに対して、適切な対応が求められる事態が生じたため、「医療機関のホームページの内容の適切なあり方に関する指針について（医療機関ホームページガイドライン）」が2012年9月28日に発出された。それでも、美容医療サービスに関する身体被害を含む消費者トラブルは発生し続けたため、「美容医療サービスに係るホームページ及び事前説明・同意に関する建議」（消費者委員会 2015年7月7日）[3]において、「厚生労働省は、医療機関のホームページにおける情報提供の適正化を図るため、医療機関のホームページについて、是正命令や命令に違反した場合の措置等を設けることにより、医療機関に対する指導監督の実効性が確保されるよう、法令の改正に向けた検討を行い、措置を速やかに講ずること。また、医療広告の概念を拡張し、医療機関のホームページも含めること」とされた。これを受けて、「医療法等の一部を改正する法律」が2017年6月14日に交付され、2018年5月8日に施行された（図1）。

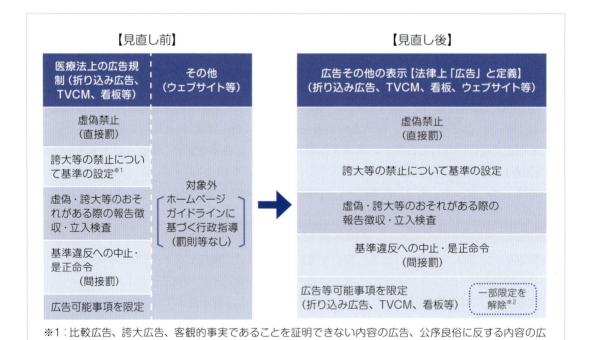

図1　医療に関する広告規制の見直し
（文献4より引用改変）

医療広告については、「医業若しくは歯科医業又は病院若しくは診療所に関する広告等に関する指針（**医療広告ガイドライン**）」[4] および「別添（医療広告ガイドラインに関するＱ＆Ａ）」[4] で詳細が示されている。「内容が虚偽にわたる広告」「比較優良広告」「誇大広告」「公序良俗に反する内容の広告」「患者その他の者の主観又は伝聞に基づく、治療等の内容又は効果に関する体験談の広告」「治療等の内容又は効果について、患者等を誤認させるおそれがある治療等の前又は後の写真等の広告」などが禁止されている。なお、医療機関のウェブサイト等、患者が自ら求めて入手する情報については、適切な情報提供が円滑に行われる必要があるとの考え方から、一定の要件を満たした場合、そうした広告可能事項の限定を解除し、他の事項を広告することができる（**広告可能事項の限定解除**）としている。

医療広告ガイドラインにおいて、広告するに当たって通常考えられる診療科名（歯科）として、「歯科」「小児歯科」「矯正歯科」「歯科口腔外科」が挙げられており、医科では、「美容外科」「美容皮膚科」などが「内科」や「外科」などとともに広告できるとされているが、歯科では「インプラント科」「審美歯科」などは、法令に根拠のない名称で広告することができない診療科名として例示されている。

医療広告ガイドラインに関するＱ＆Ａにおいては、「審美治療」という表現で行われる医療行為については、さまざまな治療の方法が含まれ、そのいずれの治療を提供するのかという点が明確ではなく、誤認を与える可能性があると考えられ、広告できないとされている。ただし、上述の限定解除が可能である。また、個々の治療の方法については、例えば、「ホワイトニング」について、医薬品医療機器等法上の承認を得ている医薬品を使用し、自由診療である旨および標準的な費用を記載する場合には、広告可能としている。

3) 医療機器等の承認

医療機器は、「医薬品、医療機器等の品質、有効性及び安全性の確保等に関する法律（**薬機法**）」で、「ヒトまたは動物の疾病の診断、治療または予防を目的とし、ヒトまたは動物の構造・機能に影響を及ぼすことが目的とされている機械器具で、政令で定めるもの」と定義されており、歯科材料も医療機器に含めている。医療機器はそのリスクの大きさによって、**一般医療機器**、**管理医療機器**、**高度管理医療機器**に分類されている（**図2**）。これらを製造販売するにあたり、分類に応じて、届出、第三者認証、大臣認証等の規制が定められている（**表1**）。また、独立行政法人医薬品医療機器総合機構（PMDA）が、品質、有効性および安全性の向上に資する審査等の業務にあたっている。

例えば、歯科用ハンドピースはクラスⅠ（一般医療機器）、コンポジットレジン（歯科充塡用コンポジットレジン）はクラスⅡ（管理医療機器）、ホワイトニング剤（歯科用漂白剤）、歯科用レーザー（レーザ治療器）、インプラント材（非吸収性歯科用骨再建インプラント材）等はクラスⅢ（管理医療機器）に分類されている。これらの製造承認を受けていない医療機器（歯科材料を含む）を**未承認機器**といい、また、医療機器の添付文書で適用とされている以外の目的・方法で用いることを**適用外使用**という。治療や臨床研究での未承認機器の使用および適用外使用に際しては、法令を遵守しなければならない。

C 歯科審美の関連事項

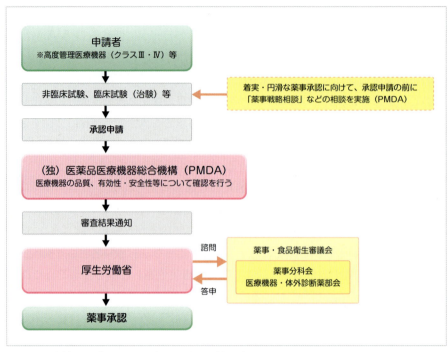

図2 医療機器の薬事承認に向けた流れ（概要）
（文献5より引用改変）

表1 医療機器の分類と規制

国際分類	薬機法の分類		規制
クラスⅠ	一般医療機器	不具合が生じた場合でも、人体へのリスクがきわめて低いと考えられるもの。	届出
クラスⅡ	管理医療機器／高度管理医療機器	不具合が生じた場合でも、人体へのリスクが比較的低いと考えられるもの。	第三者認証／大臣承認（PMDA）で審査
クラスⅢ	高度管理医療機器	不具合が生じた場合、人体へのリスクが比較的高いと考えられるもの。	第三者認証／大臣承認（PMDA）で審査
クラスⅣ	高度管理医療機器	患者への侵襲性が高く、不具合が生じた場合、生命の危険に直結するおそれがあるもの。	大臣承認（PMDA）で審査

（大槻昌幸）

参考文献

1) 日本歯科審美学会：歯科審美学学習カリキュラム，http://www.jdshinbi.net/pro/curriculum/index.html（2018年10月29日アクセス）
2) 消費者庁：特定商取引法ガイド 特定商取引法の概要，http://www.no-trouble.go.jp/what/（2018年10月29日アクセス）
3) 内閣府：美容医療サービスに係るホームページ及び事前説明・同意に関する建議 消費者委員会，http://www.cao.go.jp/consumer/iinkaikouhyou/2015/0707_kengi.html（2018年10月29日アクセス）
4) 厚生労働省：医療法における病院等の広告規制について，https://www.mhlw.go.jp/stf/seisakunitsuite/bunya/kenkou_iryou/iryou/kokokukisei/index.html（2018年10月29日アクセス）
5) 厚生労働省：医療機器の薬事承認等について，https://www.mhlw.go.jp/file/05-Shingikai-11121000-Iyakushokuhinkyoku-Soumuka/zaitaku5.pdf（2018年10月29日アクセス）

3 感染予防対策

1 医療安全

　日本医師会では、医療の基本として1951年に「醫師の倫理」を制定し、その後の社会状況の変化に応じて改定を行ってきた。医療倫理の原則は、① 自律尊重原則「自律的な患者の意思決定を尊重せよ」、② 無危害原則「患者に危害を及ぼすのを避けよ」、③ 善行原則「患者に利益をもたらせ」、④ 正義原則「利益と負担を公平に配分せよ」という4つの原則からなる[1]。特に医療安全に関係する②の無危害の責務とは、危害を加えない責務だけではなく、今そこにある危険を取り除き、予防する責務も含み、善行原則に連動するものとして扱う。我々医療従事者は医療の現場において、医療事故防止のために真摯な努力がなされなければならないのである。

　それでは、医療従事者はどのようにして医療における安全対策を施せばよいのだろうか。1999年12月、米国 Institute of Medicine of United States の委員会は "To Err is Human；building a safer health system" と題する委員会報告[2]を発表し、「人は誰でも間違える」ことを前提に、間違っても（事故を起こしても）障害にいたらないようにするにはどうすればよいかを提言した。そのなかで、個人を攻撃して、起こってしまった誤りをとやかくいうのではなく、安全を確保できる方向にシステムを設計し直し、将来のエラーを減らすように専心することが重要であると述べている。医療事故は、医療従事者であれば誰にでも起こりうるものである。Reason[3]は、医療事故が生じる理由を個人の人為的過誤を原因と捉えるパーソンアプローチではなく、それに対応するシステムアプローチで医療事故を防止することが可能であると提案し、事故発生のメカニズムを説明する**スイスチーズモデル**（図1）を示した。スイスチーズの中身には沢山の穴が開いているが、穴の開き方が異なるスイスチーズを薄切りにして何枚も重ねると、その穴を貫通する可能性は低くなる。すなわち、スイスチーズモデルは多重防衛システムといえる。それぞれの薄く切ったチーズは、事故を防止するための防護・防止策を表し、各場面における「人は誰でも間違える」という人間の行動特性を理解し、それに対応するシステムとすることで、医療事故を防ぐことが可能になる。

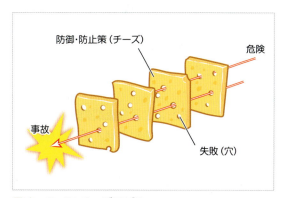

図1　スイスチーズモデル
（文献3より引用改変）

　前段で、医療事故を防止するためのシステムを構築する必要性を述べたが、具体的にはどのようなものがあるのだろうか。2007年の医療法改定では、診療所を含む医療機関に対し、施設規模に応じた医療安全対策を求めた（表1）。各医療機関に義務づけられる安全管理体制として、全医療機関に対して医療安全管理指針・院内感染対策指針の策定、医薬品業務手順書の作成、および医療機器保守点検計画の作成が義務づけられ、それらに基づく業務の実施や対策の実施が求められている。また、確保すべき体制としては、医療安全管理委員会ならびに院内感染対策委員会の設置（無床診療所・歯科診療所では

C 歯科審美の関連事項

表1 安全管理体制の整備

	一般病院	有床診療所	無床診療所	特定機能病院
医療安全管理体制の整備				
(1) 医療の安全を確保するための指針の策定	○	○	○	○
(2) 委員会の開催	○	○	×	○
(3) 従業者に対する研修の実施	○	○	○	○
(4) 医療機関内における事故報告	○	○	○	○
・医療安全管理者の配置	△	△	△	●
・医療安全管理部門の設置	△	△	△	○
・患者相談窓口の設置	△	△	△	○
院内感染対策の体制の確保				
(1) 院内感染対策のための指針の策定	○	○	○	○
(2) 委員会の開催	○	○	×	○
(3) 従業者に対する研修の実施	○	○	○	○
(4) 医療機関内における事故報告	○	○	○	○
・院内感染対策担当者の配置	△	△	△	●
医薬品に係る安全確保のための体制の確保	○	○	○	○
医療機器に係る安全確保のための体制の確保	○	○	○	○

●：専任者を義務化　　○：義務化　　△：推奨（指導）　　×：不要（適用除外）
（文献4より引用改変）

責任者の設置で可とする）、常勤の医薬品安全管理責任者の配置、および常勤の医療機器安全管理責任者の配置が課せられている。さらに、医療安全管理および院内感染対策研修（それぞれ年2回）、医薬品安全使用のための研修（必要に応じて実施）、医療機器安全使用のための研修（新規医療機器導入に実施）等の職員研修の実施（無床診療所・歯科診療所では外部での講習会の受講でも可とする）が義務づけられている。その他、記録が求められているものとして、事故報告書、医薬品の業務手順書に基づく業務の実施の定期的確認と記録、医療機器の保守点検計画に基づく実施状況や使用状況等がある。ここまで医療安全のための法的整備について説明したが、次にその要となる医療安全管理指針について解説する。

医療安全管理指針は、医療機関の医療安全に関する基本的な考え方を明示し、その概要を記載したもので、本指針の内容については、院長等を通じて全職員に周知徹底しなければならない。本指針に盛り込む内容を以下に列記する。

　　① 安全管理に関する基本的考え方
　　② 安全管理委員会その他医療機関内の組織に関する基本的事項
　　③ 安全管理のための従業者研修の基本方針
　　④ 医療機関内における事故報告等、安全確保のための基本方針
　　⑤ 医療事故等発生時の対応に関する基本方針
　　⑥ 医療従事者と患者の情報共有に関する基本方針
　　⑦患者からの相談対応に関する基本方針
　　⑧その他医療安全の推進のために必要な基本方針

　そして、本指針で最も重要な項目を強いて挙げるとすれば ④ になるだろう。一般病院に限らず、無

床診療所・歯科診療所においても医療に係る安全確保を目的とした改善方策として「報告にもとづく情報収集」は非常に重要である。普段から医療事故および事故になりかけた事例を検討し、医療機関の医療の質の改善と事故の未然防止・再発防止に資する対策を策定するのに必要な情報を収集する。職員は、医療事故または対応を誤れば患者に有害な影響を与えたと考えられる事例に遭遇した場合には、報告書式に定める書面により、速やかに報告する。院長（一般病院等は医療安全管理委員会）は、収集された情報を医療機関の医療の質の改善に活用する。発生した医療事故あるいは事故になりかけた事例を検討し、その再発防止対策、あるいは事故予防対策を策定し、職員に周知することが重要である。組織全体のあり方を改善しなければ、医療事故を防止することはできない。

（越智守生、廣瀬由紀人）

参考文献

1) Beauchamp TL, Childress JF：Principles of biomedical ethics, Oxford University Press, 1979.
2) Kohn LT, Corrigan JM, Donaldson MS, (eds)：Committee of quality of health care in America, institute of medicine：to err is human：building a safer health system, National Academy Press, Washington,DC, 1999.
3) Reason JT：Managing the risks of organizational accidents, Ashgate Publishing, 1997.
4) Reason J：Human error：models and management, BMJ, 320, 768-770, 2000.
5) 日本医師会：医療従事者のための医療安全対策マニュアル，http://www.med.or.jp/anzen/manual/menu.html（2018年9月21日アクセス）

2 感染予防対策　診療室での対応

　歯科医療施設において、医療従事者への**感染予防対策**の教育や研修は不可欠である。研修に参加することにより、施設全体の感染予防対策の重要性の理解が高まり、質の高い医療を提供できる環境をつくることができる。

1) 手指衛生

　基本は**手指衛生**（**手指消毒**）である。手指に付着した潜在的に病原性のある病原菌を十分に減少させ、微生物が患者や医療従事者に感染するリスクを減らすことのできる唯一の最も重要な手段であると考えられている。米国疾病予防管理センター（CDC）の手指衛生ガイドラインでは、手が目に見えて汚れているとき、タンパク質で汚染されているとき、血液やその他の体液で目に見えて汚れているときには、非抗菌石鹸と水、あるいは抗菌石鹸と水で手を洗うことを強く推奨している[1]。目に見える汚染がないときは、臨床における処置およびその前後においてアルコールベースの擦り込み式消毒液を使用して、ルーティンの手指消毒を行うことも強く推奨している[1]。

2) 身だしなみと個人防護用具（医療従事者への感染防止）

① 白衣は切削などの飛沫が及ぶことから、常に清潔に心がけ交換を必要とし、頭髪をまとめ、装飾品や過度な化粧は控える。

② 外科的処置時は、術者・アシスタントともに、頭髪や耳がすべて内側に入るように不織布製のディスポーザブルキャップを使用することが望ましい。

③ マスクは毎日、午前午後ともに交換が基本である。

C 歯科審美の関連事項

④ ゴーグルは目粘膜からの感染を考慮し、切削時には術者・アシスタントともに必須である。ディスポーザブルのゴーグルは使用後、フレームを水洗清拭後、新しいゴーグルカバーをセットしておく。個人専用のゴーグルを常備してもよい。

⑤ 診療用シューズは、治療器具を落とした際の安全性を考慮してスリッパタイプではなく、スニーカータイプのシューズが望ましい。

3) グローブとラテックスアレルギー反応

グローブの種類については、従来からのラテックスグローブのほかに、ニトリルグローブ、プラスチックグローブなどがある。手指の発赤や痒みが生じたときは**ラテックスアレルギー**を疑うべきである。その際にはその人に合ったノンラテックスグローブを探して使用するのが望ましい。交換頻度は1患者1手袋、必要に応じて1処置1手袋である。術者のみならず、アシスタントも感染予防対策の観点から必須である。2016年12月27日、厚生労働省より「パウダー付き医療用手袋に関する取扱いについて」[2]が発せられ、パウダーフリー手袋への切り替えが始まった。

4) 診療前の準備

① 歯科用ユニットのタービン、コントラなど個々のチューブをそれぞれ30秒以上フラッシングする。

② 歯科用ユニット、キャビネット、パソコンのキーボードなどを清拭する。

5) 使用器具の消毒・滅菌

① 歯科用ユニットから取り外し可能な器械・器具の滅菌、口腔内に挿入した器械・器具はすべて患者ごとに交換する。タービン、コントラ、スリーウェイシリンジ、バキュームチップ、排唾管、バー類、基本セットなど。

② ディスポーザブル製品がある場合は、できるかぎり使用することが望ましい。コップ、エプロン、洗浄用シリンジ、PMTC用器材（ブラシ、コーン、ラバーカップ）など。

③ 使用後のタービン、コントラ、エアスケーラーハンドピースは水洗後注油をし、から回しをしてから滅菌する。

④ 耐熱性のある器械・器具は、原則として**オートクレーブ（高圧蒸気滅菌器）**を用いて滅菌する。各器械・器具ごとにメーカーが指定する温度や時間、取り扱い方を遵守する。

⑤ オートクレーブ（高圧蒸気滅菌器）を使用できない器具は、**プラズマ滅菌（過酸化水素低温プラズマ滅菌）**、**ガス滅菌**、**薬液消毒**を行う。

6) 技工物

① 印象体の消毒は、アルジネート印象材は120秒以上、シリコン印象材は30秒以上流水下にて水洗するのが望ましい。水洗後は0.1〜1.0%次亜塩素酸ナトリウム水溶液に15分〜30分間浸漬する[3]。

② 技工物（咬合採得後の咬合床や試適後の技工物など）は、そのまま石膏に戻すことはせず、水洗・消毒を行うことが望ましい[3]。

7) 医療廃棄物

① 使用済みの注射針や鋭利な器具、メスは専用の針ボックスに入れ、8割ほどになったところで蓋をして感染ゴミに捨てる。

② 感染性廃棄物かどうか、医療ゴミ、非感染性ゴミなど「形状の観点」「排出場所の観点」「感染症の種類の観点」から客観的に判断する[4]。

8) 体液曝露事故に対する院内感染予防対策

① 処理や作業が行いやすいような環境を整え、処理時の鋭利物の取り扱いに注意する。

② 歯科用局所麻酔薬シリンジの注射針のリキャップは基本行わない。やむを得ずリキャップが必要な場合はワンハンドテクニックで行う。

③ 針刺しや切創により体液曝露が発生した際は、歯科医療施設において作成したマニュアルに沿って適切な曝露後処置を実行する。

(山羽京子)

参考文献

1) CDC：Guideline for hand hygiene in health-care settings, 2002.
2) 厚生労働省：パウダー付き医療用手袋に関する取扱いについて（2016年12月27日），2016.
3) 日本補綴歯科学会：補綴歯科治療過程による感染対策指針（2007年7月10日），2007.
4) 環境省大臣官房廃棄物・リサイクル対策部：廃棄物処理法に基づく感染性廃棄物処理マニュアル（2018年3月），2018.

4 EBM と生涯学習

1 EBM

1) EBM と歯科審美

evidence-based medicine（EBM）は「（科学的）根拠に基づく医療」と訳されてきたが、その本質は、患者中心の医療の実現であろう。EBM の潮流を牽引してきた Sackett らは、「EBM とは、個々の患者のケアの決定において、最新かつ最良のエビデンスを良心的に正しく明瞭に用いることである」と述べている[1]。

急速に変貌する社会のなかで、医療を提供する側が患者から求められているのは、従前の疾患志向の医療ではなく、患者中心の問題志向型のアプローチであり、それを実現する方策の一つが EBM である。そのためには、医療の高度化と複雑化に伴って、絶えず進化し続ける知識と技術を前に、医療人は効率的に新しい情報にアクセスし、目前の患者に最も関連する信頼の高い知識を得ることが求められている。

一方、患者中心の医療の実現のためには、全人的、生物学的、精神的、および社会的な側面への配慮が必要である。とりわけ歯科審美は、個人の価値観や社会的要因が大きく影響する分野である。したがって、最新の情報を正確かつ効率的に活用すると同時に、患者の志向や取りまく背景について注意深く傾聴し、これらを総合的に勘案して、個々の患者の求める歯科医療の方向性を見出す姿勢が求められる。

2) EBM の実践

EBM の実践には、以下の5ステップを踏むことになる[2]。
- ① 臨床上の疑問の特定・定式化
- ② 問題を解決するための系統的な情報収集
- ③ 得られた情報の批判的吟味
- ④ 得られた結果の患者への適応
- ⑤ 実行された医療行為の評価

ここで挙げた臨床の疑問の特定・定式化とは、必要なエビデンスを収集するためのスキルであり、知りたい臨床の疑問（**クリニカルクエスチョン**）について、以下のように **PICO** で表される要素を特定することを指す。

- **P（patient）**：誰に対して（例：永久歯を有する高齢者）
- **I（intervention）**：何をすると（例：高濃度フッ化物配合歯磨剤を使用すると）
- **C（comparison）**：何と比べて（例：通常濃度のフッ化物配合歯磨剤の使用と比較して）
- **O（outcome）**：どうなるか（例：う蝕の発生が抑制される）

すなわち、PICO を特定することで、臨床の疑問に関する情報検索を系統的かつ網羅的に行うことを狙っている。そして、「情報収集」と「批判的吟味」は、まさに最新の臨床歯科医学を学ぶということであり、具体的に情報検索を実践するスキルを理解し、習得する必要がある。

そして、得られたエビデンスの患者への適応の際には、患者の志向、副作用に代表される「害」、技術的な難易度、実施環境、経済的要因などを総合して判断することとなる。特に、審美歯科領域では、主観的要因が大いに影響する外観について、患者の希望を入念に理解したうえで治療方針を決定することとなる。

3) エビデンスのヒエラルキー

目的とする最新のエビデンスを効率良く収集するためには、まずは、エビデンスのヒエラルキーを理解することが重要であろう。図1に示す臨床研究デザインで分類したエビデンスのピラミッドにおいて、**ランダム化臨床試験**の評価が高いことは認知されてきた。そのランダム化臨床試験では、研究の質の評価も重要であり、CONSORT 2010声明に示される25項目での評価が一般的である[3]。臨床医としては、臨床研究のデザイン、ランダム化および盲検手法、アウトカムの設定、サンプルサイズ、脱落症例の取り扱い、臨床的インパクトなどを正当に評価する能力を身につけることが重要である。

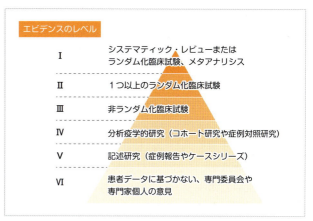

図1　エビデンスのピラミッド

そして、最高レベルのエビデンスとみなされるのが、複数のランダム化臨床試験を統合した**システマティックレビュー**である。このシステマティックレビューには、個々の結果を統計学的に統合した**メタアナリシス**が含まれるものもある。コクラン・システマティックレビューは、まさにこのタイプのレビューであり、自分の求める臨床の疑問に合致する**コクラン・レビュー**が出版されているかどうかを確かめる意義は大きい。

4) 一次情報と二次情報

溢れる情報のなかから、自分の臨床の疑問に答える情報を入手するためには、一次情報と二次情報の確実な情報源にアクセスすることが肝要である。ここでいう一次情報とは、個々の臨床研究であり、二次情報とは一次情報の集積であるシステマティックレビューや診療ガイドラインなどを指す。質の高い情報に効率よくたどり着くには、まず、システマティックレビューや診療ガイドラインを検索することが第一である。

診療ガイドラインについては後述するとして、信頼性の高い二次情報としては前述のコクラン・システマティックレビューが代表的である。しかし、コクラン・レビューはランダム化臨床試験のみを対象としているため、該当するレビューが存在しない、あるいは結論を導くに十分なエビデンスが整っていないとの結論しか得られないこともしばしば経験する。そのような場合には、さらなる情報源としてMacMaster大学のサイトであるACCESSSS[4]や非営利組織が運営するEpistimonikos[5]といった検索エンジンが有力である。例えば、Epistimonikosの検索ボックスに、「う蝕に対するフッ化物の効果」を念頭に「fluoride」および「caries」の検索語を入力すると、68件のシステマティックレビュー、

359件の臨床研究がヒットする（2018年8月現在）。さらに「根面う蝕に対するフッ化物の効果」を念頭に検索語「root」を加えると、7件のシステマティックレビュー、18件の研究に絞られる。ここから、さらに臨床の疑問のPICOをみたす患者の条件や介入の種類などの要件を絞ることで、目的とする最新情報にたどり着くはずである。

また、臨床歯学領域での二次情報としての出版物としては、Evidence Based Dentistry（Nature Publishing Group）やJournal of Evidence-Based Dental Practice（Elsevier）に定期的に目をとおすことも有効であろう。例えば、Evidence Based Dentistryでは、一次情報と二次情報の両方が収載されており、エビデンスレベルが瞬時に判定できる指標も明示してあるため、専門領域のレベルの高い臨床論文を見逃さないような工夫がなされている。

5) 診療ガイドラインの現在

質の高い医療の実現には、「**エビデンスに基づく診療ガイドライン**」が整備され、臨床の現場に普及することが望まれて久しい。わが国では、公益財団法人日本医療評価機構（MINDS）[6] が、EBM普及推進事業を推進し、公表される診療ガイドラインのなかで作成方法の面から信頼性が高いと判断されたものをホームページ上で公開してきた。Minds診療ガイドラインの定義は、「診療上の重要度の高い医療行為について、エビデンスのシステマティックレビューとその総体評価、益と害のバランスなどを考慮して、患者と医療者の意思決定を支援するために最適と考えられる推奨を提示する文書」[6] としている。2018年8月現在、Mindsに収載されている234件の診療ガイドラインのうち、歯科・口腔に関するものは30件がある。審美歯科領域では、インプラント、補綴、矯正、う蝕、歯周病などに関する診療ガイドラインが収載されている。

「エビデンスに基づく診療ガイドライン」では、診療で直面する問題について、システマティックレビューの手法にて、エビデンスを系統的に収集し、採用されたエビデンスの全体を「エビデンスの総体」として評価し統合することが特徴的である。また、「益と害（benefit and harm）のバランス」が重要視される。医療の有効性、すなわち「益（benefit）」と同様に、「害（harm）」に関する網羅的検索が実施され、「益」と「害」とのバランスを患者の視点で評価して、最終的には、ある治療について推奨の強さを提示している。

国際的な診療ガイドラインの検索サイトとしては、Guidelines International Network（GIN）[7] があり、2018年8月現在、6,555のガイドラインが収載されている。ちなみに、dental cariesを検索語として検索すると、北米や英国の9つのガイドラインがヒットする。いうまでもなく、診療ガイドラインの基になるエビデンスは世界共通であるが、診療ガイドライン自体は、それが適用される国に固有の医療制度によって異なることは当然であるため、その背景を理解しつつ参照すべきであろう。

6) 患者中心の医療のためのEBM

EBMを個々の患者に可能なかぎり適切に実践するために、EBMを補完するアプローチとして**narrative-based medicine（NBM）** という考え方がある[8]。「narrative」とは「物語」の意味にて、NBMの解釈によると、患者は皆、「病気という物語」を生きていて、そこには価値観、経験、環境など無視できない要因とともに、患者は疾病を背負って人生を送っているとの考えに基づいている。よって、患者中心の医療は、患者の「物語」の傾聴無くして実現は不可能である。すなわち、EBMと

NBMの両輪で、患者一人ひとりに最良の治療方針を探求することが、テイラーメイド医療の出発点となるという考え方である。

「審美」という領域は、まさに個人の価値観や環境要因など「物語性」が大いに影響を及ぼす。よって、治療方針の決定にあたっては、EBMのアプローチから得られる治療効果に対するエビデンス、害や副作用、コスト、技能や施設などの実施環境などの要因に加えて、「患者の求める美しさとは何か」について、具体的なイメージに関する情報を収集すると同時に、その考えに至った経緯も含めてできるかぎり詳細に把握することが、最善の治療実現の鍵であろう。

（林 美加子）

参考文献

1) Sackett DL, Rosenberg WM, Gray JA, et al：Evidence based medicine：What it is and what isn't it, BMJ, 312, 71-72, 1996.
2) Sackett DL：Evidence-based medicine, Semin Perinatol, 21, 3-5, 1997.
3) Schulz KF, Altman DG, Moher D, for the CONSORT Group：津谷喜一郎，元雄良治，中山健夫訳：CONSORT 2010声明－ランダム化並行群間比較試験報告のための最新版ガイドライン，薬理と治療，38，939-947，2010.
4) ACCESSSS, https://www.accessss.org（2018年8月29日アクセス）
5) Epistimonikos, https://www.epistemonikos.org（2018年8月29日アクセス）
6) 公益財団法人日本医療評価機構（MINDS），https://minds.jcqhc.or.jp（2018年8月29日アクセス）
7) Guidelines International Network（GIN），https://www.g-i-n.net/home（2018年8月29日アクセス）
8) Greenhalgh T, Hurwitz B：斎藤清二，山本和利，岸本寛史訳：ナラティブ・ベイスト・メディスン－臨床における物語と対話，金剛出版，東京，3-17，2004.

2 学会

医療を司る者が忘れてはならない理念、「医療とは、これを行う者のために在るのではなく、これを受ける者のために在る」は、患者・国民の期待に応え、万人が願い求めている医療の提供に先立ち、我々歯科医療人が肝に命じておくべきことといえる。

日本歯科審美学会は、1988年4月17日に研究会として設立され、歯科医師・歯科衛生士・歯科技工士をはじめ、多くの歯科医療機器・器材関連企業人などを含めた多職種の人材によって構成されるわが国有数の歯科医学医療学術組織である。また、2015年4月1日には一般社団法人としての認可を得て、社会的信用を担うとともに法規に基づく組織としての責任度は、従前に比べて格段に重くなっている。

さて、本学会の目的について「定款」をひもといてみると、その第2条に「歯科審美に関する学問と技術を研究し、歯科審美学の進歩発展を図るとともに、会員が顎口腔の形態美・色彩美・機能美の調和が図られた歯科医療を実践することにより、国民の健康増進及び福祉の向上、活力ある円滑な社会生活の実現並びに人々の幸福感の向上に貢献する」と記されている。したがって、会員である我々は、まず第一に、質の高い歯科医療、とりわけ審美歯科医療を提供する担い手として、学術的エビデンス・技術・器材などの最新情報についてアンテナを張りながら収集する取り組み、それらの修得・体得を経て、患者・国民へ質の高い医療として還元することが求められる。そのためには、一人ひとりが生涯にわたっての学習者として、能動的に自己研鑽を重ねる必要がある。学習に際しての目標は、態度・習慣（情意領域）、技能（精神運動領域）、知識（認知領域）の3領域に分類されており、それらを万遍なく取り入れた目標設定が重要であり、かつそれらが単位となった学習の"山脈""連峰"をこなしてゆくことが

必要である。

　これらを踏まえ、本学会の『歯科審美学学習カリキュラム』では、会員に対し「自己研鑽を積むために、EBM の必要性を理解し、生涯学習の習慣を身につける」という学習の一般目標を設定している。併せて、学会という組織・環境を"学びの場"として見据え、①学会活動に参画する。②学術大会・教育研修会等に参加する。③学術大会・教育研修会等で発表する。④症例報告を行う。⑤論文を作成する。⑥学会資格を取得する。という6つの具体的な行動・学習目標を明示している。拝察のとおり、これらはいずれも1回で完結するわけではなく、患者・国民の医療を担当する者として長い年月をかけて、ひた向きに取り組む姿勢が求められる。また、自己研鑽のプロセス中に、審美歯科医療に特化した優良な能力を身につけた人材としての資格（専門医・認定医・認定士・ホワイトニングコーディネーターなど）を取得することによって、良質な医療を患者・国民へ提供することが期待される。

（奈良陽一郎）

MEMO

索引

数字・欧文

3DS 138

abfraction 28

biological width 10

biology 16

CAD/CAM 104, 109, 111

CAD/CAM クラウン 111

CAD/CAM 法 105, 109

CAD；computer aided design 100

CAM；computer aided manufacturing 100

chroma 153

CO_2 レーザー 143

COI 168

cross bite 13

deep bite 13

defense mechanism 23

edge to edge bite 13

Er：YAG レーザー 143

esthetic 16

evidence-based medicine；EBM 180

free gingival groove 10

function 16

gingival scallop 10

HLLT 143

hue 153

hybrid layer 97

Keyes 137

$L*a*b*$ 表色系 153

$L*C*h*$ 表色系 154

LLLT 143

MDP 99

mesio facial pattern 70, 74

MFT 66

mucogingival junction 10

Nanoleakage 99

narrative-based medicine；NBM 182

Nd：YAG レーザー 143

Newbrun 137

OD 値 144

open bite 13

ovoid 6

P.F.M. 115

PICO 180

platform switching 122

PMTC 43, 138, 142

professional tooth cleaning 43

PTC 43

RDA 44

ridge augmentation 120

ridge preservation 120

SPT 140

square 6

stippling 10

structure 16

tapering 6

value 153

visible difference 23

volatile sulfur compounds；VSC 40

V 字型歯列弓 12

あ

アディショナルベニア 115

アデノイド 66

アナトミカルシェーディングテクニック 8

アライナー型矯正装置 81

鞍状型歯列弓 12

安全管理者 144

アンチエイジング 26

アンテリアガイダンス 20

い

異常嚥下癖　66

一般医療機器　173

医薬品、医療機器等の品質、有効性及び安全性の確保等に関する法律　145, 168

医薬品医療機器等法　145

イリュージョン（錯覚）効果　8

医療安全管理指針　176

医療広告ガイドライン　173

医療面接　141

医療倫理の４原則　166

色戻り　55

インフォームド・コンセント　86, 167

インプラント周囲炎　128

インプラントのプラットフォーム　122

う

ウェットボンディングシステム　98

ウォーキングブリーチ法　48

う窩の開拡　87

う蝕除去　143

う蝕の予防管理　137

う蝕のリスク診断　137

う蝕のリスクファクター　137

え

エッジワイズ装置　70

エナメル・エッチング法　96

エナメル質の臨界 pH　137

エビデンスに基づく診療ガイドライン　182

エマージェンスプロファイル　7, 123, 126

お

オートクレーブ　178

オーバーブラッシング　142

オーラルディアドコキネシス　21

オーラルフレイル　26

オールセラミッククラウン　103

オフィスホワイトニング　48

オプトアウト　170

オベイト型　119

オベイト型ポンティック　114

オルタードキャスト　132

か

加圧成形法　105

開咬　13

改正個人情報保護法　169

ガイディッドサージェリー　126

ガイドプレーン　132, 133

改良オベイト型　119

過蓋咬合　13

下顎枝矢状分割術　76

下顎前突症　13

顎顔面全体の重ね合わせ　73, 77

顎矯正手術　70

顎欠損　128

隔壁装着　88

顎変形症　74

過酸化水素　49

過酸化水素水　52, 53

過酸化水素低温プラズマ滅菌　178

過酸化尿素製剤　54

可視的な容貌の差異　23

ガス滅菌　178

仮性口臭症　40

過ホウ酸ナトリウム　52

ガミースマイル　15

ガムピーリング　10

ガムホワイトニング　10

加齢　142

環境関連因子　138

患者中心の医療　166

患者の権利に関するリスボン宣言　167

感染予防対策　177

管理医療機器　173

管理区域　144

き

機械的歯面清掃　138

危険表示板　144

基質　137

機能印象　135

機能性　132

機能的歯冠長延長術　60

機能美　132, 134

揮発性硫黄化合物　40

吸唇癖　66

筋機能療法　66

く

クーリング・オフ　171

クリアランス　112

クリーピングアタッチメント　63

クリニカルクエスチョン　180

クレンザビリティ　126

け

形態　130

形態美　134

外科的矯正治療　70, 76

健全な歯と歯周組織の回復　64

こ

高圧蒸気滅菌器　178

口蓋扁桃　66

口蓋裂　14

光学印象採得　99

口腔衛生管理　28

口腔機能管理　28

口腔健康管理　28

口腔習癖　66

口腔内スキャナー　156

口呼吸　66

広告可能事項の限定解除　173

交叉咬合　13

口臭恐怖症　40

口唇支持　128

口唇閉鎖不全　66

咬唇癖　66

口唇ライン　134

口唇裂　14

咬舌癖　66

咬爪癖　66

高透過性ジルコニア　108

高透光性ジルコニア　114

高度管理医療機器　173

咬耗症　28

コクラン・レビュー　181

個人識別符号　169

個人情報の保護に関する法律　169

個人情報保護法　168

個人輸入　169

骨格性III級　74

骨格性II級　70

コンケイブ型インレー窩洞　90

コントラスト　18

コンピュータシミュレーション　125

根面アタッチメント　130

根面被覆術　59

さ

細菌因子　138

彩度　153

再発性アフタ性口内炎　143

サベイング　131

酸蝕症　28

サンドブラスト処理　91, 110

し

シーラント予防填塞　138

シェードガイド　86, 104

シェードテイキング　150, 151
歯科医学研究等の COI 指針策定に関するガイドライン　168
歯科矯正用アンカースクリュー　72
自我の防衛機制　23
歯科用 CAD/CAM システム　155
時間　137
歯冠長延長術　59
視感比色法　36, 86, 150
色彩美　134
色相　153
色素沈着　143
色素沈着物　142
色調　129, 130
刺激値直読方法　152
歯周組織との調和　104
歯周ポケット内洗浄　140
システマティックレビュー　181
歯石除去　143
歯肉歯槽粘膜境　10
歯肉の保護　53
歯肉排除用コード（綿糸）　87
ジメチルサルファイド　40
宿主　137
宿主関連因子　138
手指衛生　177
樹脂含浸層　97
手指消毒　177
受動的萌出　60
受動的萌出不全　60
ジュネーブ宣言　166
上顎骨と下顎骨の重ね合わせ　73, 77
上顎前突症　13
上顎 Le Fort I 型骨切り術　76
条件等色　151
笑線　132
正面頭部エックス線規格写真　74
シランカップリング剤　91

シランカップリング処理　110
シリコーンインデックス　112
自律尊重原則　166
ジルコニア　105, 108, 118
ジルコニアモノリシックオールセラミッククラウン　109
シワ　31
唇顎口蓋裂　14
シングルインプラント　121
仁恵原則　166
人工歯排列　128, 130
ジンジバルスキャロップ　10
侵蝕症　28
真性口臭症　40
診断用ワックスアップ　103, 117, 124
審美性　132
審美的歯冠長延長術　60
診療ガイドライン　182

す

スイスチーズモデル　175
スカルプティング　118
スキャナー　112
スキャニング　155
スティップリング　10
ステイニング法　109
スペーサー　54
スマイリングライン　132
スマイルライン　15, 132
スリープレーンコンセプト　6

せ

正義原則　166
成熟型嚥下　68
生物学的年齢　26
生物学的幅径　10, 59
生命倫理の４原則　166
生理的老化　26

赤唇縁　15
切削加工　157
舌小帯強直症　11
舌小帯付着異常　11
舌側（リンガル）矯正　78
切端咬合　13
舌突出癖　66
セリア安定化ジルコニア　108
セルフケア　44, 58, 137, 142
尖形　6
善行原則　166

そ

象牙質知覚過敏　143
象牙質の臨界 pH　137
相対的象牙質損耗値　44
即日修復　99
測色機器　104
側面頭部エックス線規格写真　70, 73, 74, 77
組織透過型レーザー　143
組織表面吸収型レーザー　143

た

耐火模型法　105
代替甘味料　138
体内年齢　26
ダイヤモンドポイント　91
多職種の連携　162, 164, 166
多数歯露出法　86
タッチアップホワイトニング　58
たるみ　31
炭化層　147, 148
タングクリブ　68

ち

チアノーゼ　15
チーム医療　166
チーム歯科医療　160

知覚過敏　58
着色歯　46
中和　52
超高透光性ジルコニア　114

て

ディープシャンファー　112
定期的リコール　89
低透光性ジルコニア　115
適用外使用　173
デザイニング　156
デュアルキュア型　91

と

トゥース・インディケーター　134
陶材焼付冠　115
特定継続的役務提供　39
特定商取引法　171
特定臨床研究　168
トップダウントリートメント　125

な

ナノリーケージ　99

に

ニケイ酸リチウム　105, 107, 109, 113
ニケイ酸リチウムモノリシックオールセラミッククラウン　109
ニュートラルゾーン　132
人中　15

ね

熱　53
熱変性層　145, 148

の

能動的萌出　60

は

バイオフィルム　138, 142

パッシブフィット　126

バットジョイント（ノンベベル）　90

パルス発振　148

半導体レーザー　143

ひ

光　53

光照射器　89

微笑線　132

鼻唇溝　15

微生物　137

人を対象とする医学系研究に関する倫理指針　168

ヒトを対象とする医学研究の倫理的原則　167

ヒポクラテスの誓い　166

病的老化　26

ふ

フィニッシュライン　112

フッ化物洗口　138

フッ化物の歯面塗布　138

フッ化物配合歯磨剤　138

物理測色法　36, 150

プラズマ滅菌　178

ブラックトライアングル　30

ブラックマージン　10

フレイル　26

フレンジテクニック　132

フロアブルレジン　88, 94

ブローイング　21

プロビジョナルレストレーション　129

プロフェッショナルケア　43, 137, 138

プロフェッショナルトゥースクリーニング　43

分割積層塡塞法　88

分光測色方法　152

へ

ベース・便宜裏層　90

ヘルシンキ宣言　167

変色歯　46

ほ

方形　6

防護メガネ　144

訪問歯科診療　164

ほうれい（法令）線　31

ポーセレンフューズドメタルクラウン　115

ホームケア　142

ホームホワイトニング　48

ボーンサウンディング　123

保持スペース　54

ポステリアガイダンス　20

補綴装置製作のワークフロー　155

ホワイトニングコーディネーター制度　55

ホワイトニングトレー　54

ま

マウスピース型矯正装置　70

マウスピース矯正　78

前準備諸法　92

摩耗症　28

マリオネットライン　31

満足度　58

み

未承認機器　173

未承認・適応外の医薬品等　168

む

無危害原則　166

め

明度　153

メインテナンス　141, 161

191

メタアナリシス　181
メタメリズム　151
メチルメルカプタン　40
メラニン色素沈着　30
メラニン色素沈着除去術　149

も

模型スキャナー　156
モノリシックオールセラミッククラウン　107,
　109

や

薬液消毒　178
薬機法　145, 168, 173

ゆ

遊離歯肉溝　10
ユニバーサルシステム　99
指しゃぶり　66

よ

幼児型嚥下　68
要配慮個人情報　169
予防管理　137

ら

ライフサイクル　132
ラテックスアレルギー　178
ラポール　57
ラミネートベニア　115
卵円形　6
ランダム化臨床試験　181

り

利益相反　168
リジットコネクション　130
リジットサポート　130
リスボン宣言　167

リップサポート　128, 132, 134
リトリバビリティ　128
硫化水素　40
リンガルブラケット　70, 78
臨床研究法　168
臨床的歯冠長　59

れ

レイヤリング法　103, 107, 109
レーザー蛍光法　144
暦年齢　26
レザボア　54
レジンコーティング　90

ろ

老化現象　26
老人性色素斑　31
老人性疣贅　31

わ

ワンスクリュー試験　126
ワンハンドテクニック　179

この度は弊社の書籍をご購入いただき、誠にありがとうございました。
本書籍に掲載内容の更新や訂正があった際は、弊社ホームページ「追加情報」
にてお知らせいたします。下記のURLまたはQRコードをご利用ください。

http://www.nagasueshoten.co.jp/extra.html

歯科審美学　　　　　　　　　　　　　　　　　　　　　　　　　　　　　ISBN 978-4-8160-1369-0

Ⓒ 2019. 8. 20　第1版　第1刷

編	一般社団法人 日本歯科審美学会
発行者	永末英樹
印　刷	株式会社 サンエムカラー
製　本	新生製本 株式会社

発行所　株式会社　永末書店

〒602-8446　京都市上京区五辻通大宮西入五辻町 69-2
（本社）電話 075-415-7280　FAX 075-415-7290　（東京branch）電話 03-3812-7180　FAX 03-3812-7181
永末書店 ホームページ　http://www.nagasueshoten.co.jp

＊内容の誤り、内容についての質問は、編集部までご連絡ください。
＊刊行後に本書に掲載している情報などの変更箇所および誤植が確認された場合、弊社ホームページにて訂正させていただきます。
＊乱丁・落丁の場合はお取り替えいたしますので、本社・商品センター(075-415-7280)までお申し出ください。

・本書の複製権・翻訳権・翻案権・上映権・譲渡権・貸与権・公衆送信権（送信可能化権を含む）は、株式会社永末書店が保有します。
・本書を代行業者等の第三者に依頼してスキャンやデジタル化することは、たとえ個人や家庭内の利用でも著作権法違反です。
　いかなる場合でも一切認められませんのでご注意ください。

JCOPY　＜（社）出版者著作権管理機構　委託出版物＞

本書の無断複写は著作権法上での例外を除き禁じられています。複写される場合は、そのつど事前に、（社）出版者著作権管理
機構（電話 03-3513-6969、FAX 03-3513-6979、e-mail: info@jcopy.or.jp）の許諾を得てください。